G. Ehninger

J.-P. Sölch

K. Welte

Neue Trends zu G-CSF in der Onkologie

Mit freundlicher Empfehlung

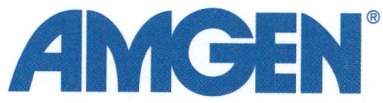

Onkologie

G. Ehninger

J.-P. Sölch

K. Welte

Neue Trends zu G-CSF in der Onkologie

Mit 18 Abbildungen und 26 Tabellen

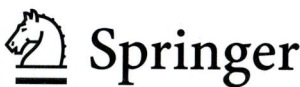 Springer

Prof. Dr. med. Gerhard Ehninger
Medizinische Klinik und Poliklinik I,
Carl-Gustav-Carus-Universität
Fetscherstr. 74, 01307 Dresden

Prof. Dr. med. Karl Welte
Medizinische Hochschule Kinderheilkunde
und pädiatrische Hämatologie und Onkologie
Carl-Neuberg-Str. 1, 30625 Hannover

Dr. rer. nat. Jens-Peter Sölch
AMGEN GmbH
Hanauer Str. 1, 80992 München

ISBN 978-3-540-49123-1 Springer Medizin Verlag Heidelberg

Bibliografische Information der Deutschen Nationalbibliothek
Die Deutsche Nationalbibliothek verzeichnet diese Publikation in der Deutschen Nationalbibliografie;
detaillierte bibliografische Daten sind im Internet über http://dnb.d-nb.de abrufbar.

Springer Medizin Verlag
springer.de
© Springer Medizin Verlag Heidelberg 2008

Layout: deblik Berlin
Satz und Einbandgestalgung: TypoStudio Tobias Schaedla, Heidelberg
Copy-Editing: Bettina Arndt, Weinheim
Druck: Stürtz, Würzburg

SPIN 11901921

Gedruckt auf säurefreiem Papier   18/5135/DK – 5 4 3 2 1 0

Vorwort

Die systemische Chemotherapie ist ein Grundpfeiler der Behandlung maligner Erkrankungen. Neue Wirkstoffe und Anwendungsregime ermöglichten in der letzten Dekade wesentliche Fortschritte für den Patienten im Sinne besserer Behandlungsergebnisse bei akzeptabler Toxizität. Der Einsatz von Zytostatika ist jedoch häufig mit einer Knochenmarkschädigung assoziiert, die sich in Thrombozytopenie, Anämie und Neutropenie manifestiert. Die chemotherapie-induzierte Neutropenie bedeutet abhängig von deren Schweregrad und Dauer ein erhöhtes Risiko für lebensbedrohliche Infektionen. 1 Zudem gefährden neutropenische Komplikationen wie z. B. die febrile Neutropenie die Durchführbarkeit der mehrzyklischen Chemotherapie in der geplanten Dosisintensität und damit den Behandlungserfolg für den Patienten.

Der Einsatz von Granulozyten-koloniestimulierenden Wachstumsfaktoren (G-CSF) kann das Risiko solcher neutropenischer Komplikationen vermindern. Die Zulassung von Neupogen® (Filgrastim, Amgen) 1991 kann daher als Meilenstein für die Entwicklung und Anwendung wirksamer Chemotherapie-Regime bei einer Vielzahl von Tumorerkrankungen gelten. 4 Rekombinante G-CSF-Wirkstoffe machten intensivierte, dosisdichte Chemotherapieprotokolle überhaupt erst möglich. Innovative Methoden der Wirkstoffentwicklung führten zu einem weiteren Fortschritt: Neulasta® (Pegfilgrastim, Zulassung 2002, Amgen). 5 Die Moleküleigenschaften von Pegfilgrastim bedingen dessen einzigartige Kinetik mit vorwiegend Neutrophilen-vermittelter Elimination. Praktische Konsequenzen sind eine patientenindividuelle Selbstregulierung der Wirkspiegel von Pegfilgrastim und die Möglichkeit der Einmalgabe pro Zyklus im Gegensatz zur täglichen Injektion herkömmlicher G-CSFs.

Im vorliegenden Buch »Neue Trends zu G-CSF in der Onkologie« geben ausgewiesene Experten und namhafte Meinungsbildner einen Überblick zum Anwendungsspektrum von G-CSF in der Onkologie aus deutscher Perspektive. Für einzelne Tumorerkrankungen informieren die Autoren über wichtige Therapiekonzepte, nennen aktuelle Entwicklungen und erklären den Stellenwert von G-CSF. Dabei wird deutlich, dass die Supportivtherapie mit G-CSF nicht nur bei »klassischer«, systemischer Chemotherapie wichtig bleibt, sondern auch im Zeitalter zielgerichteterer Wirkstoffe (»Targeted Drugs«) einen neuen Stellenwert erhält. So werden häufig bei Ansätzen der Immunchemotherapie therapeutische Antikörper mit myelosuppressiver Chemotherapie kombiniert, die G-CSF notwendig machen können. Beispiele sind Trastuzumab beim Mammakarzinom (AC-TH, TCH) oder Rituximab bei Non-Hodgkin-Lymphom (R-CHOP).

Die onkologische Behandlung versucht für den Patienten ein besseres Leben im Sinne von Überlebenszeit und Lebensqualität zu erreichen. Dabei verbindet sie die gegen den Tumor gerichtete Therapie mit der notwendigen supportiven Behandlung. Im heutigen gesundheitspolitischen Umfeld muss die medizinische Onkologie immer stärker auch Kostenaspekte berücksichtigen. Dabei ist sie gezwungen, das Interesse des einzelnen Patienten an bestmöglicher Therapie gegenüber dem der Gesellschaft an finanzierbarer Therapie abzuwägen. Evidenzbasierte Medizin, klinische Leitlinien, pharmakoökonomische Analysen und Modellrechnungen können in diesem Zusammenhang Mittel sein, um medizinische Entscheidungen zu systematisieren.

Thema dieses Buchs ist G-CSF, ein wichtiger und fest etablierter Wirkstoff der onkologischen Supportivtherapie. Nicht zuletzt deren Bedeutung in Zeiten ständigen medizinischen Fortschritts und gesundheitspolitischen Wandels soll am Beispiel von G-CSF bekräftigt werden.

Die Herausgeber
G. Ehninger
J.-P. Sölch
K. Welte

Inhaltsverzeichnis

Autorenverzeichnis

Ataseven, Beyhan, Dr. med.
Rote-Kreuz-Klinikum Frauenklinik
Taxisstr. 3, 80637 München

Bokemeyer, Carsten, Prof. Dr. med.
Medizinische Klinik, Universitäts-Krankenhaus
Eppendorf
Martinistr. 52 20246 Hamburg

Braess, Jan, Dr. med.
Klinikum Großhadern der Ludwig-Maximilian-
Universität
Marchioninistr. 15, 81377 München

Buhmann, Raymund, Dr. med.
Medizinische Klinik und Poliklinik III, Klinikum
der Universität München-Großhadern
Marchioninistr. 15, 81377 München

Chevalier, Nina, Dr. med.
Innere Medizin I, Universitätsklinikum der
Albert-Ludwigs-Universität
Hugstetter Str. 55, 79106 Freiburg

Dölken, Gottfried, Prof. Dr. med.
Klinikum der Ernst-Moritz-Arndt-Universität
Fleischmannstr. 8, 17487 Greifswald

Ehninger, Gerhard, Prof. Dr. med.
Medizinische Klinik und Poliklinik I,
Carl-Gustav-Carus-Universität
Fetscherstr. 74, 01307 Dresden

Eiermann, Wolfgang, Prof. Dr. med.
Rote-Kreuz-Klinikum Frauenklinik
Taxisstr. 3, 80637 München

Engelhardt, Monika, Prof. Dr. med.
Innere Medizin I, Universitätsklinikum der
Albert-Ludwigs-Universität
Hugstetter Str. 55, 79106 Freiburg

Fiegl, Michael, Dr. med.
Klinikum Großhadern der Ludwig-Maximilian-
Universität
Marchioninistr. 15, 81377 München

Goldschmidt, Hartmut, Prof. Dr. med.
Universitätsklinikum, Medizinische
Universitätsklinik und Poliklinik
Im Neuenheimer Feld 410, 69120 Heidelberg

Gleissner, Beate, Priv.-Doz. Dr. med.
Medizinische Klinik I Innere Medizin,
Universität des Saarlandes
66421 Homburg

Harbeck, Nadia, Prof. Dr.
Frauenklinik und Poliklinik,
Klinikum rechts der Isar
Ismaninger Str. 22, 81675 München

Hiddemann, Wolfgang, Prof. Dr. med.
Klinikum Großhadern der Ludwig-Maximilian-
Universität
Marchioninistr. 15, 81377 München

Hinke, Axel, Dr. rer. nat.
WiSP Wissenschaftlicher Service Pharma GmbH
Karl-Benz-Str. 1, 40764 Langenfeld

Honecker, Friedemann, Dr. Dr. med.
Medizinische Klinik, Universitätsklinikum
Hamburg-Eppendorf
Martinistr. 52, 20246 Hamburg

Jackisch Christian, Prof. Dr. med.
Städtische Kliniken
Starkenburgring 66, 63069 Offenbach

Kahlert, Steffen, Dr. med.
Frauenklinik, Klinikum Großhadern
Marchioninistr. 15, 81377 München

Kegel, Thomas, Dr. med.
Medizinische Fakultät, Martin-Luther-
Universität
Ernst-Grube-Str. 40, 06097 Halle-Wittenberg

Kobbe, Guido, Priv.-Doz. Dr. med.
Medizinische Klinik und Poliklinik der
Heinrich-Heine-Universität
Moorenstr. 5, 40225 Düsseldorf

Kolb, Gerald, Prof. Dr. Dr. med.
St. Bonifatius-Hospital
Wilhelmstr. 13, 49808 Lingen

Kolb, Hans-Jochen, Dr. med.
Medizinische Klinik und Poliklinik III, Klinikum
der Universität München-Großhadern
Marchioninistr. 15, 81377 München

Konecny, Gottfried, Priv.-Doz. Dr. med.
Mayo Clinic
200 First St. S.W; Rochester Minnesota (USA)

Krüger, William H., Priv.-Doz. Dr. med.
Zentrum für Innere Medizin, Klinik und
Poliklinik für Innere Medizin C
Hämatologie und Onkologie, Transplantati-
onszentrum, Ernst-Moritz-Arndt-Universität
Greifswald
Ferdinand-Sauerbruch-Str.
17475 Greifswald

Kümmel, Sherko, Dr. med.
Klinik für Frauenheilkunde und Geburtshilfe,
Universitätsfrauenklinik Essen
Hufelandstr. 55, 45122 Essen

Ledderose, Georg, Dr. med.
Medizinische Klinik und Poliklinik III, Klinikum
der Universität München-Großhadern
Marchioninistr. 15, 81377 München

Link, Hartmut, Prof. Dr. med.
Medizinische Klinik I, Westpfalz-Klinikum
Hellmut-Hartert-Str. 1, 67655 Kaiserslautern

Lüftner, Diana, Priv.-Doz. Dr. med.
Medizinische Fakultät der Humboldt-
Universität, Universitätsklinikum Charité
Schumannstr. 20/21, 10117 Berlin

Minckewitz, Gunter von, Prof. Dr.
German Breast Group, GBG Forschungs GmbH
Schleussner Str. 42, 63263 Neu-Isenburg

Möbus, Volker, Prof. Dr. med.
Universitätsfrauenklinik
Gotenstr. 6–8, 65929 Frankfurt-Höchst

Nitz, Ulrike, Prof. Dr. med.
Frauenklinik der Universität Düsseldorf
Moorenstr. 5, 40225 Düsseldorf

Pfreundschuh, Michael, Prof. Dr. med.
Medizinische Klinik I Innere Medizin,
Universität des Saarlandes
66421 Homburg

Platzer, Erich, Prof. Dr. med.
TeGenero AG Science Park
Friedrich-Bergius-Ring 15,
97076 Würzburg

Prevalšek, Dušan, Dr. med.
Medizinische Klinik und Poliklinik III, Klinikum
der Universität München-Großhadern
Marchioninistr. 15, 81377 München

Schuler, Ulrich, Priv.-Doz. Dr. med.
Medizinische Klinik und Poliklinik I,
Carl-Gustav-Carus-Universität
Fetscherstr. 74, 01307 Dresden

Sölch, Jens-Peter, Dr. rer. nat.
AMGEN GmbH
Hanauer Str. 1, 80992 München

Spoo, Anke, Dr. med.
Innere Medizin I, Universitätsklinikum der
Albert-Ludwigs-Universität
Hugstetter Str. 55, 79106 Freiburg

Thierry, Veronique, Dr. med.
Innere Medizin I, Universitätsklinikum der
Albert-Ludwigs-Universität
Hugstetter Str. 55, 79106 Freiburg

Thöm, Ina, Dr. med.
Medizinische Klinik, Universitätsklinikum
Hamburg-Eppendorf
Martinistr. 52, 20246 Hamburg

Thomssen, Christoph, Prof. Dr. med.
Klinik und Poliklinik für Gynäkologie,
Martin-Luther-Universität Halle-Wittenberg
Ernst-Grube-Str. 40, 06097 Halle (Saale)

Tischer, Johanna, Dr. med.
Medizinische Klinik und Poliklinik III, Klinikum
der Universität München-Großhadern
Marchioninistr. 15, 81377 München

Untch, Michael, Prof. Dr. med.
HELIOS Klinikum, Klinikum Buch
Wiltbergstr. 50, 13125 Berlin

Welte, Karl, Prof. Dr. med.
Medizinische Hochschule Kinderheilkunde und
pädiatrische Hämatologie und Onkologie
Carl-Neuberg-Str. 1, 30625 Hannover

Zeidler, Cornelia, Dr. med.
Medizinische Hochschule
Carl-Neuberg-Str. 1, 30625 Hannover

Zwick, Carsten, Dr. med.
Medizinische Klinik I Innere Medizin,
Universität des Saarlandes
66421 Homburg

Klinische Bedeutung der Chemotherapie-induzierten Neutropenie

H. Link

Viele zytotoxische Substanzen beeinträchtigen die Funktion von Blutzellen sowie deren Bildung aus pluripotenten hämatopoetischen Stammzellen im Knochenmark. Häufige Folgen einer zytostatischen Therapie sind Anämie, Thrombozytopenie und insbesondere Neutropenie, die zu lebensbedrohlichen Infektionen führen kann. Die Neutropenie gilt als signifikanter Risikofaktor für infektionsassoziierte Morbidität und Mortalität. Sie zählt zu den schwersten Toxizitäten der Chemotherapie [12, 40], die das Risiko einer Infektion wesentlich erhöht.

Als wichtigste dosislimitierende Toxizität kann Neutropenie zudem den Erfolg der Chemotherapie gefährden. Die Granulozytenbildung wird durch hämatopoetische Wachstumsfaktoren wie G-CSF (Granulozyten-koloniestimulierender Faktor) oder GM-CSF (Granulozyten-Makrophagen-koloniestimulierender Faktor) gesteuert, die bei absinkender Granulozytenkonzentration vermehrt in den Blutkreislauf ausgeschüttet werden, um die Proliferation bzw. Differenzierung von hämatopoetischen Vorläuferzellen anzuregen. G-CSF wurde Anfang der 1980er-Jahre beschrieben und biochemisch charakterisiert, das entsprechende Gen kloniert und als rekombinantes Molekül für die klinische Anwendung bei Neutropenie entwickelt [42, 43].

Die prophylaktische Gabe rekombinanter G-CSF-Präparate wie Filgrastim, Lenograstim, Pegfilgrastim oder auch GM-CSF (rekombinanter GM-CSF steht in Deutschland nicht mehr zur Verfügung) beschleunigt nach myelosuppressiver Chemotherapie die Regeneration protektiver Granulozyten-Zellzahlen [13, 22, 42]. Auch nach autologer Knochenmark- oder Stammzelltransplantation kann die Regeneration der Granulopoese mit G-CSF oder GM-CSF beschleunigt werden [15, 22, 38, 40]. Schwere und Dauer der Neutropenie sowie die infektionsassoziierten Risiken lassen sich durch eine G-CSF-Prophylaxe erheblich vermindern. Oft kann mit G-CSF eine risikoreiche Neutropenie völlig verhindert werden [1, 19, 40].

1.1   Inzidenz und Risiken der febrilen Neutropenie

Wichtigster Hinweis auf eine Infektion bei neutropenischen Patienten ist die Diagnose einer febrilen Neutropenie (FN). Diese ist nach den Leitlinien des National Comprehensive Cancer Networks (NCCN) [10] und der Arbeitsgemeinschaft Infektionen in der Hämatologie und Onkologie der DGHO (AGIHO) [21] folgendermaßen definiert: Durch eine erhöhte orale Temperatur ($\geq$38°C) bei gleichzeitig erniedrigter Granulozytenkonzentration, d. h. <500/µl bzw. <1000/µl, wenn ein Absinken auf Werte unter 500/µl in den folgenden 48 h absehbar ist. Fieber im Rahmen einer Chemotherapie-assoziierten Neutropenie ist in über 95% der Fälle auf eine Infektion zurückzuführen. Dennoch lässt sich bei 50–70% der Patienten kein Erreger nachweisen. Der sofortige Einsatz von Breitspektrumantibiotika ist daher erforderlich, um der Weiterentwicklung zu einer potenziell lebensbedrohlichen Infektion vorzubeugen bzw. um sie sofort und effektiv zu behandeln [21, 23, 25, 36].

Infektionen sind die häufigsten therapiebedingten Todesursachen bei Krebspatienten. Das Risiko für eine febrile Neutropenie bzw. lebensbedrohliche Infektionen korreliert mit der Schwere und Dauer der Neutropenie [3]. Die Mortalität durch Infektionen bei Chemotherapie-bedingter Neutropenie beträgt 2,8% und die frühe Mortalität liegt bei insgesamt 5,7% [19]. Dokumentierte Infektionen bei Neutropenie haben eine signifikant schlechtere Prognose als die febrile Neutropenie [17, 18, 25].

Hauptsächlich infolge der meist notwendigen stationären Behandlung verursacht die FN hohe Kosten [18]. Außerdem beeinträchtigen Infektionen und Klinikaufenthalte die Lebensqualität in einer für die Patienten ohnehin sehr schwierigen Lebenssituation.

Tritt während der Neutropenie eine Infektion auf, besteht bei Patienten mit akuter Leukämie oder aggressivem Non-Hodgkin-Lymphom ein signifikant höheres Risiko des letalen Ausgangs, wenn die Granulozyten nicht ansteigen. Bei mikrobiologisch nachgewiesener Infektion und weniger als 1000 Granulozyten/µl beträgt das Risiko des tödlichen Verlaufs einer dokumentierten Infektion 20,5%, wenn die Granulozyten nicht ansteigen oder noch weiter abfallen. Bei steigenden Granulozytenzahlen nach Beginn der Infektion beträgt die Rate an Todesfällen dagegen 7,0% ($p < 0,001$) [25].

Risikofaktoren für den Verlauf der febrilen Neutropenie konnten bei 41.779 Patienten mit verschiedenen Krebserkrankungen aus 115 Kliniken in den USA analysiert werden, die wegen febriler Neutropenie 55.276 Krankenhausaufnahmen hatten. Mit multivariater Analyse ergaben sich die folgenden Risikofaktoren für einen tödlichen Verlauf der FN [18]:

Risikofaktor	relatives Risiko
Gram-negative Sepsis:	4,92
Invasive Aspergillose:	3,48
Invasive Candidiasis:	2,55
Lungenerkrankung:	3,94
Zerebrovaskuläre Erkrankung:	3,26
Nierenerkrankung:	3,16
Lebererkrankung:	2,89
Pneumonie:	2,23
Gram-positive Sepsis:	2,29
Hypotension:	2,12
Lungenembolie:	1,94
Herzerkrankung:	1,58
Leukämie:	1,48
Lungenkrebs:	1,18
Alter ≥65 Jahre:	1,12

1.2   Relative Dosisintensität der Chemotherapie

Viele Therapieprotokolle potentiell heilbarer Erkrankungen können nur dann die erforderliche relative Dosisintensität, d. h. die geplante erforderliche Menge an Zytostatika in einem definierten Zeitintervall, erreichen, wenn die Neutropenie und febrile Neutropenie vermieden bzw. in einem klinisch akzeptablen Bereich gehalten werden können [40]. Dies gilt insbesondere für dosisdichte Protokolle mit kurzen Intervallen zwischen den Therapiezyklen und gesteigerter Dosisintensität, wie beispielsweise beim Morbus Hodgkin [16], aggressiven Non-Hodgkin-Lymphomen [34, 35; 37] und Mammakarzinom [29].

1

1.2.1 Reduzierte relative Dosisintensität der Chemotherapie

Es entspricht einer üblichen Strategie, im Fall einer durchgemachten schweren bzw. febrilen Neutropenie des Vorzyklus, die Dosierung der Chemotherapie in den Folgezyklen zu reduzieren oder die Applikation um mehrere Tage zu verzögern.

In kontrollierten randomisierten Studien mit G-CSF lag die relative Dosisintensität (RDI) bei Patienten ohne G-CSF zwischen 71% und 95%, mit einem Mittelwert von 86,7% (Median 88,5%) [19].

Bei einigen Tumoren ist jedoch belegt, dass eine Reduktion der angestrebten Dosierung bzw. der Dosisintensität den Erfolg der Chemotherapie beeinträchtigen oder in Frage stellen kann, wie z. B. bei der adjuvanten Chemotherapie des Mammakarzinoms [4, 5, 29, 44] oder bei diffus großzelligen Non-Hodgkin-Lymphomen [20]. So haben Mammakarzinom-Patientinnen, die eine adjuvante Therapie mit >85% der geplanten Gesamtdosis bekommen, bessere Aussichten auf ein verlängertes Überleben als Patientinnen mit niedrigerer Gesamtdosis. Bonadonna sowie Woods [4, 44] verglichen im Rahmen der adjuvanten Behandlung des Mammakarzinoms unterschiedliche Dosierungen und beobachteten bei höherer Dosierung ebenfalls einen Überlebensvorteil. Hochrisikopatientinnen mit Mammakarzinom erreichen mit einer dosisdichten und dosisintensivierten Therapie ein signifikant besseres Überleben [9, 29]. Diese Intensivierung der Chemotherapie ist nur mit G-CSF-Support möglich. Auch neue Daten zum Mammakarzinom und Non-Hodgkin-Lymphom belegen den Zusammenhang zwischen Dosisintensität der Chemotherapie und des Überlebens [7, 33]. In diesen Studien wurde ein Überlebensnachteil bereits unterhalb von 95% bzw. 90% der geplanten Dosisintensität der Chemotherapie beobachtet.

1.3 Hospitalisierung wegen febriler Neutropenie und Mortalität

Die meisten Patienten müssen wegen einer febrilen Neutropenie stationär im Krankenhaus diagnostiziert und empirisch mit Breitspektrumantibiotika behandelt werden, um die Mortalität einer verzögerten Infektionstherapie bei Neutropenie zu vermeiden [18, 23].

Analysen der Krankenblätter von Patienten, die wegen einer febrilen Neutropenie aufgenommen wurden, ergaben ein Mortalitätsrisiko zwischen 7% und 11%. Dabei erhöhten folgende Faktoren das Risiko: Gram-negative und gram-positive Sepsis, Lungenentzündung, Pilzinfektionen, Leukämie, Lungenembolie, Hypotension oder Hypovolämie bei Aufnahme und verschiedene Komorbiditäten, einschließlich kardialer, zerebrovaskulärer, renaler oder hepatischer Erkrankungen [18]. Mit einer zunehmenden Zahl an Begleitkrankheiten nimmt die Mortalität zu [6, 18].

1.4 Risikofaktoren für febrile Neutropenien

Zu den wichtigsten Determinanten des FN-Risikos gehören der Chemotherapie-Typ sowie die Dosisintensität. Das Risiko einer febrilen Neutropenie ist bei den meisten Therapieschemata verschiedener häufiger Tumoren während der ersten Therapiezyklen größer, als bei den nachfolgenden Zyklen [14]. Dies ist dadurch erklärbar, dass in den nachfolgenden Zyklen oft hämatopoetische Wachstumsfaktoren verwendet werden und die Chemotherapiedosis reduziert wird. Ohne eine solche Anpassung bleibt das Risiko der febrilen Neutropenie während aller Zyklen konstant [8, 11].

Treten neutropenische Komplikationen auf, ist auch im Folgezyklus von einem hohen FN-Risiko auszugehen.

Kombinations-Chemotherapien erhöhen das Risiko im Vergleich zu Monotherapien, ebenso die Therapie mit stark myelotoxischen oder schleimhauttoxischen Zytostatika. Als signifikante Prädiktoren für schwere bzw. febrile Neutropenien wurden hochdosiertes Cyclophosphamid bzw. Etoposid (bei Non-Hodgkin-Lymphomen, NHL) sowie hoch dosierte Anthrazykline (beim frühen Mammakarzinom) beschrieben [10].

Eine Übersicht über häufig eingesetzte Regime mit hohem (≥20%) bzw. intermediärem (10–20%) oder geringem (<10%) FN-Risiko gibt ◘ Tab. 1.1.

◘ **Tab. 1.1.** Häufig eingesetzte Regime mit hohem (>20%), intermediärem (10–20%) oder geringem (<10%) FN-Risiko in Studien[a]. (Aus: EORTC Leitlinien 2006 [1], ASCO-Leitlinien 2006 [40])

Tumor	FN-Risiko [%]	Regime
Mammakarzinom	>20	AC→Docetaxel; Doxorubicin/Docetaxel;Doxorubicin/Paclitaxel;TAC
	10–20	AC; EC; Docetaxel; FE120C (q4 Wochen); CEF
	<10	CMF
Kleinzelliges Lungenkarzinom	>20	ACEt; Topotecan; ICEt
	10–20	Etoposid/Carboplatin; Topotecan/Cisplatin
	<10	Paclitaxel/Carboplatin
Nicht-kleinzelliges Lungen-karzinom	>20	Docetaxel/Carboplatin; Etoposid/Cisplatin
	10–20	Paclitaxel/Cisplatin; Docetaxel/Cisplatin;Vinorelbin/Cisplatin
	<10	Paclitaxel/Carboplatin; Gemcitabin/Cisplatin
Non-Hodgkin-Lymphom	>20	CHOP (Cyclophosphamid/Doxorubicin/Vincristin/Prednison) DHAP (Cisplatin, HD-AraC, Dexamethason)
	35	R-CHOP (Rituximab-CHOP)
Ovarialkarzinom	>20	Docetaxel; Paclitaxel
	10–20	Topotecan
	<10	Paclitaxel/Carboplatin
Kolonkarzinom	10–20	5-FU/Folinsäure, FOLFIRI (5-FU/Folinsäure/Irinotecan)
	<10	FOLFOX (5-FU/Folinsäure/Oxaliplatin)

[a] Sämtliche Zahlenangaben zur febrilen Neutropenie sind den Originalpublikationen entnommen und müssen auf die Zytostatika-Dosierungen der jeweiligen Chemotherapieprotokolle bezogen werden. *A*: Doxorubicin, *C*: Cyclophosphamid, *E*: Epirubicin, *Et*: Etoposid, *F*: 5-Fluorouracil, *I*: Ifosfamid, *M*: Methotrexat, *T*: Docetaxel.

Mit einem sehr hohen FN-Risiko sind dosisdichte Therapien assoziiert, da infolge der verkürzten Intervalle zwischen den Zyklen hohe Dosisintensitäten erreicht werden und dem Knochenmark weniger Zeit zur Regeneration physiologischer Granulozytenzahlen bleibt: Z. B. CHOP-14 beim Non-Hodgkin-Lymphom [34,35] oder das dosisdichte Therapieschema nach Möbus et al. [29] beim Mammakarzinom. Chemotherapien mit kurativer Zielsetzung induzieren aufgrund der hohen Intensität häufiger schwere oder febrile Neutropenien als palliative Chemotherapien. Zudem werden bei Aussicht auf Heilung von der Tumorerkrankung nach Möglichkeit Dosisreduktionen der Chemotherapie oder Zyklusverzögerungen vermieden.

Alle Risikofaktoren der febrilen Neutropenie basieren bisher auf retrospektiven Studien, mit verschiedenen Studienzielen und Analysen verschiedener Risikofaktoren. In ☐ Tab. 1.2 und ☐ Abb. 1.1 sind diese Risikofaktoren zusammengefasst, die in einer systematischen Analyse von Studien gefunden wurden, mit den Zielkriterien febrile Neutropenie, negative Folgen oder Tod durch Neutropenie, sowie reduzierte Dosisintensität [28].

Neben dem Chemotherapie-Typ beeinflussen patienten- bzw. tumorbezogene Faktoren das FN-Risiko (☐ Abb. 1,1, ☐ Tab. 1.2): Einer Literaturauswertung randomisierter Studien zufolge [1] war höheres Alter (insbesondere ≥65 Jahre) von allen unabhängigen patientenbezogenen Risikofaktoren mit der größten Konsistenz mit einem erhöhten FN-Risiko assoziiert. Höheres Lebensalter ist ein besonders wichtiger Risikofaktor, weil ältere Patienten wegen erwarteten

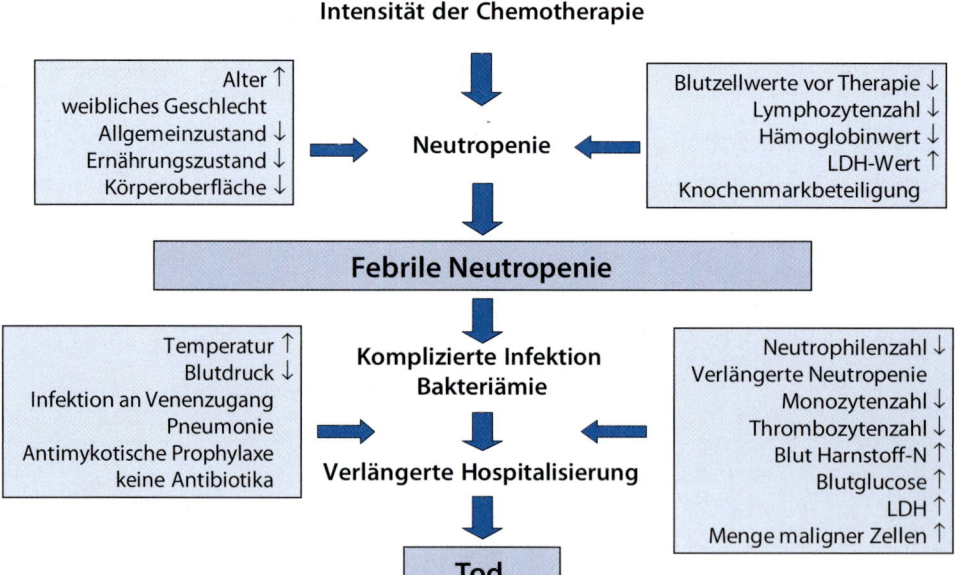

☐ **Abb. 1.1.** Der Verlauf der Neutropenie und ihrer Komplikationen; Risikofaktoren die in einer systematischen Analyse von Risikomodellen für febrile Neutropenie und ihrer Komplikationen gefunden wurden. Nur solche Risikofaktoren sind berücksichtigt, die in multivariaten Modellen mit zwei oder mehr Studien statistisch signifikant waren [26, 28]

neutropenischen Komplikationen sehr häufig niedrig- bzw. unterdosierte Chemotherapien bekommen, obwohl sie prinzipiell ebenso wie jüngere Patienten von einer adäquat dosierten Behandlung profitieren [10]. Weitere mit einer hohen Evidenz belegte unabhängige Risikofaktoren bestehen in fortgeschrittenem Krankheitsstadium, FN-Episoden in der Anamnese oder im Fehlen einer Prophylaxe mit G-CSF bzw. Antibiotika [1].

Zahlreiche andere patienten- bzw. tumorbezogene FN-Risikofaktoren sind auf einem niedrigeren Evidenzniveau, z. B. durch retrospektive Daten, belegt. Zu diesen zählen u. a. ein reduzierter Allgemeinzustand, schlechter Ernährungsstatus oder Komorbidität. Patienten mit malignen hämato- oder lymphopoetischen Systemerkrankungen haben, bedingt durch die Grunderkrankung und die Intensität der Behandlung, in der Regel ebenfalls ein höheres FN-Risiko als Patienten mit soliden Tumoren. Wenn Patienten >70 Jahre analysiert werden, dann zeigt sich, dass das Alter alleine in dieser Patientengruppe kein Risikofaktor für schwere und febrile Neutropenie darstellt, sondern die Art der Krebserkrankung, eine geplante Dosisintensität ≥85%, Therapien mit Cisplatin oder Anthrazyklinen, frühere Chemotherapie, erhöhte Werte für Harnstoff-N und alkalische Phosphatase [39].

◻ **Tab. 1.2.** Risikofaktoren der febrilen Neutropenie (nach National Comprehensive Cancer Network, NCCN 2006) [26, 30]

Chemotherapiebezogene Risikofaktoren	– Chemotherapie-Typ – Schwere Neutropenie unter vergleichbarer Chemotherapie in der Anamnese – >80% der geplanten relativen Dosisintensität – Vorbestehende Neutropenie (<1000/µl) oder Lymphozytopenie – Vorausgegangene extensive (ausgedehnte) Chemotherapie – Gleichzeitige oder vorherige Strahlenbehandlung mit Beteiligung des Knochenmarks
Patientenbezogene Risikofaktoren	– Alter (>65 Jahre) – Weibliches Geschlecht – Reduzierter Allgemeinzustand (ECOG ≥2 »Eastern Cooperative Oncology Group«) – Schlechter Ernährungsstatus – Eingeschränkte Immunfunktion
Tumorbezogene Risikofaktoren	– Knochenmarkbeteiligung – Fortgeschrittener oder unkontrollierter Tumor – Erhöhte Laktatdehydrogenase (Lymphome) – Leukämie – Lymphom – Lungenkarzinom
Mit erhöhtem Infektionsrisiko assoziierte Risikofaktoren	– Offene Wunde – Aktive Infektion
Komorbidität	– Chronisch obstruktive Lungenkrankheit – Kardiovaskuläre Krankheit – Erkrankungen der Leber (erhöhtes Bilirubin, alkalische Phosphatase) – Diabetes mellitus – Niedriger Hämoglobinspiegel bei Diagnose

1

1.5   Wann ist eine Prophylaxe der febrilen Neutropenie mit G-CSF indiziert?

Die primäre G-CSF-Prophylaxe halbiert die FN-Inzidenz im Rahmen von Chemotherapien, die mit einem FN-Risiko >40% einhergehen [13, 27, 32, 41]. Basierend auf Studienergebnissen (und ökonomischen Modellrechnungen) war in früheren Leitlinien empfohlen worden, ab einem FN-Risiko von 40% eine G-CSF-Prophylaxe durchzuführen [2, 24; 31]. Drei Institutionen, das NCCN [10], die ASCO [40] sowie die EORTC [1], haben in ihren 2006 publizierten Leitlinien die Indikation für G-CSF auf der Basis der aktuellen Studiendaten neu bewertet. Übereinstimmend wird empfohlen, G-CSF bereits ab einem FN-Risiko ≥20% routinemäßig einzusetzen und die G-CSF-Therapie dem Risiko der febrilen Neutropenie anzupassen, das sich aus der Chemotherapie, patientenbedingten Faktoren und dem Therapieziel ergibt.

Literatur

1. Aapro MS, Cameron DA, Pettengell R et al.; European Organisation for Research and Treatment of Cancer (EORTC) Granulocyte Colony-Stimulating Factor (G-CSF) Guidelines Working Party. (2006) EORTC guidelines for the use of granulocyte-colony stimulating factor to reduce the incidence of chemotherapy-induced febrile neutropenia in adult patients with lymphomas and solid tumours. Eur J Cancer 42:2433-2453.http://www.ncbi.nlm.nih.gov/entrez/query.fcgi?db=pubmed&cmd=Retrieve&dopt=AbstractPlus&list_uids=16750358&query_hl=4&itool=pubmed_docsum
2. American Society of Clinical Oncology. (1994) American society of clinical oncology recommendations for the use of hematopoietic colony-stimulating factors: evidence-based, clinical practice guidelines. Journal of Clinical Oncology 12:2471–2508.PM:7964965
3. Bodey GP, Buckley M, Sathe YS, Freireich EJ. (1966) Quantitative relationships between circulating leukocytes and infection in patients with acute leukemia. Annals of Internal Medicine 64:328–340.PM:5216294
4. Bonadonna G, Valagussa P, Moliterni A, Zambetti M, Brambilla C. (1995) Adjuvant cyclophosphamide, methotrexate, and fluorouracil in node-positive breast cancer: the results of 20 years of follow-up. The New England Journal of Medicine 332:901–906.PM:7877646
5. Budman DR, Berry DA, Cirrincione CT et al. (1998) Dose and dose intensity as determinants of outcome in the adjuvant treatment of breast cancer. The Cancer and Leukemia Group B. J Natl.Cancer Inst. 90:1205–1211. PM:9719081
6. Caggiano V, Weiss RV, Rickert TS, Linde-Zwirble WT. (2005) Incidence, cost, and mortality of neutropenia hospitalization associated with chemotherapy. Cancer 103:1916–1924.PM:15751024
7. Chirivella I, Bermejo B, Insa A, Perez-Fidalgo A, Magro A, Rosello S, Garcia-Garre E, Martin P, Bosch A, Lluch A. (2006) Impact of chemotherapy dose-related factors on survival in breast cancer patients treated with adjuvant anthracycline-based chemotherapy. ASCO Meeting Abstracts 24:668.http://meeting.jco.org/cgi/content/abstract/24/18_suppl/668
8. Chouaid C, Bassinet L, Fuhrman C, Monnet I, Housset B. (1998) Routine use of granulocyte colony-stimulating factor is not cost-effective and does not increase patient comfort in the treatment of small-cell lung cancer: an analysis using a Markov model. J Clin Oncol 16:2700–2707.PM:9704720
9. Citron ML, Berry DA, Cirrincione C et al. (2003) Randomized trial of dose-dense versus conventionally scheduled and sequential versus concurrent combination chemotherapy as postoperative adjuvant treatment of node-positive primary breast cancer: first report of Intergroup Trial C9741/Cancer and Leukemia Group B Trial 9741. J Clin Oncol 21:1431–1439.PM:12668651
10. Crawford J. (2006) National Comprehensive Cancer Network; NCCN Practice Guidelines in Oncology – v.1.2007; Myeloid Growth Factors. NCCN, editor. http://www.nccn.org/
11. Crawford J, Althaus B, Armitage J et al. (2005) Myeloid growth factors clinical practice guidelines in oncology. J Natl.Compr.Canc.Netw. 3:540–555.PM:16038645
12. Crawford J, Dale DC, Lyman GH. (2004) Chemotherapy-induced neutropenia: risks, consequences, and new directions for its management. Cancer 100:228–237.PM:14716755
13. Crawford J, Ozer H, Stoller R, et.al. (1991) Reduction by granulocyte colony-stimulating factor of fever and neutropenia induced by chemotherapy in patients with small-cell lung cancer. New England Journal of Medicine 325:3:164–170.PM: 1711156

14. Crawford J, Wolff DA, Culakova E, Poniewierski MS, Selby C, Dale DC, Lyman GH, for the ANC Study Group. (2004) First cycle risk of severe and febrile neutropenia in cancer patients receiving systemic chemotherapy: results from a prospective nationwide study. ASH Annual Meeting Abstracts 104:2210.http://abstracts.hematologylibrary.org/cgi/content/abstract/ashmtg;104/11/2210

15. Dekker A, Bulley S, Beyene J, Dupuis LL, Doyle JJ, Sung L. (2006) Meta-analysis of randomized controlled trials of prophylactic granulocyte colony-stimulating factor and granulocyte-macrophage colony-stimulating factor after autologous and allogeneic stem cell transplantation. Journal of Clinical Oncology 24:5207-5215.http://www.jco.org/cgi/content/abstract/24/33/5207

16. Diehl V, Franklin J, Pfreundschuh M et al., the German Hodgkin's Lymphoma Study Group. (2003) Standard and increased-dose BEACOPP chemotherapy compared with COPP-ABVD for advanced Hodgkin's disease. The New England Journal of Medicine 348:2386.http://content.nejm.org/cgi/content/abstract/348/24/2386

17. Elting LS, Rubenstein EB, Rolston KV, Bodey GP. (1997) Outcomes of bacteremia in patients with cancer and neutropenia: observations from two decades of epidemiological and clinical trials. Clin Infect Dis 25:247–259. PM:9332520

18. Kuderer NM, Dale DC, Crawford J, Cosler LE, Lyman GH. (2006) Mortality, morbidity, and cost associated with febrile neutropenia in adult cancer patients. Cancer. 106:2258–2266.PM:16575919

19. Kuderer NM, Dale DC, Crawford J, Lyman GH. (2007) Impact of primary prophylaxis with granulocyte colony-stimulating factor on febrile neutropenia and mortality in adult cancer patients receiving chemotherapy: a systematic review. Journal of Clinical Oncology 25:3158-3167.http://jco.ascopubs.org/cgi/content/abstract/25/21/3158

20. Kwak LW, Halpern J, Olshen RA, Horning SJ. (1990) Prognostic significance of actual dose intensity in diffuse large-cell lymphoma: results of a tree-structured survival analysis. J Clin Oncol 8:963–977.PM:2348230

21. Link H, Bohme A, Cornely OA et al. (2003) Antimicrobial therapy of unexplained fever in neutropenic patients-guidelines of the Infectious Diseases Working Party (AGIHO) of the German Society of Hematology and Oncology (DGHO), Study Group Interventional Therapy of Unexplained Fever, Arbeitsgemeinschaft Supportiv-massnahmen in der Onkologie (ASO) of the Deutsche Krebsgesellschaft (DKG-German Cancer Society). Annals of Hematology 82 Suppl 2:S105–S117.PM:13680173

22. Link H, Boogaerts MA, Carella AM et al. (1992) A controlled trial of recombinant human granulocyte-macrophage colony stimulating factor after total body irradiation, high dose chemotherapy and autologous bone marrow transplantation for acute lymphoblastic leukemia or malignant lymphoma. Blood 80:2188–2195.PM: 1421390

23. Link H, Buchheidt D, Maschmeyer G, Böhme A, Mahlberg R, Mousset S, Ostermann H, Penack O, Silling G, Arbeitsgemeinschaft Infektionen in der Hämatologie und Onkologie (AGIHO) der DGHO, Sektion Infektionen in der Hämatologie und Onkologie PEG, Arbeitsgemeinschaft Supportivmaßnahmen in der Onkologie dDKeVA, Deutschsprachige Mykologische Gesellschaft e.V.(DMykG). (2006) Infektionen bei Neutropenie – Diagnostik und Therapie 2006 -Empfehlungen für die Praxis. http://www.dgho-infektionen.de/agiho/content/e2735/e15599/e15742/index_ger.html

24. Link H, Herrmann F, Welte K, Aulitzky WE, Ganser A, Kern W, Meyer P, Schrappe M, Schmoll HJ, Werdan K, Kern P. (1994) Rationale Therapie mit G-CSF und GM-CSF. Med.Klin. 89:429–441

25. Link H, Maschmeyer G, Meyer P, Hiddemann W, Stille W, Helmerking M, Adam D, for the study group of the Paul Ehrlich Society for Chemotherapy. (1994) Interventional antimicrobial therapy in febrile neutropenic patients. Annals of Hematology 69:231–243.PM: 7948312

26. Lyman GH. (2005) Guidelines of the National Comprehensive Cancer Network on the use of myeloid growth factors with cancer chemotherapy: a review of the evidence. J Natl.Compr.Canc.Netw. 3:557–571. PM:16038646

27. Lyman GH, Kuderer NM, Djulbegovic B. (2002) Prophylactic granulocyte colony-stimulating factor in patients receiving dose-intensive cancer chemotherapy: a meta-analysis. Am.J Med 112:406–411.PM:11904116

28. Lyman GH, Lyman CH, Agboola O. (2005) Risk models for predicting chemotherapy-induced neutropenia. The Oncologist 10:427–437.PM:15967836

29. Moebus V, Lueck HJ, Thomssen C et al. (2006) Dose-dense sequential chemotherapy with epirubicin (E), paclitaxel (T) and cyclophosphamide (C) (ETC) in comparison to conventional dosed chemotherapy in high-risk breast cancer patients (4+ LN). Mature results of an AGO-trial. San Antonio Breast Cancer Symposium: Abstract 43.http://www.sabcs.org/EnduringMaterials/Index.asp#abstracts

30. NCCN. (2006) National Comprehensive Cancer Network; NCCN Practice Guidelines in Oncology – v.1.2007; Myeloid Growth Factors. http://www.nccn.org

31. Ozer H, Armitage JO, Bennett CL et al. (2000) update of recommendations for the use of hematopoietic colony-stimulating factors: evidence-based, clinical practice guidelines. Journal of Clinical Oncology 18:3558-3585. http://www.jco.org/cgi/content/full/18/20/3558

1

32. Pettengell R, Gurney H, Radford JA, Deakin DP, James R, Wilkinson PM, Kane K, Bentley J, Crowther D. (1992) Granulocyte colony-stimulating factor to prevent dose-limiting neutropenia in non-Hodgkin's lymphoma: a randomized controlled trial. Blood 80:1430–1436.PM: 1381626
33. Pettengell R, Schwenkglenks M, Johnson P et al. (2006) Association of reduced relative dose intensity and survival in lymphoma patients receiving chop-21 chemotherapy. Haematologica
34. Pfreundschuh M, Trumper L, Kloess M et al. (2004) Two-weekly or 3-weekly CHOP chemotherapy with or without etoposide for the treatment of elderly patients with aggressive lymphomas: results of the NHL-B2 trial of the DSHNHL. Blood 104:634–641.PM:15016643
35. Pfreundschuh M, Trumper L, Kloess M et al. (2004) Two-weekly or 3-weekly CHOP chemotherapy with or without etoposide for the treatment of young patients with good-prognosis (normal LDH) aggressive lymphomas: results of the NHL-B1 trial of the DSHNHL. Blood 104:626–633.PM:14982884
36. Schiel X, Link H, Maschmeyer G et al. (2006) A prospective, randomized multicenter trial of the empirical addition of antifungal therapy for febrile neutropenic cancer patients: Results of the Paul Ehrlich Society for Chemotherapy (PEG) Multicenter Trial II. Infection. 34:118–126
37. Schmitz N, Kloess M, Reiser M et al. (2006) Four versus six courses of a dose-escalated cyclophosphamide, doxorubicin, vincristine, and prednisone (CHOP) regimen plus etoposide (megaCHOEP) and autologous stem cell transplantation: early dose intensity is crucial in treating younger patients with poor prognosis aggressive lymphoma. Cancer 106:136–145.PM:16331635
38. Schmitz N, Linch DC, Dreger P et al. (1996) Randomised trial of filgrastim-mobilised peripheral blood progenitor cell transplantation versus autologous bone-marrow transplantation in lymphoma patients. Lancet 347:353–357.PM: 8598700
39. Shayne M, Culakova E, Poniewierski MS, Wolff D, Dale DC, Crawford J, Lyman GH. (2007) Dose intensity and hematologic toxicity in older cancer patients receiving systemic chemotherapy. Cancer Aug 17;Epub ahead of print.http://www3.interscience.wiley.com/cgi-bin/abstract/115804946/ABSTRACT
40. Smith TJ, Khatcheressian J, Lyman GH et al. (2006) 2006 Update of recommendations for the use of white blood cell growth factors: An evidence-based clinical practice guideline. Journal of Clinical Oncology 24:3187-3205. http://www.jco.org/cgi/content/abstract/24/19/3187
41. Trillet-Lenoir V, Green J, Manegold C et al. (1993) Recombinant granulocyte colony stimulating factor reduces the infectious complications of cytotoxic chemotherapy. Eur.J Cancer 29A:319–324
42. Welte K, Gabrilove J, Bronchud MH, Platzer E, Morstyn G. (1996) Filgrastim (r-metHuG-CSF): The first 10 years. Blood 88:1907–1929.PM: 8822908
43. Welte K, Platzer E, Lu L, Gabrilove JL, Levi E, Mertelsmann R, Moore MAS. (1985) Purification and biochemical characterization of human pluripotent hematopoietic colony-stimulating factor. Proceedings of the National Academy of Sciences 82:1526-1530.http://www.pnas.org/cgi/content/abstract/82/5/1526
44. Wood WC, Budman DR, Korzun AH, Cooper MR, Younger J, Hart RD, Moore A, Ellerton JA, Norton L, Ferree CR (1994) Dose and dose intensity of adjuvant chemotherapy for stage II, node-positive breast carcinoma. The New England Journal of Medicine 330:1253–1259.PM:8080512

Leitliniengerechter Einsatz von G-CSF bei Chemotherapie-induzierter Neutropenie

A. Spoo, N. Chevalier, V. Thierry, M. Engelhardt

2.1   Chemotherapie-induzierte Neutropenie und deren Risikobemessung

Eine der Hauptnebenwirkungen der Chemotherapie ist die Myelotoxizität, die zur relevanten Thrombopenie, Anämie und Neutropenie führen kann. Die Chemotherapie-induzierte Neutropenie und deren Komplikationen, wie Fieber (febrile Neutropenie [FN], in vielen Fällen eine lebensbedrohliche Infektion oder Sepsis auslösend), sind Hauptursache erhöhter Mortalität und Morbidität in der Tumorbehandlung. Die FN erfordert zur Ursachenevaluation und Behandlung meist die Hospitalisation des Patienten mit sofortiger systemischer Breitspektrum-Antibiotikagabe und stellt – neben der Gefährdung des Patienten – einen nicht unerheblichen Kostenfaktor dar. Die FN kann zudem zur Dosisreduktion oder Verzögerung der folgenden Chemotherapiezyklen führen, die das Therapieergebnis erheblich beeinflussen können [1–4].

Neben der antibiotischen Behandlung, Dosisreduktion oder Verzögerung der Chemotherapie ist die Gabe von myeloischen Wachstumsfaktoren eine Möglichkeit, der FN zu begegnen. Um Patienten entsprechend ihrem Risiko, neutropenische Komplikationen zu entwickeln, einzuteilen, wurden prädiktive Risikomodelle (sog. konditionale und nicht-konditionale Modelle) aus retrospektiven Daten entwickelt [3, 5]. Für die Ergebnisse zum Einsatz myeloischer Wachstumsfaktoren in der Tumorbehandlung wurden durch die EORTC die Empfehlungsgrade A, B, C und D für höchste, konsistente, nicht-konsistente und ohne systematisch erhobene Evidenz angegeben [23].

2.1.1   Nicht-konditionale Modelle

Diese beruhen auf patienten-, krankheits- und behandlungsspezifischen Risikofaktoren, die vor Beginn einer Chemotherapie vorliegen und für jeden individuellen Patienten vor jedem Chemotherapiezyklus neu erhoben werden (□ Tab. 2.1) [1, 3]. Dabei zeigten 13 Studien, dass unter den patientenspezifischen Faktoren erhöhtes Alter (insbesondere >65 Jahre) einen wichtigen unabhängigen Risikofaktor für die Entwicklung einer schweren Neutropenie und anderer neutropenischer Komplikationen darstellt [3, 5–9]. Ältere Patienten werden wegen des Auftretens dieser neutropenischen Komplikationen häufig mit niedrigeren Chemotherapiedosierungen behandelt, obwohl sie von einer intensiven Therapie genauso wie junge Patienten profitieren. Die Vermeidung einer Neutropenie ist bei diesen Patienten somit für den Therapieerfolg entscheidend [8, 10–15].

Weitere bedeutende patientenspezifische Risikofaktoren sind der Allgemein- und Ernährungszustand, Immundefizienz, weibliches Geschlecht sowie relevante Begleiterkrankungen (wie Nieren-, Leber-, Lungen-, oder Herzerkrankungen, zerebrovaskuläre und kardiovaskuläre Erkrankungen, Diabetes mellitus, Adipositas, offene Wunden, aktive Gewebeinfektionen sowie vorangegangene Pilzinfektionen und Sepsis) [1, 3, 11, 12, 16]. Bei NHL-Patienten erhöhte das gleichzeitige Vorliegen einer Nieren- oder Herzerkrankung das FN-Risiko [8, 15], bei Patienten mit Mammakarzinom das Vorhandensein von Leber- zusammen mit Nieren- oder Herzerkrankungen [17, 18]. Abnorme Laborwerte korrelierten ebenfalls mit einem erhöhten Risiko: Blutbildveränderungen mit Hämoglobinwerten <12 g/dl oder erniedrigte Lymphozyten- oder Neutrophilenwerte sowie die Dauer und Tiefe des Nadirs vor Beginn der Chemotherapie waren prognostisch für die FN-Entwicklung bedeutend [3, 18–20]. In einer Studie an NHL-Patienten, die mit CHOP behandelt wurden, waren eine erniedrigte Albuminkonzentration <35 g/l, erhöhte LDH-Spiegel sowie Knochenmarkbefall signifikante Risikofaktoren für die Entwicklung lebensbedrohlicher Neutropenien [21].

◼ Tab. 2.1. Überblick über Risikofaktoren für die Entwicklung einer febrilen Neutropenie (FN). (Adaptiert und modifiziert aus NCCN Practice Guidelines in Oncology v. 2 2005)

Patientenfaktoren	– Alter >65 Jahre – Weiblich – Schlechter AZ (ECOG performance status >2) – Schlechter EZ (niedriges Albumin) – Eingeschränkte Immunfunktion
Komorbiditäten	– COPD – Kardiovaskuläre/zerebrovaskuläre Erkrankungen – Lebererkrankung (erhöhtes Bilirubin, AP) – Diabetes mellitus – Erniedrigtes Hämoglobin <12 g/dl – Nierenerkrankung (NHL) – Immunerkrankung
Infektionsrisiko	– Offene Wunden – Aktive Gewebeinfektion
In Zusammenhang mit der Krebserkrankung stehend	– Knochenmarkinfiltration – Fortgeschrittenes Karzinom – Erhöhtes LDH (Lymphome) – Leukämien – Lymphome – Lungenkarzinome
Abhängig von der Behandlung	– Vorherige Neutropenie bei gleicher Chemotherapie – Art der Chemotherapie – Geplante relative Dosisintensität >80% – Präexistierende Neutropenie/Lymphopenie/Thrombopenie – Extensive vorherige Chemotherapie – Gleichzeitige/vorhergehende Radiotherapie – Anthrazyklintherapie – Mukositis im gesamten GI-Trakt

Neben den genannten patientenspezifischen nehmen auch erkrankungsspezifische Risikofaktoren Einfluss auf die FN-Wahrscheinlichkeit: Patienten mit hämatologischen Neoplasien, KM-Infiltration oder mit Bronchialkarzinom zeigten ein höheres Risiko als solche mit anderen soliden Tumoren, u. a. bedingt durch den zugrunde liegenden Krankheitsprozess sowie die Notwendigkeit einer höheren Chemotherapieintensität. KM-Infiltration im Rahmen der Grunderkrankung, fortgeschrittenes Erkrankungsstadium sowie eine schlecht kontrollierbare Tumorerkrankung waren ebenfalls mit einem erhöhten Risiko für eine FN assoziiert [11, 12, 14, 16, 21, 22].

Behandlungsspezifische Risikofaktoren betreffen Chemotherapieregime und -typ (z. B. Anthrazykline), die verabreichte Chemotherapiedosisintensität (geplante relative Dosisintensität >80%), gleichzeitige oder vorhergehende Radiotherapie, vorangegangene Chemotherapie sowie das Behandlungsziel. Bei letzterem ist bedeutsam, ob dieses kurativ oder palliativ ist, ob eine adjuvante oder symptomatische Therapie durchgeführt wird und die Lebensqualität verbessert werden soll (Empfehlungsgrad A) [1].

Als herausragende Risikofaktoren für die Entwicklung einer FN werden in den EORTC-Richtlinien erhöhtes Alter (>65 Jahre), fortgeschrittenes Tumorstadium, frühere FN-Episoden, kein G-CSF-Einsatz und eine fehlende Antibiotikaprophylaxe angegeben, wobei letztere aufgrund der gefürchteten Resistenzen von der EORTC nicht generell empfohlen wird (Empfehlungsgrad B) [23].

◧ **Tab. 2.2.** Beispiele für Chemotherapieprotokolle mit hohem und intermediärem FN-Risiko (Aus: Das Blaue Buch 6.1, 2006, Universitätsklinik Freiburg; adaptiert und modifiziert aus NCCN Practice Guidelines in Oncology v. 2 2005/EORTC Guidelines for the use of G-CSF, 2006)

Beispiele für Chemotherapieregime mit einem hohen Risiko (>20%) für eine FN	Beispiele für Chemotherapieregime mit intermediärem Risiko (10–20%) für eine FN
NHL: – VACOP-B (Vincristin/Doxorubicin/Prednisolon/ Etoposid/Cyclo/ Bleomycin) – DHAP (Dexamethason/Cisplatin/Cytarabin) – (R)-CHOP-21/14 (Doxorubicin/Cyclophospha-mid/Vincristin/Prednison)	
Morbus Hodgkin: – BEACOPP (Procarbazin/Prednison/Cyclopho-phamid/Etoposid/Vincristin/Bleomycin)	
Kopf- und Halstumor: – Docetaxel/Cisplatin	
NSCLC: – Paclitaxel/Carboplatin adjuvant – Gemcitabine/Cisplatin – Docetaxel/Cisplatin – Paclitaxel/Carboplatin adjuvant	**NSCLC:** – Taxol/Carboplatin – Vinorelbin/Cisplatin – Docetaxel
SCLC: – EpiCo (Cyclo/Epirubicin/Etoposid) – PE (Etoposid/Cisplatin)	**SCLC:** – Cisplatin/Topotecan – EP (CE) (Etoposid/Carboplatin)
Magenkarzinom: – DCF (Docetaxel/Cisplatin/5–Fluorouracil)	**Kolonkarzinom:** – FOLFIRI (Irininotecan/5-FU/Leucovorin) – 5-FU/Leucovorin
Mammakarzinom: – AC(T) (Doxorubicin/Cyclophosphamid/Paclit-axel)	**Mammakarzinom:** – Taxotere mono (Docetaxel) – AC (Doxorubicin/Cyclophosphamid)
Ovarialkarzinom: – Paclitaxel – Paclitaxel/Carboplatin – Topotecan	
Hodentumor: – PEI (Cisplatin/Ifosfamid/Etoposid) – PIV (Cisplatin/Ifosfamid/Etoposid)	**Hodentumor:** – PE (Etoposid/Cisplatin)
Blasenkarzinom: – MVAC (Methotrexat/Vinblastin/Doxorubicin/ Cisplatin)	
Sarkom: – Doxorubicin/Ifosfamid	
CUP: – PCE (Paclitaxel/Carboplatin/Etoposid)	

Entsprechend den verschiedenen Leitlinien steht die Intensität des Chemotherapieregimes in direkter Beziehung zum FN-Risiko. Chemotherapieregime mit einem >20% Risiko für FN beinhalten ein »hohes Risiko«, solche mit 10–20% ein »mittleres Risiko« und jene <10% ein »niedriges Risiko« (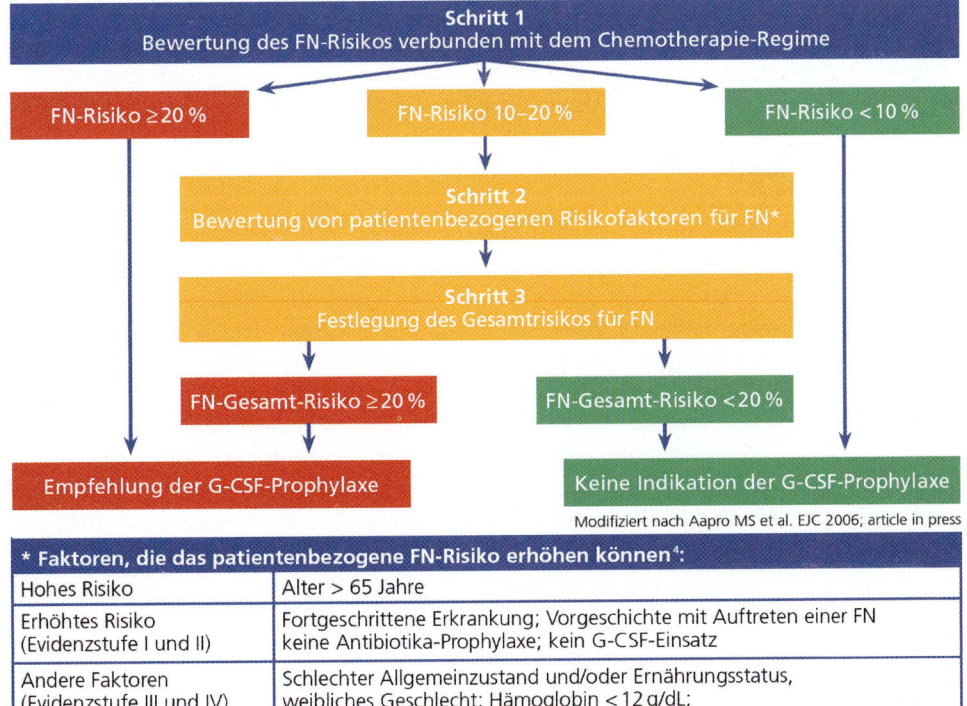 Tab. 2.2) [1, 2, 4, 23]. Gemäß der aktuellen Leitlinien (EORTC, ASCO, NCCN) müssen bei der Evaluation des Gesamtrisikos individuelle Risikofaktoren, die eine FN begünstigen (▫ Tab. 2.1), mitberücksichtigt werden. Um eine aussagekräftige Risikoabschätzung in der intermediären (10–20%) Risikogruppe zu erhalten, sollten solche patientenspezifischen Risikofaktoren bei der Frage, ob G-CSF verabreicht werden sollte, einbezogen werden (Empfehlungsgrad A) [1, 23].

2.1.2 Konditionale Modelle

Hierbei handelt es sich um Modelle, bei denen neutropenische Komplikationen und der Neutropenieschweregrad im ersten Chemotherapiezyklus als Risikofaktoren für entsprechende Komplikationen in den Folgezyklen eingehen. Studien haben dabei gezeigt, dass der Leukozytennadir während des 1. Chemotherapiezyklus sowie erniedrigte Hämoglobin- oder Thrombozytenwerte prädiktiv für neutropenische Komplikationen in Folgezyklen sind. Bei den konditionalen Modellen ist zu berücksichtigen, dass bei vielen Tumorerkrankungen die FN-Frequenz im 1. Zyklus am höchsten ist (▫ Abb. 2.1) [1, 3, 4, 8, 18, 20, 24].

▫ **Abb. 2.1.** EORTC-Empfehlungen zur G-CSF-Gabe entsprechend dem Gesamtrisiko für FN unter Berücksichtigung patientenspezifischer Risikofaktoren. (Adaptiert aus: [23])

2.2   Granulozyten-koloniestimulierender Faktor (G-CSF)

G-CSF gehört zur Familie der Glykoproteine, die eine Schlüsselrolle für die Proliferation, Zelldifferenzierung und das Überleben von Vorläuferzellen der Granulozytopoese im KM spielen. G-CSF beschleunigt auch die Auswanderung reifer neutrophiler Granuloyzten aus dem KM in die Zirkulation und aktiviert darüber hinaus deren Zellfunktion bei der Infektabwehr. Die Wirkung von G-CSF wird durch die spezifische Bindung an Rezeptoren vermittelt, die auf der Oberfläche der Zielzellen exprimiert werden [1, 2, 4, 23, 25].

Zur klinischen Anwendung kommen die rekombinant hergestellten Granulozyten-koloniestimulierenden Faktoren Filgrastim (Neupogen), Pegfilgrastim (pegyliertes Filgrastim, Neulasta) sowie Lenograstim (glykosyliert, Granocyte).

2.2.1   Klinische Wirksamkeit von »konventionellem« G-CSF

Crawford et al. zeigten 1991 in einer multizentrischen Doppelblindstudie bei 211 Patienten mit neu diagnostiziertem kleinzelligen Bronchialkarzinom (SCLC) die Wirksamkeit und Verträglichkeit von G-CSF gegenüber Placebo [26]. Alle Patienten erhielten eine Chemotherapie mit Cyclophosphamid (an Tag [d] 1), Doxorubicin (d1) und Etoposid (d1–3) [CDE] in 3-wöchigem Therapieintervall. An d4–17 nach CDE wurden entweder G-CSF oder Placebo appliziert. Dabei erlitten 77% der Placebogruppe gegenüber 40% der G-CSF-Gruppe mindestens eine FN-Episode (p<0,001). Über alle Chemotherapiezyklen hinweg zeigte sich eine mediane Dauer einer Grad-IV-Neutropenie (Granulozyten <500/µl) von 6d in der Placebo- gegenüber 1d in der G-CSF-Gruppe. Während der Zyklen der verblindeten Therapie wurde durch G-CSF die Dauer von intravenöser (i.v.) Antibiotikagabe und Hospitalisierung sowie die Inzidenz bestätigter Infektionen um ca. 50% reduziert.

Diese Daten konnten Trillet et al. 1993 bestätigen [27]. In dieser Studie erhielten 130 unbehandelte SCLC-Patienten erneut G-CSF vs. Placebo von d4–17 nach CDE-Chemotherapie. Über alle Chemotherapiezyklen hinweg zeigten 53% der Patienten der Placebogruppe gegenüber 26% der G-CSF-Gruppe mindestens eine FN-Episode (p<0,002). Dieses führte zu einer verminderten i.v.-Antibiotikagabe von 37% unter G-CSF gegenüber 58% in der Placebogruppe sowie zu einer signifikanten Reduktion der infektionsbedingten Hospitalisationsdauer. Darüber hinaus musste die Chemotherapiedosis um ≥15% mindestens einmal bei 61% der Placebo- gegenüber 29% der G-CSF-Gruppe reduziert werden (p<0,001). Bei 47% der Patienten der Placebo- gegenüber 29% der G-CSF-Gruppe kam es in mindestens einem Chemotherapiezyklus zu einer Therapieverzögerung um ≥2 Tage. Beide Gruppen unterschieden sich nicht hinsichtlich ihres Therapieansprechens und Überlebens (OS), wobei die Studie für die statistische Untersuchung dieser Fragestellung nicht angelegt war.

In einer Metaanalyse mit 14 randomisiert kontrollierten Studien zum Einsatz von G-CSF (10 mit Filgrastim-, 3 mit Lenograstim-, 1 mit Pegfilgrastim-Gabe) wurde eine signifikante Reduktion der FN-Inzidenz, der infektionsbedingten Mortalität und eine erhöhte Dosisintensität durch die prophylaktische G-CSF-Gabe nachgewiesen [29].

Der Stellenwert der Primärprophylaxe mit G-CSF wurde in der Analyse von Martin et al. [75] bestätigt. Im Rahmen der GEICAM-9805-Studie wurde bei Hochrisiko-Mammakarzinompatienten die adjuvante Chemotherapie mit TAC gegenüber FAC randomisiert verglichen. Im Verlauf der Studie wurde im TAC-Arm per Amendment die Primärprophylaxe mit

G-CSF statt der ursprünglichen Sekundärprophylaxe eingeführt. Diese Studie stellt die erste vergleichende Analyse zur Primär- vs. Sekundärprophylaxe mit G-CSF dar und zeigte eindrücklich, dass mit der Primärprophylaxe die FN-Häufigkeit von 25% auf 7% gesenkt werden konnte. Interessant war auch, dass 71% der Patienten nach 4 Zyklen TAC eine Sekundärprophylaxe mit G-CSF erhielten.

Die meisten Studien zur prophylaktischen G-CSF-Gabe zeigten keinen Effekt auf das Overall Survival (OS) oder progressionsfreie Überleben (PFS) aufgrund der Wachstumsfaktorgabe. Allerdings ergab eine (Level II) Studie einen signifikanten Überlebensvorteil durch dosisintensive ACE mit G-CSF-Gabe (OS 47%) vs. Standard-ACE ohne G-CSF-Gabe (39%) [53]. Eine weitere Studie bei NHL-Patienten ergab ein verbessertes 5-Jahres-Überleben mit CHOP plus G-CSF vs. CHOP ohne G-CSF [76]. Bei 65 SCLC-Patienten zeigte sich ein günstigeres 2-Jahres-OS nach VICE-Chemotherapie und G-CSF als nach VICE ohne G-CSF (32% vs. 15%), wenngleich der Unterschied keine Signifikanz erreichte [55].

2.2.2 Klinische Wirksamkeit von Pegfilgrastim

Aktuelle Studien konnten die Wirksamkeit von Pegfilgrastim zur Verhinderung einer chemotherapie-induzierten FN eindrücklich belegen. Vier Studien haben dabei die prophylaktische Gabe von Pegfilgrastim mit Filgrastim verglichen [30, 31, 77, 78]. Dabei zeigten zwei kleinere Phase-II-Studien eine ähnliche Wirksamkeit von Pegfilgrastim und Filgrastim in der Reduktion der Häufigkeit von FN. Für den Nachweis eines Unterschieds hatten allerdings beide Studien zu geringe Fallzahlen [77, 78]. Daten beider Phase-III-, doppelblind randomisierten Multizentrumsstudien zeigten eine geringere FN-Inzidenz mit Pegfilgrastim, wobei der Unterschied in einer Studie statistische Signifikanz erreichte [30, 31].

In einer Phase-III-Studie bei Mammakarzinompatienten war Pegfilgrastim nach Docetaxel-Monochemotherapie gegenüber Placebo hochüberlegen, um die Inzidenz von FN (1% vs. 17%), FN-induzierter Hospitalisierung (1% vs. 14%) und i.v.-Antibiotikagabe (2% vs. 10%) zu verhindern [32]. Auch die zeitgerechte Gabe von in 14-tägigem Abstand, also dosisdicht applizierten Chemotherapiezyklen (wie BEACOPP-14) wurde durch die Pegfilgrastim-Gabe ermöglicht [79]. Von Minckwitz et al. [28] zeigten retrospektiv im Rahmen der GEPARTRIO-Phase-III-Studie bei Mammakarzinompatienten mit 3-wöchentlicher Pegfilgrastim- gegenüber täglicher Filgrastim-Gabe nach TAC-Chemotherapie (Docetaxel, Doxorubicin, Cyclophosphamid), dass Pegfilgrastim gegenüber täglichem G-CSF (6 Tage) in der Primärprophylaxe zur Vermeidung von schwerer Neutropenie und FN sogar überlegen ist. Dabei wurde G-CSF (Gruppe A, n=377) mit Pegfilgrastim (Gruppe B, n=305) und mit Pegfilgrastim bei zusätzlicher Ciprofloxacin-Gabe (Gruppe C, n=321) verglichen. Die Rate von Grad-IV-Neutropenie lag bei 58% (A), 37% (B) und 34% (C). Die FN-Rate in Gruppe A von 18% unter täglichem G-CSF wurde sowohl mit Pegfilgrastim allein (7%) als auch bei zusätzlicher prophylaktischer Ciprofloxacin-Gabe (5%) deutlich vermindert. Schwere Neutropenie und FN wurden also nach neoadjuvanter TAC-Chemotherapie am effektivsten durch eine Primärprophylaxe mit Pegfilgrastim (und Ciprofloxacin-Gabe) verhindert.

Pegfilgrastim und Filgrastim besitzen somit klinische Effektivität zur Verhinderung von FN und FN-induzierten Komplikationen und werden von internationalen Leitlinien der EORTC, ASCO und NCCN für diesen Zweck empfohlen (Empfehlungsgrad A).

2.3   Leitliniengerechte Anwendung von G-CSF bei Chemotherapie-induzierter Neutropenie

Indikation

Eingesetzt wird G-CSF in der Onkologie zur:

- Verkürzung der Dauer von Neutropenien sowie zur Verminderung der Häufigkeit neutropenischen Fiebers bei Patienten, die wegen einer malignen Erkrankung mit zytotoxischer Chemotherapie (☐ Tab. 2.2) behandelt werden (mit Ausnahme von chronisch-myeloischer Leukämie und myelodysplastischem Syndrom)
- Verkürzung der Dauer von Neutropenien bei Patienten, die eine myeloablative Behandlung mit anschließender Knochenmarktransplantation erhalten, bei denen ein erhöhtes Risiko einer verlängerten schweren Neutropenie besteht
- Mobilisierung peripherer Blutstammzellen

Dosierung

G-CSF sollte prophylaktisch, 24–72 h nach der letzten Gabe einer myelotoxischen Chemotherapie begonnen und bis zur Regeneration der Gesamtleukozytenzahl weitergeführt werden [1, 2, 4, 23, 25]. Empfohlen wird eine Filgrastim-Dosis von 5 µg/kg/Tag oder Lenograstim-Dosis von 150 µg/m^2/Tag bei Erwachsenen. Das lang wirksame Pegfilgrastim wird als Fixdosis mit 6 mg pro Chemotherapiezyklus 24 h nach Beendigung der Chemotherapie appliziert. Alle Präparate werden subkutan (s.c.) verabreicht [1, 2, 4, 23, 25].

Nebenwirkungen

Als Hauptnebenwirkungen können unter G-CSF Schmerzen des Bewegungsapparates bzw. Knochenschmerzen auftreten, die in der Regel mit einem Standardanalgetikum beherrscht werden können [23, 25, 38].

2.4   Empfehlungen der EORTC (2006)/ASCO (Update 2006)/NCCN (2005) zum G-CSF-Einsatz

Die Empfehlungen und Leitlinien der EORTC, ASCO und NCCN zum Einsatz von G-CSF beruhen auf der Grundlage und kritischen Bewertung vorhandener Studienergebnisse, die sich auf die klinische Routine beziehen.

2.4.1   Primäre Prophylaxe (1. Chemotherapiezyklus und Folgezyklen)

G-CSF wird in der supportiven Therapie eingesetzt, um die Dauer und den Schweregrad einer Chemotherapie-induzierten Neutropenie sowie deren lebensbedrohliche Komplikationen zu reduzieren. G-CSF wird auch verwendet, um Chemotherapien protokoll- und zeitgerecht verabreichen zu können und um Steigerungen der Dosisintensität zu ermöglichen [1, 2, 4, 23, 39].

Die aktuellen Leitlinien empfehlen die Primärprophylaxe mit G-CSF bei Patienten mit einem Gesamtrisiko für FN ≥20% basierend auf deren Alter, Erkrankungscharakteristika, myelotoxischer Chemotherapie sowie bei einer dosisdichten Chemotherapie. Da bei einigen Standardchemotherapien das FN-Risiko <20% beträgt, ist die individuelle Risikokonstellation beim Einsatz von G-CSF vor jedem Zyklus zu prüfen (◘ Tab. 2.2, ◘ Abb. 2.1). G-CSF sollte bei Chemotherapieregimen mit intermediärem FN-Risiko (10–20%) erwogen werden, wenn Risikofaktoren wie Alter >65 Jahren, schlechter Allgemeinzustand, vorangegangene FN-Episoden, intensive Vortherapien (Radiochemotherapie/kombinierte Chemotherapien), KM-Befall, offene Wunden, präexistierende Infektionen oder schwere Komorbiditäten vorliegen [4, 32, 40]. Bei Verfügbarkeit eines alternativen Regimes mit gleicher Effizienz, aber geringerem FN-Risiko, sollte dieses bei der Therapiewahl mitberücksichtigt werden. Im Rahmen einer palliativen Behandlung können alternative Maßnahmen wie Dosisreduktionen, Zyklusverschiebung oder Gabe einer weniger myelosuppressiven Chemotherapie bedacht werden. Bei niedrigem FN-Risiko <10% wird die routinemäßige Applikation von G-CSF generell nicht empfohlen [1, 2, 4, 23].

2.4.2 Sekundäre Prophylaxe

Die Wahrscheinlichkeit für ein wiederholtes Auftreten einer FN nach vorausgegangener FN ist hoch. Nach FN oder verlängerter Neutropenie während des vorherigen Zyklus wird der routinemäßige Einsatz von G-CSF daher empfohlen, wenn eine Dosisreduktion den Behandlungserfolg oder das Gesamtüberleben gefährdet. Bei palliativem Therapieansatz oder ohne Anhalt, dass eine Dosiserhaltung oder -steigerung zur verbesserten Prognose führt, ist die Dosisreduktion oder Verzögerung der Chemotherapie einer G-CSF-Verabreichung vorzuziehen [4]. Bei Patienten, die Fieber in der Neutropenie und ein erhöhtes Risiko für infektionsassoziierte Komplikationen haben, sollte individuell G-CSF zur Therapie in Erwägung gezogen werden [23].

Studien von Rivera und Silber [17, 18] zeigten bei Mammakarzinompatienten unter adjuvanter Chemotherapie, dass im Arm mit G-CSF-Sekundärprophylaxe deutlichere Dosisintensivierungen möglich und weniger Hospitalisationen aufgrund vermiedener FN notwendig waren. Signifikante Änderungen bezüglich des Gesamtüberlebens, der Lebensqualität, Toxizität oder Kosten sind jedoch nicht in allen Studien verzeichnet, so dass weitere randomisierte Studien zur Prüfung eines signifikanten klinischen Vorteils einer Sekundärprophylaxe notwendig erscheinen.

2.5   Therapie

Ziele der therapeutischen G-CSF-Gabe sind die Reduktion der Infektionsrate sowie der infektionsbezogenen Morbidität und Mortalität.

▬ **Patienten mit afebriler Neutropenie**

Die prophylaktische G-CSF-Applikation wird bei afebrilen Patienten routinemäßig nicht empfohlen, da in Bezug auf die Anzahl und Dauer der Krankenhausaufenthalte sowie Antibiotikatherapie keine Verbesserung erreicht wurde [4].

▬ **Patienten mit Neutropenie und Fieber**

G-CSF sollte als zusätzliche Therapie neben einer antiinfektiösen Therapie nicht routinemäßig bei Patienten mit Fieber und Neutropenie eingesetzt werden. Ausnahmen sind Patienten mit prognostisch schlechtem klinischem Verlauf oder mit erhöhtem Risiko für infektassoziierte Komplikationen. Hochrisikofaktoren sind z. B. verlängerte (>10d) oder verstärkte Neutropenie (<0,1×10³/µl), nichtkontrollierte Primärerkrankung, Alter >65 Jahre, Pneumonie, Hypotension, Sepsis und Pilzinfektionen, zahlreiche Begleiterkrankungen, Leukämie, Lymphome und Bronchialkarzinome sowie Hospitalisation zum Zeitpunkt der Fieberentwicklung [4, 9, 11, 12, 41–43]. Durch G-CSF-Einsatz konnten in den bisherigen Studien [9, 41, 42] die Dauer der Neutropenie, Hospitalisation und Antibiose verkürzt werden. Das Gesamtüberleben blieb allerdings in den meisten Studien durch die alleinige G-CSF-Gabe unbeeinflusst.

2.5.1 G-CSF-Einsatz zur Erhöhung der Chemotherapie-Dosisintensität und zur dosisdichten Therapie

Viele Studien der letzten 5 Jahre haben durch Erhöhung der Dosisintensität oder dosisdichte Chemotherapie gezeigt, dass diese die klinische Langzeitprognose verbessern können [44–47]. Mehrere Studien unterstützen die prophylaktische G-CSF-Gabe bei diesen Regimen [48–61]. Der Einsatz von G-CSF wird in den neuesten Empfehlungen der EORTC zur Neutropenieprophylaxe bei Regimen mit hoher Dosisintensität oder dosisdichten Chemotherapien empfohlen, wenn ein Überlebensvorteil nachgewiesen ist [23]. Gleiches gilt für die Erhaltung der Dosisintensität und Vermeidung von Therapieverzögerungen, so dass die prophylaktische G-CSF-Gabe auch hier von der EORTC, aber auch ASCO und NCCN empfohlen wird [23, 4, 1].

2.5.2 G-CSF-Einsatz bei Patienten mit akuter Leukämie

Bei der AML wird der G-CSF-Einsatz bei folgenden Patientengruppen empfohlen:
- Nach der initialen Induktionstherapie, wobei davon vor allem Patienten >55 Jahre profitieren.
- Nach Vollendung der Konsolidation, besonders bei Erhalt einer intensiven Postremissionschemotherapie. Unter G-CSF wurde eine beschleunigte Neutrophilen- und hämatopoetische Regeneration, verkürzte Hospitalisationsdauer und geringere Inzidenz schwerer Infektionen erreicht, jedoch keine verbesserte Rate an kompletten Remissionen (CR) oder verlängertes OS [68, 69].

Um sog. Priming-Effekte, d. h. eine Blastenstimulation und damit ein verbessertes Ansprechen auf die nachfolgende Chemotherapie zu erzielen, wird G-CSF bei AML-Induktionstherapie nicht generell empfohlen, da das ereignisfreie Überleben (EFS) zwar verbessert wurde, das OS und die Ansprechrate jedoch unbeeinflusst blieben [70]. Bei ALL-Patienten empfiehlt sich die G-CSF-Gabe in den ersten Tagen der Induktionschemotherapie oder zu Beginn der Konsolidierung, wodurch sich die Neutropeniedauer auf weniger als eine Woche verkürzen lässt. Vor allem bei älteren Patienten verbesserte sich auch die CR-Rate, ein verlängertes EFS oder OS waren jedoch nicht zu verzeichnen [71]. Bei pädiatrischen ALL-Patienten waren die durch G-CSF-Gabe erzielten Effekte geringer [72]. Bei refraktärer und rezidivierender akuter Leukämie ist der Benefit von G-CSF bisher fraglich, weil neben dem Therapieversagen auch der stimulatorische G-CSF-Effekt für die Leukämiepersistenz diskutiert wird.

2.5.3 G-CSF-Einsatz bei älteren Patienten

Die prophylaktische G-CSF-Gabe wird bei Patienten >65 Jahren empfohlen, die z. B. bei hochmalignem NHL eine Chemotherapie mit CHOP (oder CHOP-ähnlichen Regimen) in kurativer Intention erhalten. Die Inzidenz von FN und Infektionen kann hiermit vermindert und ein verbessertes OS erreicht werden [4].

Literatur

1. Crawford J et al. Myeloid growth factors clinical practice guidelines in oncology. J Natl Compr Canc Netw 3, 540–555 (2005)
2. Lyman GH. Guidelines of the National Comprehensive Cancer Network on the use of myeloid growth factors with cancer chemotherapy: a review of the evidence. J Natl Compr Canc Netw 3, 557–571 (2005)
3. Lyman, G. H. et al. Risk models for predicting chemotherapy-induced neutropenia. Oncologist 10, 427–437 (2005)
4. Smith TJ et al. 2006 update of recommendations for the use of white blood cell growth factors: an evidence-based clinical practice guideline. J Clin Oncol 24, 3187–3205 (2006)
5. Ozer H. New directions in the management of chemotherapy-induced neutropenia: Risk models, special populations, and quality of life. Semin Oncol 30, 18–23 (2003)
6. Hurria A. et al. Patterns of toxicity in older patients with breast cancer receiving adjuvant chemotherapy. Breast Cancer Res Treat 92, 151–156 (2005)
7. Lyman GH, Delgado DJ. Risk and timing of hospitalization for febrile neutropenia in patients receiving CHOP, CHOP-R, or CNOP chemotherapy for intermediate-grade non-Hodgkin lymphoma. Cancer 98, 2402–9 (2003)
8. Lyman GH et al. Risk of febrile neutropenia among patients with intermediate-grade non-Hodgkin's lymphoma receiving CHOP chemotherapy. Leuk Lymphoma 44, 2069–2076 (2003)
9. Clark OA et al. Colony-stimulating factors for chemotherapy-induced febrile neutropenia: a meta-analysis of randomized controlled trials. J Clin Oncol 23, 4198–41214 (2005)
10. Aslani A et al. The predictive value of body protein for chemotherapy-induced toxicity. Cancer 88, 796–803 (2000)
11. Klastersky J et al. The Multinational Association for Supportive Care in Cancer risk index: A multinational scoring system for identifying low-risk febrile neutropenic cancer patients. J Clin Oncol 18, 3038–3051 (2000)
12. Kuderer NM et al. Mortality, morbidity, and cost associated with febrile neutropenia in adult cancer patients. Cancer 106, 2258–2266 (2006)
13. Lyman GH et al. Incidence and predictors of low dose-intensity in adjuvant breast cancer chemotherapy: a nationwide study of community practices. J Clin Oncol 21, 4524–4531 (2003)
14. Lyman GH et al. Incidence and predictors of low chemotherapy dose-intensity in aggressive non-Hodgkin's lymphoma: a nationwide study. J Clin Oncol 22, 4302–4311 (2004)
15. Morrison VA et al. The impact of age on delivered dose intensity and hospitalizations for febrile neutropenia in patients with intermediate-grade non-Hodgkin's lymphoma receiving initial CHOP chemotherapy: a risk factor analysis. Clin Lymphoma 2, 47–56 (2001)
16. Gonzalez-Barca E et al. Prognostic factors influencing mortality in cancer patients with neutropenia and bacteremia. Eur J Clin Microbiol Infect Dis 18, 539–544 (1999)
17. Rivera E et al. Targeted filgrastim support in patients with early-stage breast carcinoma: toward the implementation of a risk model. Cancer 98, 222–228 (2003)
18. Silber JH et al. First-cycle blood counts and subsequent neutropenia, dose reduction, or delay in early-stage breast cancer therapy. J Clin Oncol 16, 2392–2400 (1998)
19. Ray-Coquard I et al. Baseline and early lymphopenia predict for the risk of febrile neutropenia after chemotherapy. Br J Cancer 88, 181–186 (2003)
20. Rivera E et al. First-cycle absolute neutrophil count can be used to improve chemotherapy-dose delivery and reduce the risk of febrile neutropenia in patients receiving adjuvant therapy: a validation study. Breast Cancer Res 5, R114–120 (2003)
21. Intragumtornchai T et al. A predictive model for life-threatening neutropenia and febrile neutropenia after the first course of CHOP chemotherapy in patients with aggressive non-Hodgkin's lymphoma. Leuk Lymphoma 37, 351–360 (2000)

22. Schwenkglenks M et al. Neutropenic event risk and impaired chemotherapy delivery in six European audits of breast cancer treatment. Support Care Cancer (2006)
23. Aapro MS et al. Aapro MS et al. EORTC guidelines for the use of granulocyte-colony stimulating factor to reduce the incidence of chemotherapy-induced febrile neutropenia in adult patients with lymphomas and solid tumours. Eur J Cancer;42:2433–2453 (2006)
24. Gomez H et al. Risk factors for treatment-related death in elderly patients with aggressive non-Hodgkin's lymphoma: results of a multivariate analysis. J Clin Oncol 16, 2065–2069 (1998)
25. Engelhardt M, Thierry V, Aulitzky W. Hämatopoetische Wachstumsfaktoren. http://www.dgho.de (2005)
26. Crawford J et al. The impact of therapy with filgrastim (recombinant granulocyte colony-stimulating factor) on the health care costs associated with cancer chemotherapy. Eur J Cancer 29A, 319–324 (1993)
27. Trillet et al. Pathol Biol (Paris) 1993 Jan;41(1):46
28. von Minckwitz G et al. Ann Oncol. 2007; Advance Access published:doi:10.1093/annonc/mdm438.
29. Kuderer NM et al. Meta-analysis of prophylactic granulocyte colony-stimulating factor (G-CSF) in cancer patients receiving chemotherapy. ASCO, Abstract #8117 (2005)
30. Green MD et al. A randomized double-blind multicenter phase III study of fixed-dose single-administration pegfilgrastim versus daily filgrastim in patients receiving myelosuppressive chemotherapy. Ann Oncol 14, 29–35 (2003)
31. Holmes FA et al. Blinded, randomized, multicenter study to evaluate single administration pegfilgrastim once per cycle versus daily filgrastim as an adjunct to chemotherapy in patients with high-risk stage II or stage III/IV breast cancer. J Clin Oncol 20, 727–731 (2002)
32. Vogel CL et al. First and subsequent cycle use of pegfilgrastim prevents febrile neutropenia in patients with breast cancer: a multicenter, double-blind, placebo-controlled phase III study. J Clin Oncol 23, 1178–1184 (2005)
33. Engelhardt M et al. High-versus standard-dose filgrastim (rhG-CSF) for mobilization of peripheral-blood progenitor cells from allogeneic donors and CD34(+) immunoselection. J Clin Oncol 17, 2160–2172 (1999)
34. Engelhardt M et al. Analysis of stem cell apheresis products using intermediate-dose filgrastim plus large volume apheresis for allogeneic transplantation Ann Hematol 80, 201–208 (2001)
35. Waller CF et al. Mobilization of peripheral blood progenitor cells for allogeneic transplantation: efficacy and toxicity of a high-dose rhG-CSF regimen. Bone Marrow Transplant 18, 279–283 (1996)
36. Engelhardt M et al. High-dose chemotherapy and autologous peripheral blood stem cell transplantation in adult patients with high-risk or advanced Ewing and soft tissue sarcoma. J Cancer Res Clin Oncol (2006)
37. Muller AM et al. Intensive chemotherapy with autologous peripheral blood stem cell transplantation during a 10-year period in 64 patients with germ cell tumor. Biol Blood Marrow Transplant 12, 355–365 (2006)
38. Berger DP, Mertelsmann R. Das Rote Buch (Berger DP, Engelhardt R, Mertelsmann R, Freiburg)
39. Bohlius J et al. Granulopoiesis-stimulating factors to prevent adverse effects in the treatment of malignant lymphoma. Cochrane Database Syst Rev, CD003189 (2004)
40. Timmer-Bonte JN et al. Prevention of chemotherapy-induced febrile neutropenia by prophylactic antibiotics plus or minus granulocyte colony-stimulating factor in small-cell lung cancer: a Dutch Randomized Phase III Study. J Clin Oncol 23, 7974–7984 (2005)
41. Berghmans T et al. Therapeutic use of granulocyte and granulocyte-macrophage colony-stimulating factors in febrile neutropenic cancer patients. A systematic review of the literature with meta-analysis. Support Care Cancer 10, 181–188 (2002)
42. Garcia-Carbonero R et al. Granulocyte colony-stimulating factor in the treatment of high-risk febrile neutropenia: a multicenter randomized trial. J Natl Cancer Inst 93, 31–38 (2001)
43. Talcott JA et al. Risk assessment in cancer patients with fever and neutropenia: a prospective, two-center validation of a prediction rule. J Clin Oncol 10, 316–322 (1992)
44. Rigacci L et al. Dose-dense CHOP plus rituximab (R-CHOP14) for the treatment of elderly patients with high-risk diffuse large B cell lymphoma: a pilot study. Acta Haematol 115, 22–27 (2006)
45. Pfreundschuh M et al. Two-weekly or 3-weekly CHOP chemotherapy with or without etoposide for the treatment of young patients with good-prognosis (normal LDH) aggressive lymphomas: results of the NHL-B1 trial of the DSHNHL. Blood 104, 626–633 (2004)
46. Sieber M et al. 4-day variant of the bleomycin, etoposide, doxorubicin, cyclophosphamide, vincristine, procarbazine, and prednisone regimen in advanced-stage Hodgkin's lymphoma: results of a pilot study of the German Hodgkin's Lymphoma Study Group. J Clin Oncol 21, 1734–1739 (2003)
47. Pfreundschuh M et al. wo-weekly or 3-weekly CHOP chemotherapy with or without etoposide for the treatment of elderly patients with aggressive lymphomas: results of the NHL-B2 trial of the DSHNHL. Blood 104, 634–641 (2004)

48. Capotorto AM et al. Randomized, controlled, multicenter phase III trial of standard-dose fluorouracil-epiru-bicin-cyclophosphamide (FEC), compared with time-intensive FEC (FEC-G) and mitoxantrone-methotrexate-mitomycin C (MMM-G) in metastatic breast carcinoma. J Chemother 15, 184–191 (2003)

49. Therasse P et al. Final results of a randomized phase III trial comparing cyclophosphamide, epirubicin, and fluorouracil with a dose-intensified epirubicin and cyclophosphamide + filgrastim as neoadjuvant treatment in locally advanced breast cancer: an EORTC-NCIC-SAKK multicenter study. J Clin Oncol 21, 843–850 (2003)

50. Citron ML et al. Randomized trial of dose-dense versus conventionally scheduled and sequential versus concur-rent combination chemotherapy as postoperative adjuvant treatment of node-positive primary breast cancer: first report of Intergroup Trial C9741/Cancer and Leukemia Group B Trial 9741. J Clin Oncol 21, 1431–1439 (2003)

51. Schmits R et al. The best treatment for diffuse large B-cell lymphoma: a German perspective. Oncology 19, 16–25 (2005)

52. Ardizzoni A et al. European organization for research and treatment of cancer (EORTC) 08957 phase II study of topotecan in combination with cisplatin as second-line treatment of refractory and sensitive small cell lung cancer. Clin Cancer Res 9, 143–150 (2003)

53. Thatcher N et al. Improving survival without reducing quality of life in small-cell lung cancer patients by increasing the dose-intensity of chemotherapy with granulocyte colony-stimulating factor support: results of a British Medical Research Council Multicenter Randomized Trial. Medical Research Council Lung Cancer Working Party. J Clin Oncol 18, 395–404 (2000)

54. Masutani M et al. Dose-intensive weekly alternating chemotherapy for patients with small cell lung cancer: randomized trial, can it improve survival of patients with good prognostic factors? Oncol Rep 7, 305–10 (2000)

55. Woll PJ et al. Can cytotoxic dose-intensity be increased by using granulocyte colony-stimulating factor? J Clin Oncol 13, 652–659 (1995)

56. Furuse K et al. Phase III study of intensive weekly chemotherapy with recombinant human granulocyte colony-stimulating factor versus standard chemotherapy in extensive-disease small-cell lung cancer. The Japan Clini-cal Oncology Group. J Clin Oncol 16, 2126–2132 (1998)

57. Frasci G et al. Weekly dose-dense cisplatin-epirubicin-paclitaxel administration with granulocyte colony-sti-mulating factor support does not substantially improve prognosis in extensive disease small-cell lung cancer. A SICOG phase II study. Oncology 68, 223–229 (2005)

58. Masutani M et al. Moderate dose-intensive chemotherapy for patients with non-small cell lung cancer: rando-mized trial, can it improve survival of patients with good performance status? Oncol Rep 6, 1045–1050 (1999)

59. Sternberg CN et al. Randomized phase III trial of high-dose-intensity methotrexate, vinblastine, doxorubicin, and cisplatin (MVAC) chemotherapy and recombinant human granulocyte colony-stimulating factor versus classic MVAC in advanced urothelial tract tumors: European Organization for Research and Treatment of Can-cer Protocol no. 30924. J Clin Oncol 19, 2638–2646 (2001)

60. Diehl V et al. Standard and increased-dose BEACOPP chemotherapy compared with COPP-ABVD for advanced Hodgkin's disease. N Engl J Med 348, 2386–2395 (2003)

61. Omura GA et al. Phase III trial of paclitaxel at two dose levels, the higher dose accompanied by filgrastim at two dose levels in platinum-pretreated epithelial ovarian cancer: an intergroup study. J Clin Oncol 21, 2843–2848 (2003)

62. Appelbaum FR. Use of granulocyte colony-stimulating factor following hematopoietic cell transplantation: does haste make waste? J Clin Oncol 22, 390–391 (2004)

63. Ringden O et al. Treatment with granulocyte colony-stimulating factor after allogeneic bone marrow trans-plantation for acute leukemia increases the risk of graft-versus-host disease and death: a study from the Acute Leukemia Working Party of the European Group for Blood and Marrow Transplantation. J Clin Oncol 22, 416–423 (2004)

64. Stinson TJ et al. Economic analysis of a phase III study of G-CSF vs placebo following allogeneic blood stem cell transplantation. Bone Marrow Transplant 26, 663–666 (2000)

65. Denz U et al. State of the art therapy in multiple myeloma and future perspectives. Eur J Cancer (2006)

66. Kroger N, Zander AR. Dose and schedule effect of G-GSF for stem cell mobilization in healthy donors for allo-geneic transplantation. Leuk Lymphoma 43, 1391–1394 (2002)

67. Zeiser R et al. Extramedullary vs medullary relapse after autologous or allogeneic hematopoietic stem cell transplantation (HSCT) in multiple myeloma (MM) and its correlation to clinical outcome. Bone Marrow Trans-plant 34, 1057–1065 (2004)

68. Harousseau JL et al. Granulocyte colony-stimulating factor after intensive consolidation chemotherapy in acute myeloid leukemia: results of a randomized trial of the Groupe Ouest-Est Leucemies Aigues Myeblobla-stiques. J Clin Oncol 18, 780–787 (2000)

69. Heil G et al. A randomized, double-blind, placebo-controlled, phase III study of filgrastim in remission induction and consolidation therapy for adults with de novo acute myeloid leukemia. The International Acute Myeloid Leukemia Study Group. Blood 90, 4710–4718 (1997)

70. Lowenberg B et al. Effect of priming with granulocyte colony-stimulating factor on the outcome of chemotherapy for acute myeloid leukemia. N Engl J Med 349, 743–752 (2003)

71. Larson RA et al. A randomized controlled trial of filgrastim during remission induction and consolidation chemotherapy for adults with acute lymphoblastic leukemia: CALGB study 9111. Blood 92, 1556–1564 (1998)

72. Heath JA et al. Human granulocyte colony-stimulating factor in children with high-risk acute lymphoblastic leukemia: a Children's Cancer Group Study. J Clin Oncol 21, 1612–1617 (2003)

73. Jakob A et al. Successful treatment of a patient with myelodysplastic syndrome (RAEB) with Darbepoetin-alfa in combination with Pegfilgrastim. Ann Hematol 84, 694–695 (2005)

74. Rosenberg PS et al. The incidence of leukemia and mortality from sepsis in patients with severe congenital neutropenia receiving long-term G-CSF therapy. Blood 107, 4628–4635 (2006)

75. Martin M et al. Toxicity and health-related quality of life in breast cancer patients receiving adjuvant docetaxel, doxorubicin, cyclophosphamide (TAC) or 5-fluorouracil, doxorubicin and cyclophosphamide (FAC): impact of adding primary prophylactic granulocyte-colony stimulating factor to the TAC regimen. Ann Oncol 17, 1205–1212 (2006)

76. Ösby E et al. CHOP is superior to CNOP in elderly patients with aggressive lymphoma while outcome is unaffected by filgrastim treatment: results of a Nordic Lymphoma Group randomized trial. Blood 101, 3840–3848 (2003)

77. Vose JM et al. Randomized, multicenter, open-label study of pegfilgrastim compared with daily filgrastim after chemotherapy for lymphoma. J Clin Oncol 21, 514–519 (2003)

78. Grigg A et al. Open-label, randomized study of pegfilgrastim vs. daily filgrastim as an adjunct to chemotherapy in elderly patients with non-Hodgkin's lymphoma. Leuk Lymphoma 44, 1503–1508 (2003)

79. Engert A et al. Pegfilgrastim support for full delivery of BEACOPP-14 chemotherapy for patients with high-risk Hodgkin's lymphoma: results of a phase II study. Haematologica 91, 546–549 (2006)

Entwicklung und Indikationen von Neulasta

D. Lüftner

3.1   Zusammenfassung

Hämatopoetische Wachstumsfaktoren wie G-CSF haben die Supportivtherapie im Rahmen der myelotoxischen Chemotherapie erheblich verbessert. Ihr prophylaktischer Einsatz erfolgt vor allem bei Patienten, die ein erhöhtes Risiko für Chemotherapie-induzierte, neutropenische Komplikationen haben, aufgrund derer die Chemotherapie unter Umständen nicht zeitgerecht oder nicht mit der geplanten Dosis durchgeführt werden kann. Pegfilgrastim (Neulasta) hat durch seine innovative Pharmakologie, die Einmalgabe pro Chemotherapiezyklus und seine klinisch belegte Wirksamkeit die Möglichkeiten des Neutropenie-Managements deutlich erweitert.

3.2   Einleitung

3.2.1   Chemotherapie-induzierte Neutropenie

Moderne Zytostatika sind hochwirksame Medikamente, die das Wachstum neoplastischer Zellen unterdrücken und normales Gewebe weitgehend schonen. Eine Ausnahme sind hier die blutbildenden Zellen des Knochenmarks, die sehr empfindlich auf zytostatische Substanzen reagieren. Neutropenie ist daher die wichtigste dosislimitierende Toxizität myelosuppressiver Chemotherapie. Die Neutropenie nach einer intensiven zytostatischen Chemotherapie geht mit einem kontinuierlich steigenden Risiko einer schweren Infektion einher [1, 2]. Als kritischer Wert gilt eine absolute Neutrophilenzahl von 500/µl.

Tritt während der Neutropenie eine Infektion auf, besteht ein signifikant erhöhtes Risiko des letalen Ausgangs. Bei Leukämie- oder Lymphompatienten mit mikrobiologisch nachgewiesener Infektion und weniger als 1000 Granulozyten pro µl beträgt es bis zu 20,5%, bei steigender Granulozytenzahl nach Beginn der Infektion sinkt es auf 7,0% [3]. Bei soliden Tumoren besteht ein erhöhtes Risiko immer dann, wenn die Neutropenie länger als 10 Tage dauert. Auf der Basis von biochemischen und molekularbiologischen Parametern (z. B. Procalcitonin, TNF-Rezeptor) kann die Wahrscheinlichkeit einer septischen Komplikation im Verlauf einer Neutropenie während der Chemotherapie heute relativ zuverlässig prognostiziert werden.

3.2.2   Bedeutung des G-CSF-Einsatzes

Zytostatika, Strahlentherapie und immunsuppressive Therapie greifen während unterschiedlicher Phasen in die Neubildung oder die Funktion von Blutzellen ein. Daraus resultieren Defizite mit klinischen Konsequenzen, etwa einer erhöhten Infektanfälligkeit. Diese kann umso ausgeprägter sein, je intensiver die vorangegangene Chemo- oder Strahlentherapie war und je ausgeprägter die Knochenmarkinsuffizienz durch die maligne Grundkrankheit selbst ist.

Der granulozyten-koloniestimulierende Faktor (G-CSF) stimuliert die Proliferation determinierter Progenitorzellen für neutrophile Granulozyten. Darüber hinaus wirkt G-CSF auch aktivierend auf reife neutrophile Granulozyten, indem z. B. die Superoxid-Produktion in den Zellen erhöht wird. Bei einem Mangel an Granulozyten reagiert der Organismus mit einem Anstieg der hämatopoetischen Wachstumsfaktoren in der peripheren Zirkulation. Exogen zugeführte Wachstumsfaktoren wie rekombinanter humaner G-CSF können in dieser Situation die Proliferation der Granulopoese verstärken und ihre Regeneration beschleunigen.

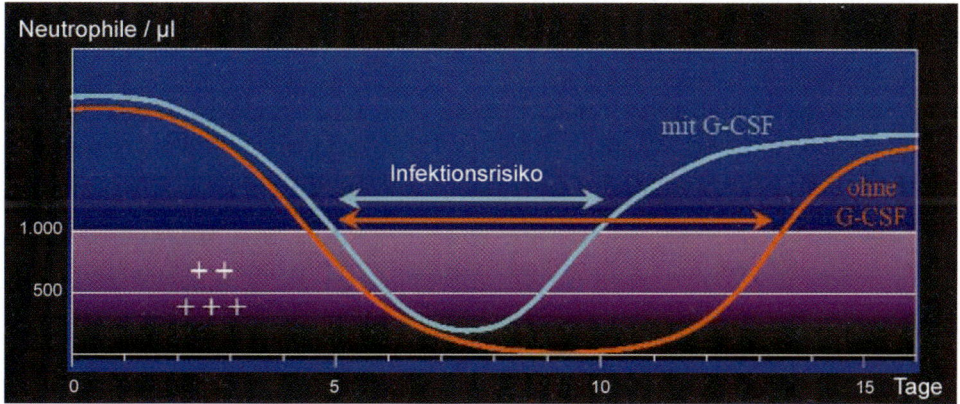

Abb. 3.1. Zeitlicher Zusammenhang zwischen dem Auftreten von Infektionen durch Neutropenie und der Granulozytenregeneration. (Nach Link und Bokemeyer)

Die Primärprophylaxe mit G-CSF beginnend mit dem ersten Chemotherapiezyklus reduziert die Inzidenz von febriler Neutropenie um die Hälfte. Das zeigen drei große Studien bei Patienten mit Chemotherapie des Bronchialkarzinoms, bei denen die Inzidenz des Fiebers in der Kontrollgruppe ohne G-CSF über 40% lag [4, 5, 6]. Klinisch bewirkte G-CSF gegenüber Placebo eine signifikante und klinisch relevante Verkürzung der Neutropeniedauer [4, 6] (**Abb. 3.1**).

3.3 Pegfilgrastim

3.3.1 Von Filgrastim zu Pegfilgrastim

Die Geschichte von Pegfilgrastim beginnt bereits um 1985, als der rekombinante humane G-CSF (rHu-metG-CSF) geklont und charakterisiert wurde. Die *In-vitro*-Expression des Wachstumsfaktors gelang in *E. coli*. Verglichen mit der nativen Struktur ist das rekombinante Molekül nicht glykosyliert und enthält aufgrund der Expression in E. coli ein zusätzliches Methionin am N-Terminus.

Eine erste Studie mit rekombinantem G-CSF bei Patienten mit Bronchialkarzinom zeigte 1987 eine Reduktion des Schweregrads von Neutropenie. Im Jahr 1991 wurde die Substanz mit der Wirkstoffbezeichnung Filgrastim unter dem Handelsnamen Neupogen für die Behandlung von Chemotherapie-induzierter Neutropenie in den USA zugelassen. Seitdem bestätigten viele Studien und der Einsatz bei mehr als 6 Mio. Patienten den Nutzen dieser eine Chemotherapie begleitenden Therapie (zusammengefasst bei Morstyn et al.).

Die normale Serumkonzentration von G-CSF liegt unter 10 pg/ml, kann aber in bestimmten Situationen – etwa einer Neutropenie oder einer schweren Infektion – bis auf über 100000 pg/ml steigen. Aufgrund des im Normalfall sehr niedrigen Serumspiegels kann dieser Parameter nicht für Routineuntersuchungen herangezogen werden. Filgrastim wird vorwiegend renal eliminiert und weist eine Serumhalbwertszeit von 4–6 h auf. Die kurze Halbwertszeit erfordert tägliche Injektionen, was die Compliance des behandelten Patienten nicht unterstützt. Ziel der Weiterentwicklung war deshalb ein Molekül, das über eine wesentlich längere Halbwertszeit im Serum verfügt. Wegweisend für die Entwicklung von Pegfilgrastim war der zweite Mechanismus der Elimination von G-CSF, der Abbau durch rezeptorvermittelte Endozytose durch neutrophile Granulozyten – also jenen Zellen, deren Bildung G-CSF selbst stimuliert.

Nach dem Prinzip der gezielten Wirkstoffentwicklung (»rational drug design«) wurde folgender Ansatz verfolgt: Durch Konjugation des Filgrastim-Moleküls an ein Polyethylenglykol (PEG)-Polymer sollte die renale Ausscheidung aufgrund der Größe des Gesamtmoleküls minimiert werden, während der Granulozyten-vermittelte Abbau als einziger relevanter Eliminationsweg für Pegfilgrastim aufrecht erhalten bleibt.

Die kovalente Bindung eines Proteins an PEG ist eine bewährte Technik, um die pharmakologischen Eigenschaften einer therapeutischen Substanz zu verbessern – explizit auch, um die Serumhalbwertszeit zu verlängern [8]. Dieser Ansatz wurde unter anderem bei PEG-Asparaginase und PEG-Interferon verfolgt [9, 10]. Polyethylenglykol besitzt zwei Eigenschaften, die es als idealen Partner empfehlen: Abgesehen von seinem Molekulargewicht ist es hydrophil und nimmt in wässrigen Lösungen ein großes hydrodynamisches Volumen ein. Die Wahrscheinlichkeit einer drastischen Reduktion der renalen Ausscheidung ist so deutlich höher als bei einem Proteinpartner gleicher Größe. Zum anderen ist PEG chemisch weitgehend inert und nicht immunogen. Eine Reihe von PEG-G-CSF-Konjugaten mit unterschiedlichen Molekulargewichten wurde sowohl in vitro als auch in vivo getestet. Die optimale Kombination aus langer Serumhalbwertszeit und Aktivität des Wirkstoffs ergab schließlich ein 20 kD PEG-Molekül, das kovalent am N-Terminus von Filgrastim (19 kD) gebunden wurde. Das Gesamtmolekulargewicht von Pegfilgrastim beträgt also rund 40 kDa.

Pegfilgrastim verfügt grundsätzlich über den selben biologischen Wirkmechanismus wie Filgrastim. Unterschiedlich ist allerdings der Eliminationsmechanismus. Im Gegensatz zu Filgrastim, das hauptsächlich renal eliminiert wird, wird Pegfilgrastim ausschließlich durch Bindung an den G-CSF-Rezeptor neutrophiler Granulozyten eliminiert. Eine nennenswerte Clearance von Pegfilgrastim kann also nur dann stattfinden, wenn die Zahl neutrophiler Granulozyten nach der Chemotherapie-induzierten Neutropenie Normalwerte erreicht. Daraus ergibt sich ein selbstregulierter Abbau von Pegfilgrastim bei wieder ansteigenden Neutrophilenzahlen. Der Vorteil dieser »Selbstregulation« besteht darin, dass Pegfilgrastim so lange in wirksamen Konzentrationen vorliegt, wie es benötigt wird, also während der neutropenischen Phase. Dank dieser pharmakologischen Besonderheit besitzt Pegfilgrastim eine deutlich längere Serumhalbwertszeit (15–80 h, abhängig von der Dauer der Neutropenie) und muss nur einmal pro Chemotherapiezyklus gegeben werden. Dies bedeutet für den Patienten eine wesentliche Erleichterung. Seit 2002 ist Pegfilgrastim in der EU zugelassen und im klinischen Einsatz.

Nach einer Reihe von Phase-II-Studien wurde die Wirksamkeit von Pegfilgrastim und Filgrastim in zwei randomisierten Phase-III-Studien miteinander verglichen. In den beiden Nicht-Unterlegenheitsstudien erhielten Patienten mit Mammakarzinom 4 Zyklen Doxorubicin und Docetaxel und jeweils ca. 24 h nach Chemotherapie zusätzlich Pegfilgrastim oder Filgrastim. Unter Pegfilgrastim in einer körpergewichtsabhängigen Dosierung von 100 µg/kg pro Zyklus wurden signifikant weniger febrile Neutropenien beobachtet – 9 vs. 18% (p=0,029). In der zweiten Studie wurde nach dem gleichen Chemotherapie-Protokoll die fixe Dosierung von 6 mg Pegfilgrastim im Vergleich zu Filgrastim geprüft. Unter Pegfilgrastim lag die Rate febriler Neutropenie bei 13%, unter Filgrastim bei 20% (p=nicht signifikant) [11, 12]. Die Ergebnisse sind von hoher klinischer Bedeutung angesichts infektiöser Komplikationen oder potentiell negativer Auswirkungen neutropenischer Komplikationen, wie febriler Neutropenie, auf die Durchführbarkeit der geplanten Chemotherapie.

3.3.2 Empfehlungen für die klinische Anwendung von G-CSF

Gegenwärtig vorliegende internationale Richtlinien empfehlen den primär-prophylaktischen Einsatz bei Chemotherapie-Protokollen, die mit einem Risiko für febrile Neutropenie von mindestens 20% verbunden sind, vor allem bei Patienten mit erhöhtem Infektionsrisiko wie z. B. ältere Patienten. Die prophylaktische G-CSF-Gabe kann auch für diese Patientengruppen die zeitgerechte Verabreichung der Chemotherapie in der geplanten Dosierung ermöglichen [13, 14, 15].

Die Neutropenieprophylaxe mit G-CSF beginnt üblicherweise frühestens 24 h nach Ende der Chemotherapie. Der therapeutische Einsatz von G-CSF bei bestehender Neutropenie wird nur von wenigen klinischen Daten unterstützt und in den Leitlinien der EORTC und ASCO nicht empfohlen. Einzige Ausnahme sind im Einzelfall Patienten mit Neutropenie und Fieber, die eine besondere Risikokonstellation aufweisen.

3.3.3 Indikationen

Chemotherapie bei Mammakarzinom

Die bereits zitierten Studien [11, 12] haben den Nutzen für Patienten mit Mammakarzinom und einem hohen Risiko (≥20%) für febrile Neutropenie eindeutig belegt. Dies hat letztendlich in den aktuellen Leitlinien zum Einsatz von G–CSF seinen Niederschlag gefunden. Eine aktuelle, randomisierte, doppelblinde und placebokontrollierte Studie untersuchte, ob auch Brustkrebs-Patientinnen mit geringerem Neutropenierisiko von einer Pegfilgrastim-Gabe profitieren kön-

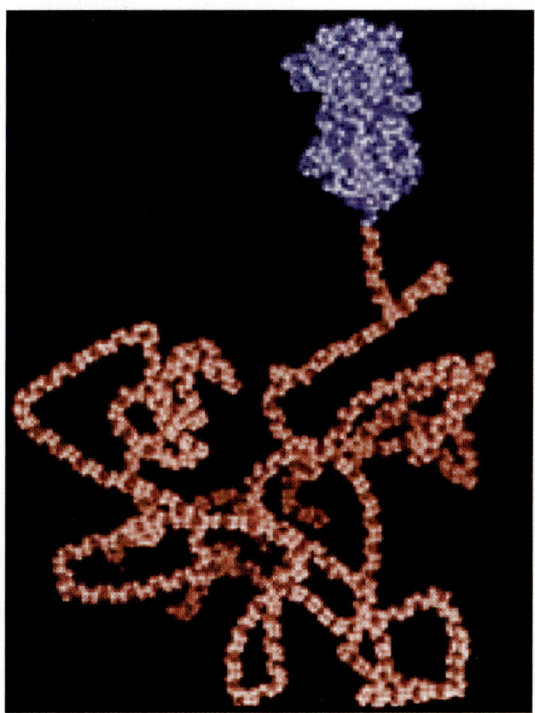

■ **Abb. 3.2.** Raummodell von Pegfilgrastim. Der PEG-Anteil (*rot*) nimmt trotz vergleichbaren Molekulargewichtes wesentlich mehr Raum ein als Filgrastim (*blau*)

3

nen (■ Abb. 3.4). Die Ergebnisse belegen den Nutzen von Pegfilgrastim bei einem FN-Risiko von ca. 20%: Die Patientinnen der Pegfilgrastim-Gruppe hatten deutlich weniger fiebrige Neutropenien (1% vs. 17%; p<0,001) als die Kontrollgruppe, mussten seltener stationär aufgenommen (1% vs. 14%; p<0,001) und seltener mit Antibiotika therapiert werden (2% vs. 10%; p<0,001). Daraus schließen die Autoren, dass auch Therapieschemata mit einer FN-Wahrscheinlichkeit von 10–20% im Interesse der Patientinnen durch Gabe von G-CSF unterstützt werden sollten.

Chemotherapie bei Lymphomen

In mehreren Studien wurde der Effekt von Pegfilgrastim auf den Verlauf einer Neutropenie nach der Chemotherapie von Lymphomen untersucht [16, 17, 18]. Die dabei verwendeten Chemotherapeutika waren CHOP, R-CHOP (CHOP ergänzt durch den monoklonalen Antikörper Rituximab, der gegen das CD20-Oberflächenantigen von B-Zellen gerichtet ist) und BEACOPP. Auch die Daten dieser Studien legen nahe, dass die prophylaktische Gabe von 6 mg Pefilgrastim die Regeneration der Neutrophilen nach (Immun-)Chemotherapie positiv beeinflusst und schwere Neutropenien verkürzt.

Chemotherapie bei akuter myeloischer Leukämie (AML)

Patienten mit de-novo-AML leiden nach der Induktionstherapie oft an einer lang anhaltenden, schweren Neutropenie, die mit einem erhöhten Risiko infektiöser Komplikationen einhergeht. Eine Studie von Bosi et al. [19] verglich Filgrastim und Pegfilgrastim nach der Induktionstherapie. Dabei erwies sich Pegfilgrastim bei der Verkürzung der schweren Neutropenie als gleich wirksam wie 16 Injektionen Filgrastim.

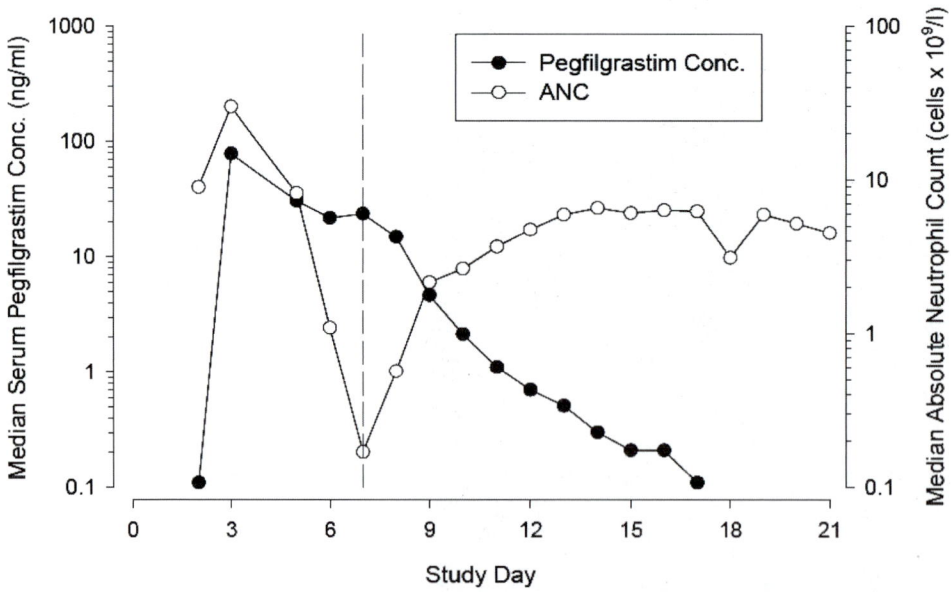

■ **Abb. 3.3.** Zeitlicher Verlauf der Pegfilgrastim Serumkonzentration und der Gesamtzahl an Neutrophilen bei Chemotherapie-Patienten nach einmaliger Gabe von 6 mg Pegfilgrastim [12]

3.3.4 Sicherheitsprofil

In den randomisierten klinischen Studien mit Tumorpatienten, denen Pegfilgrastim nach einer myelotoxischen Chemotherapie gegeben wurde, waren die meisten unerwünschten Ereignisse auf die zugrunde liegende Krankheit oder die vorangegangene Chemotherapie zurückzuführen. Die häufigste auf Pegfilgrastim selbst zurückzuführende Begleiterscheinung sind leichte bis mittelschwere Knochenschmerzen (26%), die bei den meisten Patienten mit Standardanalgetika behandelbar waren. Zu den seltener auftretenden Ereignissen gehören allergische Reaktionen sowie vorübergehende Leukozytosen. Die Sicherheitsprofile von Filgrastim und Pegfilgrastim sind vergleichbar [20].

3.4 Ausblick

Der zunehmende Einsatz hochaktiver Chemotherapeutika erhöht den Behandlungserfolg der Chemotherapie von Brustkrebs und anderen Neoplasien. Allerdings steigt auch das Risiko unerwünschter Neutropenien und darauf folgender Infektionen dadurch weiter an. Das bewährte Filgrastim wird als onkologische Begleittherapie weiterhin einen hohen Stellenwert behalten; aktuelle Daten deuten aber darauf hin, dass mittelfristig Pegfilgrastim aufgrund der überzeugenden Wirksamkeit und der selteneren Gabe zum Mittel der Wahl werden könnte.

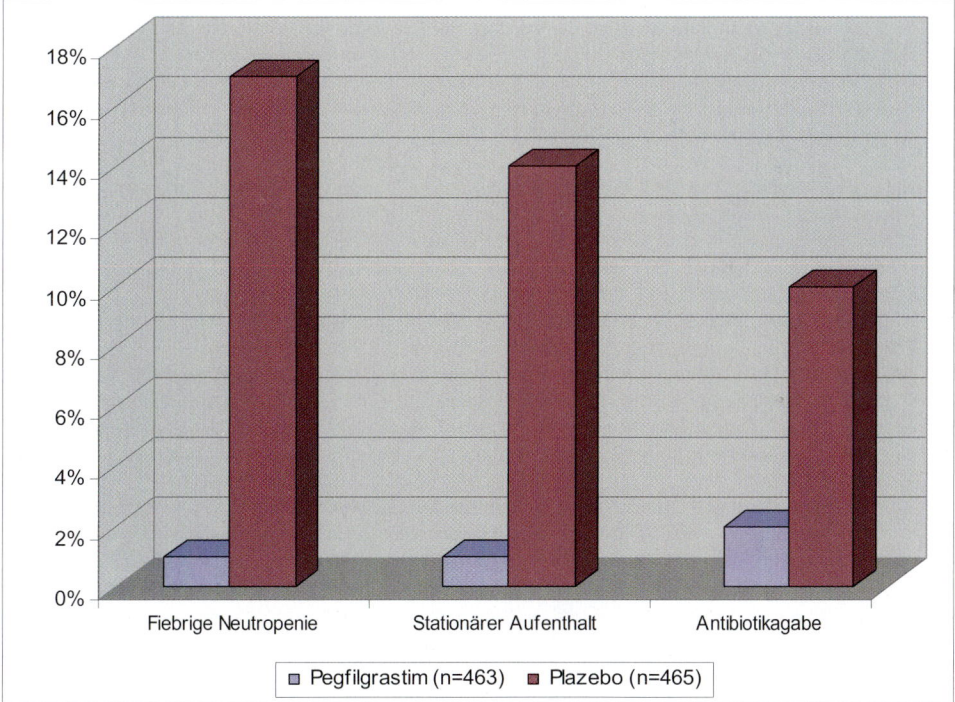

◼ **Abb. 3.4.** Auftreten von fiebriger Neutropenie sowie damit verbundenem stationärem Aufenthalt und i.v.-Antibiotikagabe bei Patientinnen mit Brustkrebs. Die Patientinnen wurden mit bis zu 4 Zyklen Docetaxel behandelt

Literatur

1. Bodey GP, Buckley M, Sathe YS, Freireich EJ: Quantitative relationships between circulating leukocytes and infection in patients with acute leukemia. Ann Intern Med 1966;64:328–340
2. Li Y, Karlin A, Loike JD, Silverstein SC: A critical concentration of neutrophils is required for effective bacterial killing in suspension. Proc Natl Acad Sci U S A 2002;99:8289–8294
3. Link H,Maschmeyer G,Meyer P,Hiddemann W, Stille W, Helmerking M,Adam D, for the study group of the Paul Ehrlich Society for Chemotherapy (1994) Interventional antimicrobial therapy in febrile neutropenic patients. Ann Hematol 69:231–243
4. Crawford J, Ozer H, Stoller R et al. (1991) Reduction by granulocyte colony–stimulating factor of fever and neutropenia induced by chemotherapy in patients with small cell lung cancer. New Engl J Med 325:164–170
5. Pettengell R, Gurney H,Radford JA,Deakin DP, James R,Wilkinson PM,Kane K,Bentley J, Crowther D (1992) Granulocyte colony-stimulating factor to prevent dose-limiting neutropenia in non-Hodgkin's lymphoma: a randomized controlled trial.Blood 80:1430–1436
6. Trillet-Lenoir V, Green J, Manegold C et al. (1993) Recombinantgranulocyte colony stimulating factor reduces the infectious complications of cytotoxic chemotherapy.Eur J Cancer 29A:319–324
7. Vose JM,Crump M,Lazarus H et al. (2003) Randomized, Multicenter, Open–Label Study of Pegfilgrastim Compared With Daily Filgrastim After Chemotherapy for Lymphoma. J Clin Oncol 21:514–519
8. Gaertner HF, Offord RE. Site-specific attachment of functionalized poly (ethylene glycol) to the amino terminus of proteins. Bioconjugate Chemistry 1996; 7: 38–44
9. Yoshimoto T, Nishimura H, Saito Y, Sakurai K, Kamisaki Y, Wada H, et al. Characterization of polyethylene glycol-modified L-asparaginase from Escherichia coli and its application to therapy of leukemia. Japanese Journal of Cancer Research 1986; 77: 1264–70
10. Bailon P, Palleroni A, Schaffer CA, Spence CL, Fung WJ, Porter JE, et al. Rational design of a potent, long-lasting form of interferon: A 40 kDa branched polyethylene glycol-conjugated Interferon a-2a for the treatment of hepatitis C. Bioconjugate Chem 2001; 12: 195–202
11. Holmes FA, O'Shaughnessy JA, Vukelja S, Jones SE, Shogan J, Savin M, et al. Blinded, randomized, multicenter study to evaluate single administration pegfilgrastim once per cycle versus daily filgrastim as an adjunct to chemotherapy in patients with high-risk stage II or stage III/IV breast cancer. J Clin Oncol 2002; 20: 727–31
12. Green M, Koelbl H, Baselga J, Galid A, Guillem V, Gascon P et al. A randomized, double blind, phase 3 study evaluating fixeddose, once-per-cycle pegylated filgrastim (SD/01) vs. daily filgrastim to support chemotherapy for breast cancer. Annals of Oncology 2003; 14: 29–35
13. Aapro MS, Cameron DA, Pettengell R, Bohlius J, Crawford J, Ellis M, Kearney N, Lyman GH, Tjan-Heijneni VC, Walewskij J, Weber DC, Zielinski C, European Organisation for Research and Treatment of Cancer (EORTC) Granulocyte Colony-Stimulating Factor (G-CSF) Guidelines Working Party (2006) EORTC guidelines for the use of granulocyte-colony stimulating factor to reduce the incidence of chemotherapy-induced febrile neutropenia in adult patients with lymphomas and solid tumours. European Journal of Cancer 42:2433–2453
14. Smith (Chair) TJ, Khatcheressian J, Lyman GH et al. (2006) 2006 Update of Recommendations for the Use of White Blood Cell Growth Factors: An Evidence-Based Clinical Practice Guideline. Journal of Clinical Oncology 24:3187–3205
15. Link H, Hess CF, Albers P, Schmoll HJ, Reimers HJ, von Minckwitz G,Nowrousian MR,Welte K (2001) Rationale Therapie mit den hämatopoetischen Wachstumsfaktoren G-CSF und GM-CSF.Onkologe 7:1329–1341
16. George S, Yunus F, Case D, Yang BB, Hackett J, Shogan JE, Meza LA, Neumann TA, Liang BC: Fixed-dose pegfilgrastim is safe and allows neutrophil recovery in patients with non-Hodgkin's lymphoma. Leuk Lymphoma 2003;44:1691–1696
17. Lopéz A, Bacon P, Easton V: An open-label, randomised, parallel, phase II study of CHOP chemotherapy and rituximab, administered every 14 days, with pegfilgrastim or filgrastim support, for the treatment of subjects with non-Hodgkin's lymphoma. Blood 2003;102 (abstr 4928)
18. Engert A, Doehner H, Ho AD, Schmitz N, Bredenfeld H, Hoelzer D, Klimm B, Muenz A, Easton V, Bacon P, Diehl V: Pegfilgrastim supports delivery of BEACOPP chemotherapy administered every 14 days. Blood 2004;104 (abstr 1316)
19. Bosi A, Szer J, Kassis J, Sierra J, Desborough C, Buchanan K: A multicentre, double-blind, randomized, phase 2 trial comparing pegfilgrastim with filgrastim as an adjunct to chemotherapy for acute myeloid leukaemia (AML). Blood 2004;104 (abstr 866)
20. Amgen Europe BV: Neulasta (pegfilgrastim), summary of product characteristics. Breda, The Netherlands 2002

Die Bedeutung der Taxane in der adjuvanten Therapie beim Mammakarzinom

W. Eiermann, B. Ataseven

Die adjuvante Therapie des Mammakarzinoms unterlag in den letzten 20–30 Jahren einem großen Wandel. Verschiedene Chemotherapieschemata wurden eingesetzt und untersucht, um einen besseren Heilungserfolg zu erzielen. Eine Therapieverbesserung im Vergleich zum bewährten CMF (Cyclophosphamid, Methotrexat, Fluorouracil)-Schema erreichte man in den 1980iger Jahren durch die Hinzunahme von Anthrazyklinen. Die Early Breast Cancer Trialists' Collaborative Group wies in einer Übersichtsarbeit [1] eindeutig nach, dass anthrazyklinhaltige Therapien im Vergleich zum CMF-Regime eine jährliche Risikoreduktion im zweistelligen Prozentbereich erzielen konnten (DFS 12%, OS 11%). Zu Beginn der 1990iger Jahre wurden große Hoffungen in die Substanzklasse der Taxane gelegt, die im metastasierten Stadium verbesserte Therapieergebnisse gezeigt hatten.

Hiermit begann eine neue Ära in der Brustkrebstherapie. In großen adjuvanten Studien wurden die zwei Taxanwirkstoffe Paclitaxel und Docetaxel mehrfach hinsichtlich Effektivität und Nebenwirkungsprofil bzw. Verträglichkeit geprüft. Speziell das Nebenwirkungsprofil erforderte eine Anpassung der Begleitmedikation. So wurde beispielsweise Paclitaxel bereits in den 1970iger Jahren in die klinische Anwendung genommen, vor allem aber allergische Reaktionen auf dieses Medikament bremsten einen frühzeitigen klinischen Einsatz.

Im Folgenden werden wichtige adjuvante Studien (◙ Tab. 4.1), die Meilensteine zum derzeitigen Taxaneinsatz beim Mammakarzinom bilden, näher ausgeführt.

4.1 Paclitaxelhaltige Therapieregime

CALGB 9344 [4] – Henderson et al.

In dieser Studie sollte geklärt werden, ob eine Dosiseskalation von Doxorubicin (60, 75 oder 90 mg/m^2 KOF) und/oder die Hinzunahme von Paclitaxel (175 mg/m^2 KOF) den Therapieerfolg steigert (◙ Tab. 4.1). Im adjuvanten Setting wurden 3121 Patientinnen mit nodalpositivem Mammakarzinom (Zeitraum: Mai 1994 bis April 1999) in einem der sechs Therapiearme behandelt. Ein prophylaktischer G-CSF (»granulocyte-colony stimulationg factor«)-Support war für Patientinnen im 90-mg-Doxorubicin-Arm vorgesehen. Alle anderen erhielten G-CSF-Injektionen nach einer Episode von febriler Neutropenie.

Die Doxorubicin-Eskalation ging nicht mit einer Risikoreduktion einher. Linear zur Doxorubicin-Dosis kam es jedoch zu einer signifikanten Zunahme der Nebenwirkungen (insbesondere Hämatotoxizität und Stomatitis). Die Hinzunahme von Paclitaxel reduzierte die Rezidivrate um 17% (p=0,0023) deutlich und die Mortalitätsrate um 18% (p=0,0064). Nach 5 Jahren betrug das Gesamtüberleben im AC-Arm 77% und 80% im AC→Paclitaxel-Arm. Subgruppenanalysen zeigten einen signifikanten Therapievorteil (28% Risikoreduktion) für rezeptornegative Patientinnen im AC→Paclitaxel-Arm im Vergleich zum AC-Arm.

NSABP B-28 [5] – Mamounas et al.

Die Bedeutung von Paclitaxel in der Adjuvanz wurde maßgeblich in der NSABP B-28 untersucht. Es wurden 3060 nodalpositive Patientinnen (Rekrutierungszeitraum: August 1995 bis Mai 1998) in zwei Therapiearme randomisiert. Der (damalige) Standard, 4 Zyklen Doxorubicin/Cyclophosphamid (A/C; 60/600 mg/m^2 KOF q21), wurde mit 4 Zyklen A/C, gefolgt von 4 Zyklen Paclitaxel (225 mg/m^2 KOF q21) verglichen. Als Begleitmedikation wurden im Paclitaxel-Arm Dexamethason, Diphenhydramin und Cimetidin oder Ranitidin verordnet. Eine G-CSF-Prophylaxe folgte erst nach einer Episode von febriler Neutropenie, verlängerter Neutropeniedauer oder Grad-3/4-Infektionen. Simultan war in diesen Fällen eine orale Antibiotikaprophylaxe mit Ciprofloaxacin vorgeschrieben. Bei Grad-3-Neurotoxizität musste die Paclitaxel-Dosis in den folgenden Zyklen reduziert werden. Bei Grad-4-Neurotoxizität oder bei anhaltender Grad-2/3-Neurotoxizität wurde die Therapie abgebrochen. Auch bei allergischer Reaktion auf Paclitaxel und Grad-3/4-Kardiotoxizität wurde die Behandlung abgebrochen.

◻ Tab. 4.1. Zusammenfassung taxanhaltiger Studien

Studie	Anzahl	Behandlungsarm		Medizinische Beobachtungszeit
		Studienarm	Kontrollgruppe	
CALGB 9741 Citron et al. [2]	2005	A_{60} (q2w x4)→Paclitax$_{175}$ (q2w x4)→C_{600} (q2w x4)	A_{60} (q3w x4)→Paclitax$_{175}$ (q3w x4)→C_{600} (q3w x4)	36 Monate
		$A_{60}C_{600}$ (q2w x4)→Paclitax$_{175}$ (q2w x4)	$A_{60}C_{600}$ (q3w x4)→Paclitax$_{175}$ (q3w x4)	
CALGB 9344 Henderson et al. [4]	3121	$A_{60}C_{600}$ (q3w x4)→Paclitax$_{175}$ (q3w x4)	$A_{60}C_{600}$ (q3w x4)	69 Monate
		$A_{75}C_{600}$ (q3w x4)→Paclitax$_{175}$ (q3w x4)	$A_{75}C_{600}$ (q3w x4)	
		$A_{90}C_{600}$ (q3w x4)→Paclitax$_{175}$ (q3w x4)	$A_{90}C_{600}$ (q3w x4)	
NSABP B-28 Mamounas et al. [5]	3060	$A_{60}C_{600}$ (q3w x4)→Paclitax$_{225}$ (q3w x4)	$A_{60}C_{600}$ (q3w x4)	Ca. 65 Monate
BCIRG 001 Martin et al. [6]	1491	Docetax$_{75}A_{50}C_{500}$ (q3w x6)	$F_{500}A_{50}C_{500}$ (q3w x6)	55 Monate
E1199 Sparano et al. [7]	4988	$A_{60}C_{600}$ (q3w x4)→Docetax$_{100}$ (q3w x 4)		Ca. 5 Jahre
		$A_{60}C_{600}$ (q3w x4)→Docetax$_{35}$ (q1w x 12)		
		$A_{60}C_{600}$ (q3w x4)→Paclitax$_{175}$ (q3w x 4)		
		$A_{60}C_{600}$ (q3w x4)→Paclitax$_{80}$ (q1w x 12)		
PACS 01 Roche et al. [8]	1999	$F_{500}E_{100}C_{500}$ (q3w x3)→Docetax$_{100}$ (q3w x3)	$F_{500}E_{100}C_{500}$ (q3w x6)	60 Monate
BIG 2–98 Crown et al. [9]	2887	A_{60} (q3w x4)→Docetax$_{100}$ (q3w x)→CMF [a] (x3)	A_{60} (q3w x4)→CMF [a] (x3)	5 Jahre
		A_{50}T75 (q3w x4) → CMF [a] (x3)	$A_{60}C_{600}$ (q3w x4)→CMF [a] (x3)	
TAXIT 216 Bianco et al. [10]	972	E_{120} (q3w x4)→Docetax$_{100}$ (q3w x4)→CMF [b] (x4)	E_{120} (q3w x4)→CMF [b] (x4)	53 Monate

[a] *CMF:* Cyclophosphamid (p.o. 100 mg/m²KO d1–14 q28), Methotrexat (i.v. 40 mg/m²KO d1&8 q28), 5-FU (i.v. 600 mg/m²KO d1&8 q28).
[b] *CMF:* Cyclophosphamid (i.v. 600 mg/m²KO d1&8 q28), Methotrexat (i.v. 40 mg/m²KO d1&8 q28), 5-FU (i.v. 600 mg/m²KO d1&8 q28).

Bemerkenswert ist, dass im Prüfarm nur 76% aller Patientinnen die beabsichtigten 4 Zyklen erhalten hatten (vs. 92% in der CALGB-9344-Studie; dies mag an der Paclitaxel-Dosis [225 mg/m^2 KOF q21] gelegen haben, die wegen kumulierender Neurotoxizität zu vermehrten Therapieabbrüchen führte).

Nach 64 Monaten medianem Follow-up traten 863 Ereignisse auf (298 Todesfälle). Die Fünf-Jahres-Rezidivfreiheit betrug im AC-Arm 72% vs. 76% im AC→Paclitaxel-Arm (RR=0,83, p=0,007). Das Gesamtüberleben war mit 85% in beiden Therapiearmen gleich. Als häufigste Grad-3/4-Toxizitäten traten während der Paclitaxel-Behandlung neurosensorische und neuromotorische Nebenwirkungen auf (15% bzw. 7%). Die Inzidenz für Grad-3- oder höhergradige kardiale Dysfunktion betrug im AC→Paclitaxel-Arm 0,9% (vs. 1% im Kontrollarm). Acht Fälle von AML/MDS (akute myeloische Leukämie/myelodysplastisches Syndrom) wurden innerhalb von 9–46 Monaten nach Therapiestart verzeichnet. Hiervon traten sechs Fälle im experimentellen Arm und zwei Fälle im Kontrollarm auf. Die Rate für eine febrile Neutropenie betrug 3%.

Festzuhalten bleibt, dass trotz signifikanter Vorteile hinsichtlich DFS bisher keine Gesamtüberlebensvorteile mit dem AC→Paclitaxel-Schema nachgewiesen werden konnten. Eine denkbare Erklärung wäre, dass prozentual wenig Patientinnen mit ≥10 LK-Metastasen (4%) vertreten waren (im Vergleich: CALGB 9344: 12%, BCIRG 001: 10%). Ferner bleibt zu überlegen, ob die hohe Paclitaxel-Dosis nicht zu vermehrten Nebenwirkungen führt, ohne jedoch eine Effektivitätszunahme zu erreichen.

CALGB 9741 [2, 3] – Citron et al. (2003), Hudis et al. (2005)

In der CALGB-9741-Studie wurde der adjuvante Einsatz von Doxorubicin, Cyclophosphamid und Paclitaxel – sequentiell, wie auch als Kombinationsbehandlung – untersucht. In einem 2×2-faktoriellen Studiendesign prüfte man beide Regime im 3- und 2-wöchigen (dosisdichten) Zyklusintervall.

Das Konzept der dosisdichten Chemotherapie basiert auf experimentellen Grundlagen und mathematischen Modellen. Von einer dosisdichten Chemotherapie sind theoretisch eine schnelle Reduktion des Tumorvolumens und eine effektivere Abtötung von Tumorzellen als bei einer Standardbehandlung zu erwarten (◘ Abb. 4.1).

In einer Sequenz wurden 4 Zyklen Doxorubicin (60 mg/m^2 KOF), gefolgt von 4 Zyklen Paclitaxel (175 mg/m^2 KOF), gefolgt von Cyclophosphamid (600 mg/m^2 KOF) entweder alle 2 oder alle 3 Wochen verabreicht. Die Kombinationsbehandlung bestand aus 4 Zyklen Doxorubicin/Cyclophosphamid (60/600 mg/m^2 KOF), gefolgt von 4 Zyklen Paclitaxel (175 mg/m^2 KOF), ebenfalls mit einer Zyklusdauer von über 2 bzw. 3 Wochen. Zwischen September 1997 und März 1999 wurden 2005 nodalpositive Patientinnen in die Studie aufgenommen. In 2003 wurden Ergebnisse der Studie publiziert [2].

Eine Aktualisierung wurde 2005 in San Antonio präsentiert [3]. In beiden dosisdichten Armen wurde prophylaktisch Filgrastim (5 µg/kg KG, Tag 3–10) verabreicht. Nach einer medianen Nachbeobachtungszeit von 36 Monaten war das rezidivfreie Überleben (DFS) in den dosisdichten Armen signifikant höher als in den 3-wöchentlichen Therapieschemata (RR=0,74; p=0,010). Auch erwiesen sich die dosisdichten Kombinationen hinsichtlich des Gesamtüberlebens (OS) als vorteilhafter (RR=0,69; p=0,013). Zwischen der Sequenzbehandlung und der Kombinationsanwendung bestand kein Unterschied. Bedingt durch den G-CSF-Support war die Rate an Grad-4-Granulozytopenie deutlich geringer in den dosisdichten Behandlungsarmen (6% vs. 33%; p<0,0001). Die Inzidenz der doxorubicinbedingten Kardiotoxizität war in der Gruppe der 2-wöchentlichen Applikationen tendenziell höher (2% vs. 1%; p=0,11). In 11

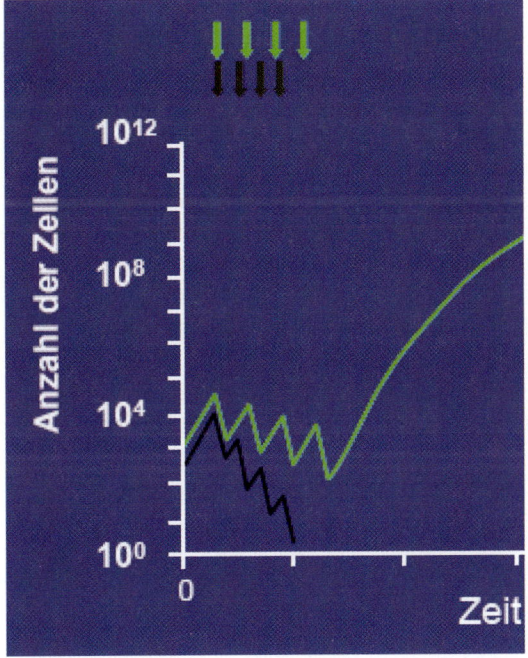

Abb. 4.1. Dosisdichte Chemotherapie

Fällen wurde 10–42 Monate nach Therapiestart eine AML/MDS diagnostiziert (Drei-Jahres-Inzidenz 0,18%). Nach 5 Jahren bestätigten sich diese Ergebnisse. Das rezidivfreie Überleben für Patientinnen im 2-wöchentlichen Therapiearm war im Gegensatz zum 3-wöchentlichen Therapiearm verbessert (HR: 1,25; p=0,012). Das Gesamtüberleben blieb ebenfalls im dosisdichten Behandlungsarm signifikant besser. Die Rate der AML/MDS-Fälle [14] betrug nach 5 Jahren 0,7%, dabei war eine gleiche Verteilung über alle vier Behandlungsarme zu verzeichnen.

4.2   Docetaxelhaltige Therapieregime

BCIRG 001 [6] – Martin et al.

Innerhalb dieser Phase-III-Studie wurde ein direkter Vergleich von 6 Zyklen TAC1 (75/50/500 mg/m² KOF q21) mit 6 Zyklen FAC2 (500/50/500 mg/m² KOF q21) durchgeführt. Zwischen Juni 1997 und Juni 1999 wurden 1491 Patientinnen mit einem nodalpositivem Mammakarzinom in eine der beiden adjuvanten Therapiearme randomisiert. Die beabsichtigte Anzahl von 6 Zyklen konnte bei 91,3% der Patientinnen im TAC-Arm vs. 96,6 % im FAC-Arm komplettiert werden. Im TAC-Arm waren prophylaktische Applikationen von Dexamethason und Ciprofloxacin vorgesehen. Im FAC-Arm wurde Ciprofloxacin prophylaktisch nach Auftreten einer febrilen Neutropenie oder Infektion empfohlen. Die primär-prophylaktische G-CSF-Injektion, beginnend mit dem 1. Zyklus, war nicht vorgesehen. Bei einer febrilen Neutropenie oder Infektion wurde für die folgenden Zyklen eine sekundär-prophylaktische Gabe festgelegt.

Nach einem medianen Follow-up von 55 Monaten traten in der TAC-Gruppe 172 Ereignisse (und 227 Ereignisse in der FAC-Gruppe) auf. Bei den meisten Ereignissen handelte es sich um Fernmetastasen (115 unter TAC vs. 158 unter FAC). Die Fünf-Jahres-DFS-Rate betrug mit TAC 75% vs. 68% mit FAC (p=0,001). Das Fünf-Jahres-Gesamtüberleben war ebenfalls mit TAC signifikant besser (87% vs. 81%, p=0,008) (◘ Tab. 4.2). Auch in den Subgruppenanalysen war TAC effektiver als FAC (LK-Metastasen 1–3/>4, Hormonrezeptorstatus: pos./neg., Her2/neu-Status: pos./neg.). Diese Effektivitätsverbesserung ging jedoch mit einer höheren Toxizität im TAC-Arm (◘ Tab. 4.3) einher. Die Inzidenz für Grad-3/4-Toxizitäten betrug im TAC-Arm 36,3% vs. 26,6% im FAC-Arm (p<0,001). Die hämatologische Toxizität war signifikant häufiger im TAC-Arm (Inzidenz für Grad-3/4-Neutropenie 65,5% vs. 49,3%; Rate an febriler Neutropenie 24,7% vs. 2,5%). An nichthämatologischer Toxizität traten v. a. Asthenie (11,2% vs. 5,6%), Stomatitis (7,1% vs. 2,0%) und Diarrhö (3,8% vs. 1,8%) signifikant häufiger im TAC-Arm auf. Die Rate an Übelkeit/Erbrechen war jedoch im FAC-Arm häufiger.

Es bleibt festzuhalten, dass im Gegensatz zum FAC-Regime mit dem TAC-Regime eine relative Risikoreduktion des rezidivfreien Überlebens um 28% (p=0,001) und des Gesamtüberlebens um 30% (p=0,008) erzielt werden konnte. In Anbetracht der hohen Rate an febriler Neutropenie sollte jedoch diese Kombination mit primär-prophylaktischem G-CSF-Support zur Anwendung kommen.

◘ Tab. 4.2. BCIRG 001-Effektivitätsdaten nach 55 Monaten Nachbeobachtung

Outcome	Behandlung	5-Jahres-Ergebnis [%]	Hazard Ratio (HR)	95% Confidence Interval (CI)	p-Wert
DFS	TAC[a]	75	0,72	(0,59–0,88)	<0,001
	FAC[b]	68			
OS	TAC[a]	87	0,70	(0,53–0,91)	0,008
	FAC[b]	81			

[a] (Docetaxel/Doxorubicin/Cyclophosphamid).
[b] (Fluorouracil/ Doxorubicin/Cyclophosphamid).

◘ Tab. 4.3. BCIRG 001 – Signifikante Toxizitätsunterschiede

Toxizität[a]	TAC % (n=744)	FAC % (n=736)
Neutropenie (Gr III/IV)	65,5	49,3
Febrile Neutropenie	24,7	2,5
Anämie (Gr III/IV)	4,3	1,6
Übelkeit (Gr III/IV)	5,1	9,5
Erbrechen (Gr III/IV)	4,3	7,3
Diarrhö (Gr III/IV)	3,8	1,8
Stomatitis (Gr III/IV)	7,1	2,0
Asthenie (Gr III/IV)	11,2	5,6

[a] Signifikante Differenzen zwischen den Behandlungsarmen.

E1199 [7] – Sparano et al.

In dieser Studie wurde ein direkter Vergleich zwischen Docetaxel und Paclitaxel gezogen. Es wurden zwischen 1999 und 2002 insgesamt 4988 nodalpositive und/oder hochrisiko-nodalnegative Patientinnen in die Studie aufgenommen. Zunächst erhielten alle Frauen eine Chemotherapie mit 4 Zyklen Doxorubicin/Cyclophosphamid, anschließend erfolgte die Randomisation auf Docetaxel (entweder 4-mal 100 mg/m^2 KOF alle 3 Wochen oder 12-mal 35 mg/m^2 KOF wöchentlich) bzw. Paclitaxel (4-mal 175 mg/m^2 KOF alle 3 Wochen oder 12-mal 80 mg/m^2 KOF wöchentlich). Die mediane Nachbeobachtungszeit betrug ca. 5 Jahre. Insgesamt waren 856 Ereignisse in allen vier Therapiearmen zu verzeichnen. 83% der Patientinnen waren rezidiv-/metastasenfrei. Die Effektivität war in allen Therapiearmen gleich hoch. Eine positive Tendenz im DFS war bei Patientinnen zu verzeichnen, die mit wöchentlichen Paclitaxel-Applikationen behandelt wurden. Allerdings war der Unterschied gering.

Somit bleibt zusammenzufassen, dass derzeit bezüglich der Wahl des Taxanpräparates und dessen Applikationsmodus keine verbindliche Empfehlung abgegeben werden kann.

PACS-01 [8] – Roche et al.

Im PACS-01-Studienprotokoll wurden 1999 nodalpositive Mammakarzinompatientinnen entweder mit 6 Zyklen FEC (5-FU/Epirubicin/Cyclophosphamid) oder mit 3 Zyklen FEC (5-FU/Epirubicin/Cyclophosphamid), gefolgt von 3 Zyklen Docetaxel behandelt. Studienbegleitend war im Docetaxel-Arm die prophylaktische Behandlung mit Kortikosteroiden vorgesehen. Zusätzlich erhielten die Patientinnen eine antiemetische Unterstützung mit Serotonin (5-HT3)-Antagonisten. G-CSF wurde sekundär-prophylaktisch nach anhaltender Neutropenie <1,5-mal 109 Neutrophilen/l oder febriler Neutropenie gegeben. Die Fünf-Jahres-Auswertung wurde 2006 vollständig publiziert. Es waren 482 Krankheitsrückfälle (264 im FEC-Arm, 218 im FEC-Doc-Arm) aufgetreten. Das DFS war im experimentellen Arm mit 78,4% signifikant besser als im Kontrollarm mit 73,2% (HR) = 0,82; p=0,034). Allerdings konnte dieser Vorteil für jüngere Patientinnen (<50 Jahre) nicht gezeigt werden. Stratifiziert nach der Anzahl der Lymphknotenmetastasen (N: 1–3, N: >3) profitierten alle Patientinnen von der docetaxelhaltigen Behandlung. Der Vorteil zeigte sich auch im Gesamtüberleben der Patientinnen (FEC-Arm: 86,7% vs. FEC-Doc-Arm: 90,7%; HR = 0,73; p-value=0,017). Vom Toxizitätsprofil erwies sich die FEC-Doc-Behandlung als besser verträglich (Tab. 4.4). Die Neutropenierate Grad 3/4 war mit 10,9% während der Zyklen 4–6 deutlich niedriger als im Kontrollkollektiv mit 20,2% (p<0,001). Allerdings kam es während der FEC-Doc-Behandlung statistisch häufiger zu einer febrilen Neutropenie (11,2% vs. 8,4%, p=0,03). Die Rate von Ödemen und Nagelveränderung war ebenfalls im FEC-Doc-Arm höher.

Zusammenfassend zeigte sich diese Sequenztherapie als gut verträglich und mit einem günstigen Nebenwirkungsprofil. Der Therapieerfolg war jedoch bisher nur für die Altersgruppe >50 Jahre zu belegen. Eine ausreichende Begründung, weshalb für jüngere Patientinnen kein besseres Behandlungsergebnis nachgewiesen werden konnte, liegt nicht vor.

BIG 2-98 [9] – Crown et al. und Taxit 216 [10] – Bianco et al.

Auf dem ASCO-Treffen 2006 wurden zwei weitere Studien vorgestellt, die die adjuvante Anwendung von Docetaxel überprüft hatten. Crown präsentierte die Daten der BIG-2-98-Studie, eine vierarmige Studie mit zwei Standard- und zwei experimentellen Armen (Tab. 4.1). Es wurden 2887 nodalpositive Patientinnen zwischen Juni 1998 und Juni 2001 in die Studie

4

■ Tab. 4.4. PACS 01- Signifikante Toxizitätsunterschiede		
Toxizität [a] (Gr III/IV)	**FEC→Docetaxel** **n=1003 (%)**	**FEC** **n=996 (%)**
Neutropenie (Zyklen 4–6)	10,9	20,2
Febrile Neutropenie	4,6	1,0
Übelkeit/Erbrechen (Zyklen 4–6)	1,6	11,0
Ödeme	4,8	0,3
Nagelveränderungen	10,3	1,0

[a] Signifikante Differenzen zwischen den Behandlungsarmen.

aufgenommen. Da die Rückfallrate geringer als erwartet war, folgte eine Protokolländerung (Amendment), derzufolge die Fünf-Jahres-Daten veröffentlicht werden konnten.

Die Hinzunahme von Docetaxel führte folglich zu einer Verbesserung des ereignisfreien Überlebens (EFS). Dieser Unterschied war jedoch nur grenzwertig signifikant (p=0,051). Die sequentielle Anwendung von Doxorubicin→Docetaxel→CMF war jedoch den anderen Optionen (AT→CMF [p=0,047] und A→CMF [p=0, 035]) im EFS überlegen. Daten zum Gesamtüberleben konnten nicht präsentiert werden.

Die Taxit-216-Phase-III-Studie untersuchte die Anwendung von 4-mal Epirubicin (120 mg/m^2 KOF d1 q21), gefolgt von 4-mal CMF (600/40/600 mg/m^2 KOF d1+8, q28) im Vergleich zu 4-mal Epirubicin (120 mg/m^2 KOF d1 q21), gefolgt von 4-mal Docetaxel (100 mg/m^2 KOF d1 q21), gefolgt von 4-mal CMF (600/40/600 mg/m^2 KOF d 1+8, q28) an 972 nodalpositiven Patientinnen. Es konnte zwar eine grenzwertig verbesserte DFS-Rate im Docetaxel-Arm gefunden werden. Hinsichtlich des Gesamtüberlebens zeigen die bisherigen Daten jedoch keinen Vorteil.

US Oncology Research Group [11] – Jones et al.

Vor über 30 Jahren wurden Daten zum anthrazyklinhaltigen Kombinationsregime publiziert [12]. Aufgrund dieser Erfolg versprechenden Ergebnisse galt die AC-Therapie (Doxorubicin/ Cyclophosphamid über 4 Zyklen) lange Zeit als der Goldstandard in der adjuvanten Behandlung des Mammakarzinoms. Nun folgte der direkte Vergleich von 4 Zyklen Doxorubicin/ Cyclophosphamid (AC, 60/600 mg/m^2 KOF alle 3 Wochen) mit 4 Zyklen Taxotere/Cyclophosphamid (TC, 75/600 mg/m^2 KOF alle 3 Wochen). Von Juli 1997 bis Januar 2000 wurden 1016 Patientinnen mit operablem Mammakarzinom in einen Therapiearm randomisiert. 47% (TC) bzw. 49% (AC) der Patientinnen waren nodalnegativ. Die geplanten Zyklen konnten zu einem hohen Prozentsatz verabreicht werden; 93% im T/C-Arm bzw. 95% im A/C-Arm komplettierten alle 4 Zyklen. Die mediane Beobachtungsdauer betrug 5,5 Jahre.

Nach 5 Jahren war im krankheitsfreien Überleben (DFS) ein deutlicher Unterschied zwischen beiden Gruppen zu erkennen (TC: 86% vs. AC: 80%, HR= 0,67; 95% CI, 0,50–0,94; p=0,015). Hinsichtlich des Gesamtüberlebens deutete sich tendenziell ebenfalls ein Vorteil an.

□ Tab. 4.5. Studien zu Herceptin in der adjuvanten Therapie

	NSABP-B31	NCCTG N9831	HERA	BCIRG 006
Mediane Nach-beobachtungs-zeit	2 Jahre		2 Jahre	23 Monate
Nodalstatus	N^+	N^+ oder Hoch-risiko-N0	N0 und N^+	N^+ oder Hochrisi-ko-N0
Chemotherapie	AC→Paclitaxel (q3w)	AC→Paclitaxel (q1w)	Mind. 4 Zyklen Chemo-therapie	AC→Docetaxel (q3w) bzw. TCH (Docetaxel/Carbo-platin/Herceptin)
Herceptin-Thera-piedauer	1 Jahr	1 Jahr	1 vs. 2 Jahre	1 Jahr
Ergebnisse der Interimsanalyse				
Reduktion des Rezidivrisikos	52%		36%	AC→TH: 51% TCH: 39%
Overall survival	33%		34%	Noch nicht er-reicht
Kardiale Ereignisse				
Kontrollarm	0,78%		Schwer [a]: 0% Symptomatisch [b]: 0,2%	1,2%
Herceptin-Arm	4,28%		Schwer [a]: 0,6% Symptomatisch [b]: 2,1%	AC→TH: 2,3% TCH: 1,2

q3w: Zykluswiederholung alle 3 Wochen; q1w: wöchentliche Zykluswiederholung, Kardiale Dysfunktion: [a] NYHA III/IV, [b] Klinisch symptomatisch.

Dieser war jedoch noch nicht signifikant. In Subgruppenanalysen profitierten alle Patientinnen von den taxanhaltigen Schemata, die Studie war jedoch nicht für den statistisch signifikanten Nachweis angelegt. Das Nebenwirkungsspektrum differiert in beiden Gruppen. Die Patientinnen in der AC-Gruppe litten mehr unter Übelkeit und Erbrechen, demgegenüber traten in der TC-Gruppe deutlich häufiger Ödeme, Myalgien und Arthralgien auf. Daneben wurde in der TC-Gruppe vermehrt Fieber und Neutropenie beobachtet (5% vs. 2,5%, p=0,07). In dieser Studie wurden keine prophylaktischen Antibiotika- oder Wachstumsfaktoren gegeben.

Inwieweit dieses Therapieregime Eingang und Verbreitung in der adjuvanten Therapie finden wird, bleibt abzuwarten. Jedenfalls stellt es eine durchführbare Alternative dar. Daneben wird die Kardiotoxizität ein interessanter Aspekt sein.

Taxanhaltige Kombinationsstudien, die bei Her2/neu-überexprimierten Patientinnen zum Einsatz kamen, werden an dieser Stelle nur kurz beleuchtet (□ Tab. 4.5). Insgesamt verbesserte die Hinzunahme von Herceptin die adjuvante Therapie deutlich. Herceptin erhielt daher eine breite Zulassung in der adjuvanten Therapie.

Eine Reihe weiterer Studien zu taxanhaltigen Regime sind derzeit noch nicht abgeschlossen.

4

Daraus folgt, dass annähernd alle Studien einen Vorteil bezogen auf rezidivfreies Überleben und Gesamtüberleben zeigen konnten bzw. zeigen werden. Wichtig ist die Selektion des Patientenkollektives; Subgruppenanalysen deuten an, dass rezeptornegative Tumoren besser ansprechen als rezeptorpositive. Nicht die »blinde« Anwendung von Taxanen kann das Ziel sein, sondern ein gezielter Therapieeinsatz.

Zu bedenken ist die höhere Rate der Nebenwirkungen, die durch einen Taxaneinsatz »erkauft« wird. Neben der deutlich höheren hämatologischen Akuttoxizität, müssen speziell auch Langzeitschäden wie die neurologischen Probleme bedacht werden. Darüber hinaus sollten ökonomische Gesichtspunkte ebenfalls bedacht werden. Neben den höheren Therapiekosten für den Taxaneinsatz sind mögliche Zusatzkosten für Supportivmedikamente zu berücksichtigen. Die Rate an febriler Neutropenie konnte durch die Anwendung entsprechender Wachstumsfaktoren für die Granulopoese (z. B. Filgrastim, Pegfilgrastim) gesenkt werden [13–15]. Grundsätzlich sollte in Anlehnung an die Empfehlungen der EORTC (Aapro et al. 2006) und ASCO (Smith et al. 2006) bei Chemotherapie mit einer Rate febriler Neutropenien von ≥20% prophylaktisch G-CSF verabreicht werden. Diesen Leitlinien entsprechend kann abhängig von patientenbezogenen Risikofaktoren, z. B. höheres Alter, ein Einsatz von G-CSF auch bei einem Risiko für febrile Neutropenie von 10–20% erwogen werden.

Literatur

1. Early Breast Cancer Trialists`Collaborative Group. Polychemotherapy for early breast cancer: an overview of the randomized trials. Lancet 1998; 352:930–942
2. Citron ML, Berry DA, Cirrincione C et al. Randomized trial of dose-dense versus conventionally scheduled and sequential versus concurrent combination chemotherapy as postoperative adjuvant treatment of node-positive primary breast cancer: first report of Intergroup Trial C9741/Cancer and Leukemia Group B Trial 9741. J Clin Oncol. 2003 April 15; 21 (8):1431–1439
3. Hudis C, Citron M, Berry D et al. for the CALGB/ECOG/SWOG/NCCTG investigators. Five year follow-up of INT C9741: dose-dense (DD) chemotherapy (CRx) is safe an effective. Program and abstracts of the 28th Annual San Antonio Breast Cancer Symposium; December 8–11, 2005; Abstract 41
4. Henderson IC, Berry DA, Demetri GD et al. Improved outcomes from adding sequential Paclitaxel but not from escalating Doxorubicin dose in an adjuvant chemotherapy regimen for patients with node-positive primary breast cancer. J Clin Oncol. 2003 Mar 15;21(6):976–983
5. Mamounas EP, Bryant J, Lembersky B et al. Paclitaxel after doxorubicin plus cyclophosphamide as adjuvant chemotherapy for node-positive breast cancer: results from NSABP B-28. J Clin Oncol.2005 June 1; 23 (16): 3686–3696
6. Martin M, Pienkowski T, Mackey J et al. Adjuvant docetaxel for node-positive breast cancer.N Engl J Med. 2005 Jun 2;352(22):2302–2313
7. Sparano JA, Wang M, Martino S, Jones V, Perez EA, Saphner T, Wolff AC, Sledge GW, Wood WC, Davidson NE. Phase III study of doxorubicin-cyclophosphamide followed by paclitaxel or docetaxel given every 3 weeks or weekly in patients with axillary node-positive or high-risk node-negative breast cancer: results of North American Breast Cancer Intergroup Trial E1199. Presentation at the San Antonio Breast Cancer Symposium, December 8, 2005
8. Roche H, Fumoleau P, Spielmann M et al. Five years analysis of the PACS 01 trial: 6 cycles of FEC100 vs 3 cycles of FEC 100 followed by 3 cycles of docetaxel (D) for the adjuvant treatment of node positive breast cancer. Breast cancer Res Treat 88 (suppl 1) 2004: abstr 27
9. Crown JP, Francis P, Di Leo A, Buyse M, Balil A, Anderson M, Nordenskjöld B, Jakesz R, Gutierrez J, Piccart M: Docetaxel (T) given concurrently with or sequentially to anthracycline-based (A) adjuvant therapy (adjRx) for patients (pts) with node-positive (N+) breast cancer (BrCa), in comparison with non-T adjRx: First results of the BIG 2-98 Trial at 5 years median follow-up (MFU). Journal of Clinical Oncology, 2006 ASCO Annual Meeting Proceedings Part I. Vol 24, No. 18S (June 20 Supplement), 2006: LBA519

10. Bianco AR, De Matteis A, Manzione L, Boni C, Palazzo S, Di Palma M, Iacono C, De Placido S, Papaldo P, Cognetti F, Taxit216 Study Group: Sequential Epirubicin-Docetaxel-CMF as adjuvant therapy of early breast cancer: results of the Taxit216 multicenter phase III trial. Journal of Clinical Oncology, 2006 ASCO Annual Meeting Proceedings Part I. Vol 24, No. 18S (June 20 Supplement), 2006: LBA520

11. Holmes FA, O'Shaughnessy JA, Vukelja S et al. Blinded, randomised, mulricenter study to evaluate single administration pegfilgrastim once per cycle versus daily filgrastim as an adjunct to chemotherapy in patients with high-risk stage II or stage III/IV breast cancer. J Clin Oncol. 2002 Feb 1; 20(3): 727–731

12. Vogel CL, Wojtukiewicz MZ, Caroll RR et al. First and subsequnet cycle use of pegfilgrastim prevents febrile neutropenia in patients with breast cancer: a multicenter, double-blind, placebo-controlled phase III study. J Clin Oncol.2005 Feb 20; 23 (6): 1178–1184

13. Burstein HJ, Parker LM, Keshaviah A et al. Efficacy of pegfilgrastim and darbepoetin alfa as hematopoietic support for dose-dense every-2-week adjuvant breast cancer chemotherapy. J Clin Oncol.2005 Nov 20; 23 (33): 8340–8347

Dosisdichte Chemotherapie mit G-CSF-Unterstützung in der adjuvanten und neoadjuvanten Behandlung bei Mammakarzinom-Patientinnen

M. Untch, C. Thomssen, G. Konecny, S. Kahlert, U. Nitz, S. Kümmel, A. Hinke, G. von Minckwitz, V. Möbus

Die Effektivität der adjuvanten Chemotherapie bei Patientinnen mit Mammakarzinom ist in der letzten Dekade entscheidend verbessert worden. Eine besondere Bedeutung kommt dabei dem Konzept der dosisdichten Chemotherapie mit Verkürzung der Zeitintervalle zwischen den Zyklen zu, mit der die Therapieeffizienz signifikant gesteigert werden kann. Der primär-prophylaktische Einsatz von hämatopoetischen Wachstumsfaktoren ermöglicht die Einhaltung der geplanten Dosisintensität und unterstützt die Lebensqualität der Patientinnen bei möglichst geringer Beeinträchtigung des Alltags.

Trotz Operation und Strahlentherapie erleiden mehr als ein Drittel aller Patientinnen mit Mammakarzinom je nach Erkrankungsstadium und Prognosefaktoren ein Rezidiv bzw. eine dann unheilbare Metastasierung. Ursache dafür sind okkulte Mikrometastasen, die sich trotz Entfernung des Primärtumors und der axillären Lymphknoten noch im Organismus befinden. Die Brustkrebsmortalität ist leicht rückläufig, was neben der verbesserten Früherkennung vor allem auf den konsequenten Einsatz adjuvanter systemischer Therapiemaßnahmen zurückzuführen ist [1].

5.1   Norton-Simon-Hypothese: Bessere Wirksamkeit durch verkürzte Intervalle

Die Wirksamkeit der adjuvanten Chemotherapie hängt entscheidend davon ab, ob die Substanzen in adäquater Dosisintensität (Dosis/Körperoberfläche/Zeit) verabreicht werden können. Nach den Erfahrungen der letzten Jahre verbessert eine adjuvante Chemotherapie in höherer Dosisintensität das krankheitsfreie und das Gesamtüberleben der Mammakarzinom-Patientinnen [2]. Die höhere Dosisintensität ist prinzipiell entweder durch eine Steigerung der Dosis pro Zyklus (**Dosiseskalation**) oder durch Applikation der geplanten Dosis in kürzerer Zeit (**Dosisdichte**) zu erreichen [2].

Die Mehrzahl chemotherapeutischer Substanzen wirkt spezifisch auf eine bestimmte Phase eines Zellzyklus, und die Zelltodesrate erreicht nach einer gewissen Zeit ein Plateau. Nach der Norton-Simon-Hypothese ist es für die Wirksamkeit einer Chemotherapie günstiger, die einzelnen Therapiezyklen in kürzeren Abständen zu geben, um das Regenerationsintervall für die malignen Zellen so kurz wie möglich zu halten (◘ Abb. 5.1) [3]. Das verzögert das Neuwachstum des Tumors zwischen den Zyklen und hemmt eine Vermehrung der gegenüber der Chemotherapie resistenten Tumorzellen. Dieser zeitkonzentrierte Effekt ist der Hauptvorteil der Dosisdichte im Vergleich zur Dosiseskalation. Die Dauer der dosisdichten Therapie ist zudem um ein Drittel kürzer, was sich positiv auf die Lebensqualität der betroffenen Frauen auswirkt.

5.2   Klinische Studien belegen den Erfolg des dosisdichten Konzepts

Hudis et al. untersuchten die Wirksamkeit eines sequenziellen dosisdichten Regimes mit Doxorubicin (A; 90 mg/m^2×3), gefolgt von Paclitaxel (T; 250 mg/m^2/24 h×3) und Cyclophosphamid (C; 3 g/m^2×3) (A→T→C) in 14-tägigen Therapieintervallen in einer einarmigen Pilotstudie [4]. Zusätzlich erhielten die Patientinnen G-CSF (Granulozyten-koloniestimulierender Faktor)-Support (5 µg/kg s.c., Tag 3–10 eines jeden Zyklus). Nach einem medianen Follow-up von 4 Jahren betrug die krankheitsfreie Überlebensrate (DFS) 78%. Für die Effektivität dieses Konzepts spricht, dass lediglich vier Patientinnen aufgrund von Metastasierung verstarben.

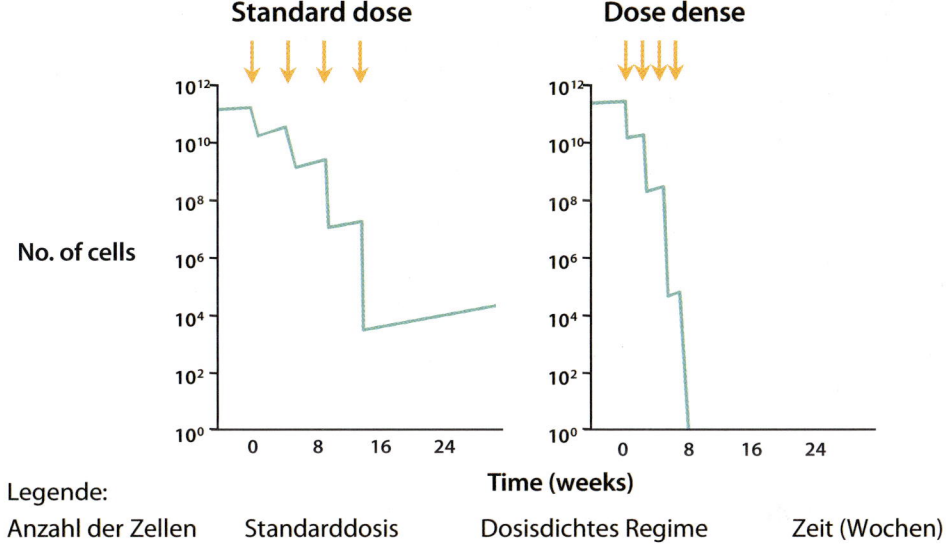

Standard dose   Dose dense

No. of cells

Time (weeks)

Legende:

Anzahl der Zellen   Standarddosis   Dosisdichtes Regime   Zeit (Wochen)

Abb. 5.1. Zeitverlauf der konventionellen und dosisdichten Chemotherapie. (Mod. nach [3])

Die erste deutsche dosidichte adjuvante Studie prüfte 4×EC (90/600 mg/m² q3w), gefolgt von 3×CMF (500/40/600 mg/m², Tag 1+8 q4w) (Arm A) mit dem dosisdichten Regime 4×EC (120/600 mg/m² q2w; Arm B) mit G-CSF-Support [5]. Behandelt wurden 183 Brustkrebs-Patientinnen (n=173 evaluierbar) mit ≥10 befallenen Lymphknoten (n=91) oder extrakap-sulärem Befall (n=92) nach primärer Operation. Alle Studienteilnehmerinnen erhielten eine postoperative Strahlentherapie, das mediane Follow up betrug 63 Monate. Die dosisdichte, intensivierte EC-Applikation alle 2 Wochen mit G-CSF reduzierte signifikant die chemothe-rapeutische Behandlungsphase (21,8 Wochen vs. 8,9 Wochen; p <0,001). In Bezug auf das DFS zeigte sich ein klarer Trend zu Gunsten des dosisdichten EC-Regimes vs. EC/CMF (102 vs. 71 Monate; p=0,14). Die 5-Jahres-DFS-Rate betrug 64% vs. 50%, das 5-Jahres-Gesamtüberle-ben (OS) lag bei 77% vs. 65% (p=0,14).

Vor dem Hintergrund positiver Ergebnisse aus dosisdichten Phase-II-Studien untersuchten Citron und Mitarbeiter im Rahmen der Cancer and Leukemia Group B (CALGB)-Studie 9741 (Intergroup C9741) die dosisdichte Applikation eines adjuvanten Anthrazyklin/Taxan-basier-ten Schemas [6]. Insgesamt 2.005 Mammakarzinom-Patientinnen (T1–3, N+, M0) erhielten prospektiv-randomisiert (2×2 faktorielles Design) Doxorubicin (A; 60 mg/m²), Paclitaxel (T; 175 mg/m²) und Cyclophosphamid (C; 600 mg/m²). Die Chemotherapie wurde entweder se-quenziell (A→T→C) oder kombiniert (AC→T) verabreicht. Dabei erfolgte die Gabe entweder dosisdicht (q2w; Arme 2 und 4) oder in 3-wöchentlichem Abstand (q3w; Arme 1 und 3). Zu-sätzlich erhielten alle Patientinnen in den Studiengruppen mit dosisdichtem Schema (Arme 2 und 4) prophylaktisch G-CSF (5 µg/kg s.c., Tag 3–10 eines jeden Zyklus).

Nach einer medianen Beobachtungszeit von 36 Monaten erwies sich das dosisdichte Regime in Bezug auf das rezidivfreie Überleben (DFS) als primärem Endpunkt dem konven-tionellen Konzept signifikant überlegen (85% vs. 81%; p=0,01). Das entspricht einer relativen Senkung des Rezidivrisikos um 26% (**Abb. 5.2a**). Das Gesamtüberleben (OS) wurde durch die Steigerung der Dosisdichte mit einer Senkung des relativen Mortalitätsrisikos um 31%

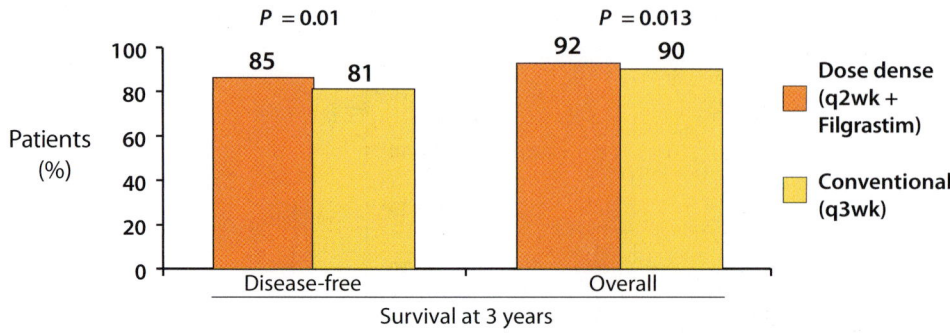

Abb. 5.2a,b. CALGB-9741-Studie: (**a**) krankheitsfreies Überleben (DFS) und (**b**) Gesamtüberleben von Patientinnen mit primärem Mammakarzinom unter adjuvanter dosisdichter oder konventioneller Chemotherapie. (Mod. nach [6])

ebenfalls signifikant verbessert (92% vs. 90%; p=0,013) (■ Abb. 5.2b). Darüber hinaus reduzierte das dosisdichte Regime die Inzidenz des kontralateralen Mammakarzinoms (0,3% vs. 1,5%; p=0,0004).

Die Überlegenheit des dosisdichten Regimes zeigte sich auch im 5-Jahres-Nachbeobachtungszeitraum: sowohl das DFS als auch das OS waren nach dosisdichter Therapie signifikant besser (■ Abb. 5.3a,b) [7].

Eine Phase-III-Studie der deutschen Arbeitsgemeinschaft Gynäkologische Onkologie (AGO) konnte die Überlegenheit der dosisdichten (und dosisintensivierten) Therapie ebenfalls bestätigen (ETC-Trial). Die AGO verglich in einem Hochrisikokollektiv von Mammakarzinom-Patientinnen erstmals eine dosisdichte und dosisintensivierte adjuvante Therapie (ETC) mit einer Standardtherapie (4×EC→4×T) [8].

Es wurden 1.284 Patientinnen mit nodalpositivem Mammakarzinom (LN≥4+) in diese Studie eingeschlossen, 52% der Patientinnen waren postmenopausal, die mittlere Tumorgröße betrug ca. 3 cm und im Median waren acht axilläre Lymphknoten befallen (59% LN 4–9+, 41% LN ≥10+). Die Studienteilnehmerinnen erhielten randomisiert entweder 3-mal Epirubicin 150 mg/m², gefolgt von 3-mal Paclitaxel 225 mg/m², gefolgt von 3-mal Cyclophosphamid 2.500 mg/m² alle 2 Wochen (E→T→C; q2w) mit G-CSF-Unterstützung (G-CSF 5 µg/kg s.c. Tag 3–10) oder eine Standardtherapie mit 4 Zyklen Epirubicin/Cyclophosphamid (90/600 mg/m²), gefolgt von 4 Zyklen Paclitaxel 175 mg/m² alle 3 Wochen (EC→T; q3w). Primärer Endpunkt war das rezidivfreie Überleben.

Die erste Zwischenanalyse wurde mit einem medianen Follow-up von 28 Monaten auf dem ASCO 2004 vorgestellt. Es fanden sich im dosisdichten sequenziellen ETC-Arm signifikant weniger Rezidive (n=94 vs. n=127, p=0,0009) und Todesfälle (n=43 vs. n=60; p=0,03) als im EC→T-Arm. Die Hospitalisierungsrate durch febrile Neutropenien war im ETC-Arm leicht erhöht, jedoch insgesamt gering (7% vs. 2%; p <0,0001).

Die 5-Jahres-Daten (mediane Nachbeobachtungszeit 62 Monate) bestätigten die Ergebnisse der ersten Interimsanalyse uneingeschränkt. Wiederum waren im dosisdichten sequenziellen Arm signifikant weniger Rezidive zu verzeichnen als unter der Standardtherapie (n=182 vs. n=226, p=0,00079; Hazard Ratio 0,72) [9].

Die 5-Jahres-DFS-Rate betrug 70% im ETC-Arm vs. 62% unter konventioneller Behandlung. Die Überlegenheit des dosisdichten Regimes zeigte sich auch im Gesamtüberleben, das mit 82% vs. 77% ebenfalls signifikant verbessert war (p=0,029, Hazard Ratio 0,76).

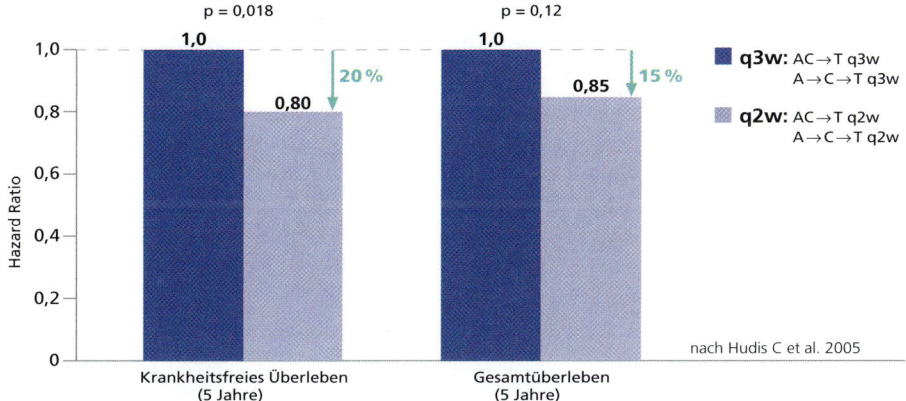

◘ Abb. 5.3a,b. Aktualisierte Daten der CALGB-9741-Studie: Hazard Ratio des (**a**) krankheitsfreien Überlebens (DFS) und (**b**) Gesamtüberlebens von Patientinnen mit primärem Mammakarzinom unter adjuvanter dosisdichter oder konventioneller Chemotherapie. (Mod. nach [7])

Ein 5-Jahres-Überleben von 82% der Patientinnen in einem Hochrisikokollektiv mit acht tumorbefallenen Lymphknoten stellt die besten Ergebnisse dar, die jemals für ein solches Kollektiv berichtet wurden. Im Vergleich mit der ersten Interimsanalyse [7], die im Jahr 2004 veröffentlicht wurde, hat sich die Hazard Ratio zwar leicht erhöht (0,72 vs. 0,6), das Signifikanzniveau für die Verbesserung des DFS und OS blieb jedoch unverändert. Die Vollpublikation dieser Studie wird in Kürze erfolgen.

Auch das Langzeit-Follow up der vorausgegangenen Phase-I/II-Dosisfindungsstudie der AGO Studiengruppe Mamma mit 102 Patientinnen belegt die beeindruckende Effektivität der dosisdichten Therapie mit dem ETC-Regime [10]. In der Phase-III-Studie der AGO erfolgte zusätzlich im ETC-Arm eine Subrandomisation +/- Epoetin-alpha, nachdem die Phase-I/II-Studie ergeben hatte, dass 26% der Patientinnen unter einer dosisdichten Chemotherapie transfusionspflichtig wurden. Durch die Hinzunahme von Epoetin-alpha konnte im dosisdichten, intensivierten ETC-Arm die Rate der schweren Anämien Grad 3 und 4 signifikant gesenkt werden [11, 12]. Während im ETC-Arm mit Epoetin-alpha der mediane Hb-Wert von Therapiebeginn bis Ende unverändert blieb (12,4 g/dl Zyklus 1 und 9), fiel der mediane Hb-Wert im Kontrollarm von 12,8 g/dl (Zyklus 1) auf 10,7 g/dl ab (Zyklus 9). Auch die Gabe von Erythrozyten-Konzentraten war hochsignifikant geringer im ETC + Epoetin-alpha Arm (13% vs. 28%; p <0,001) im Vergleich zum Kontrollarm.

Eine weitere prospektive, randomisierte Multizenterstudie der deutschen NOGGO-Studiengruppe zeigte ein sehr gutes Langzeitergebnis unter dosisdichter Chemotherapie mit G-CSF-Support [13]. Die Untersuchung schloss 216 Hochrisikopatientinnen mit nodalpositivem Mammakarzinom ein. Die Patientinnen erhielten entweder

▬ ein dosisdichtes Regime mit Epirubicin 90 mg/m^2 plus Paclitaxel 175 mg/m^2 in vier 14-Tages-Zyklen, gefolgt von Cyclophosphamid 600 mg/m^2, Methotrexat (MTX) 40 mg/m^2 und 5-FU 600 mg/m^2 (CMF 600/40/600) in drei 14-Tages-Zyklen plus G-CSF 5 µg/kg/Tag in jedem Zyklus

oder

▬ Epirubicin 90 mg/m^2 plus Cyclophosphamid 600 mg/m^2 in vier 21-Tages-Zyklen (EC), gefolgt von CMF 600/40/600 in drei 21-Tages-Zyklen (Standardarm).

Nach einem medianen Follow up von 87 Monaten erlitten 106 Patientinnen (49%) ein Rezidiv oder verstarben. Die 6-Jahres-rezidivfreie-Überlebensrate (DFS) betrug 61% im dosisdichten Arm vs. 48% nach Standardtherapie (p=0,030). Die 6-Jahres-Gesamtüberlebens-Rate (OS) lag bei 76% im dosisdichten Arm im Vergleich zu 67% im Standardarm (p=0,054).

Ein ebenfalls positives Ergebnis hat eine dosisdichte adjuvante kanadische Studie (NCIC MA-21) bei 2.104 Patientinnen mit Mammakarzinom innerhalb eines Rekrutierungszeitraums von Dezember 2000 bis April 2005 ergeben [14]. Die Daten wurden erstmals auf dem San Antonio Breast Cancer Meeting 2006 vorgestellt. Die Studie umfasste nodalpositive und nodalnegative Patientinnen mit hohem Risiko (Tumorgröße >1 cm, GIII oder ER – oder LVI). Der Standardarm (Arm A) bestand aus 6 Zyklen kanadischem FEC mit Cyclophosphamid 75 mg/m^2 oral an den Tagen 1–14, Epirubicin 60 mg/m^2 Tag 1 und 8, 5 FU 500 mg/m^2 Tag 1 und 8. Die Vergleichsarme waren das US-amerikanische CALGB-Schema mit 4 Zyklen AC (60/600 mg/m^2) alle 3 Wochen, gefolgt von 4 Zyklen Paclitaxel 175 mg/m^2 alle 3 Wochen (Arm C) und der dosisdichte Arm (Arm B) mit 6 Zyklen dosisdichtem EC alle 2 Wochen (60/830 mg/m^2), gefolgt von 4 Zyklen Paclitaxel 175 mg/m^2 alle 3 Wochen. Der dosisdichte Arm und der kanadische FEC-Arm waren bezüglich des rezidivfreien Überlebens vergleichbar. Beide Therapiearme waren dem US-amerikanischen Standardarm AC, gefolgt von Paclitaxel, in Bezug auf das rezidivfreie Überleben und Gesamtüberleben mit einer relativen Risikoreduktion von 49% bzw. 69% signifikant überlegen.

Nach den Ergebnissen der AGO-Studie wurde das ETC-Regime als Standardtherapie für die multizentrische GAIN (German Adjuvant Intergroup Node-positive)-Phase-III-Studie gewählt. In dieser Studie wird die Wirksamkeit einer der beiden dosisdichten adjuvanten Chemotherapien (ETC oder EC-TX) jeweils in Kombination mit Ibandronat oder Beobachtung bei Patientinnen mit nodalpositivem Mammakarzinom untersucht.

Die Studienmedikation besteht aus:

- ETC-Arm:
    - Epirubicin 150 mg/m^2 i.v. (Tag 1, q15 für 3 Zyklen),
    - gefolgt von Paclitaxel 225 mg/m^2 i.v. (Tag 1, q15 für 3 Zyklen),
    - gefolgt von Cyclophosphamid 2000 mg/m^2 i.v. Tag 1, q15 für 3 Zyklen
- EC-TX:
    - Epirubicin 112,5 mg/m^2 i.v. (Tag 1 q15) in Kombination mit Cyclophosphamid 600 mg/m^2 i.v. (Tag 1 q15 für 4 Zyklen),
    - gefolgt von Paclitaxel 67,5 mg/m^2 i.v. (Tag 1, q1w für 10 Zyklen) in Kombination mit Capecitabin 2000 mg/m^2 p.o. (Tag 1–14, q22 für 4 Zyklen).
- Zur Reduktion der Knochenmarktoxizität werden Pegfilgrastim am Tag 2 und Erythropoetin beta oder Darbepoetin alfa in beiden Armen prophylaktisch eingesetzt.

Darüber hinaus werden die Patientinnen im Verhältnis 1:2 einer zweiten Randomisation, Beobachtung oder Ibandronat 50 mg/Tag oral für 2 Jahre zugeführt, um die Effektivität einer adjuvanten Behandlung mit Ibandronat als zweite Fragestellung zu untersuchen.

Im experimentellen Behandlungsansatz EC-TX wird die Kombination von EC alle 2 Wochen als dosisdichtes Regime ebenfalls mit Pegfilgrastim verabreicht. Die Kombination von TX (Taxol/Xeloda) kann aufgrund der wöchentlichen Verabreichung von Paclitaxel als auch der 14-tägigen Dauerbehandlung mit Capecitabin als dosisdicht eingestuft werden.

In der metastasierten Situation erzielte die DX (Docetaxel/Xeloda)-Behandlung hohe Remissionsraten und im Zusammenhang mit der Überlebensverlängerung, die durch eine Kombination von Capecitabin mit Docetaxel gezeigt werden konnte, ist auch ein synergistischer

Effekt zwischen Taxan und Capecitabine anzunehmen. Zusätzlich sind im EC-TX-Arm vier, in der Behandlung von Brustkrebs hochwirksame Substanzen kombiniert. Die Gesamtdosis für Epirubicin und Paclitaxel ist in beiden Therapiearmen identisch, nur die Dosierung von Cyclophosphamid wurde im experimentellen Arm niedriger gewählt. Die Therapiedauer ist mit 18 und 20 Wochen für beide Behandlungen annähernd gleich.

Insgesamt sollen 3.000 Patientinnen (d. h. je 1.500 Patientinnen pro Arm für ETC und EC-TX sowie 2.000 Patientinnen für Ibandronat-Behandlung und 1.000 für Beobachtung) in die Studie aufgenommen werden. Derzeit sind 2.600 Patientinnen aus 158 Zentren in der Studie aufgenommen (Stand Januar 2008). Die Endauswertung ist für Ende des Jahres 2012 geplant.

Dass mit einem dosisdichten Regime auch in der primär-systemischen Therapie (PST) gute Ergebnisse erzielt werden können, zeigen die Daten einer weiteren AGO-Studie [15]. 678 Patientinnen mit einem medianen Tumordurchmesser von über 3 cm bzw. inflammatorischer Komponente erhielten nach randomisierten Kriterien entweder das Standardprotokoll Epirubicin/ Paclitaxel (ET) (90/175 mg/m^2 q3w) oder Epirubicin/ Paclitaxel dosisdicht, intensiviert (150/250 mg/m^2 q2w) mit G-CSF-Unterstützung über jeweils 1 Woche, gefolgt von Operation und Cyclophosphamid/MTX/5-FU (CMF) an den Tagen 1 und 8 alle 4 Wochen.

Im Gegensatz zur Standardtherapie führte die dosisdichte Behandlung zu einer signifikant besseren Ansprechrate (68% vs. 59%; p <0,03) sowie zu einer höheren kompletten histologischen Remission (19% vs. 10%; p=0,006) und einer höheren Rate brusterhaltender Operationen (61% vs. 50%; p <0,02).

Die aktuelle Auswertung dieser Studie zeigt nach Median 5 Jahren einen signifikanten Einfluss auf Rezidivfreiheit und Gesamtüberleben durch Dosisintensivierung und Intervallverkürzung auf 2 Wochen mit Epirubicin, Paclitaxel und G-CSF [16].

Eine primäre systemische Therapie ermöglicht in erster Linie eine In-vivo-Chemosensitivitätstestung. Wesentliches Ziel bei der Konzipierung neoadjuvanter Therapieschemata ist die Erhöhung der Rate pathologischer Komplettremissionen (pCR), die ein Surrogatmarker für ein verbessertes Gesamtüberleben ist. In Studien konnte gezeigt werden, dass die dosisdichte, dosisintensivierte Applikation zu einer Erhöhung der pCR beitragen kann. Die PREPARE-Studie, eine multizentrische Phase-III-Studie der AGO, kombiniert in ihrem experimentellen Arm eine dosisintensivierte Gabe von 3-mal Epirubicin 150 mg/m^2, gefolgt von 3-mal Paclitaxel 225 mg/m^2 mit der intervallverkürzten Gabe im 2-wöchigen Abstand. Zur Verminderung der Häufigkeit neutropenischen Fiebers wird supportiv Pegfilgrastim gegeben. Zur Anämieprophylaxe wurde Darbepoetin alfa am Tag 1 verabreicht. Es folgen 3 Zyklen CMF 500/40/600 mg/m^2 d1+8 als nicht kreuzresistentes Schema. Im Standardarm erhalten die Patientinnen 4-mal EC 90/600 mg/m^2 gefolgt von 4-mal Paclitaxel 175 mg/m^2 im Abstand von 3 Wochen. Aufgenommen wurden Patientinnen aus 85 Zentren der AGO mit einem histologisch gesicherten invasiven Karzinom >2 cm oder mit inflammatorischer Komponente von 2002 bis März 2005. Es wurden 739 Patientinnen in die Studie randomisiert. Ziel der Untersuchung ist es, die Effektivität beider Therapieschemata zu vergleichen. Die Präsentation erster Ergebnisse wird für ASCO 2008 erwartet.

5.3   G-CSF ermöglicht dosisdichtes Chemotherapie-Regime

In der Regel sind intensive adjuvante Mammakarzinom-Chemotherapieregime auf Anthrazyklin- und Taxanbasis mit einem substanziellen Risiko für eine Myelosuppression und damit der Anfälligkeit für potenziell letal verlaufende Infektionen assoziiert. Vor diesem Hintergrund wurden 3-wöchentliche Schemata entwickelt, die eine adäquate Erholung des Knochenmarks und speziell der Neutrophilen erlauben.

Die Einführung hämatopoetischer Wachstumsfaktoren ermöglichte die Anwendung intervallverkürzter, dosisdichter Therapiekonzepte durch Abschwächung bzw. Verkürzung der Myelosuppression und damit Minimierung der hämatologischen Toxizität. Diese Zytokine regen pluripotente Stammzellen des Knochenmarks und periphere Vorläuferzellen zur vermehrten Produktion von Blutzellen an.

Granulozyten-koloniestimulierende Faktoren (G-CSF) sind speziell auf die Regeneration von Neutrophilen ausgerichtet. Sie stimulieren die Aktivierung, Proliferation und Differenzierung neutrophiler Vorläuferzellen und verstärken die Funktion reifer Granulozyten.

Für die bessere hämatologische Verträglichkeit einer dosisdichten Therapie mit G-CSF-Support sprechen auch die Daten der CALGB-9741-Studie. Hier trat eine Granulozytopenie 4. Grades (<500/µl) signifikant häufiger unter der konventionellen 3-wöchentlichen Substanzkombination auf als nach dosisdichter Applikation mit prophylaktischer G-CSF-Gabe (33% vs. 6%; p <0,0001; ◻ Abb. 5.4) [6]. Andere Nebenwirkungen, insbesondere kardiale Ereignisse, waren in allen Medikationsgruppen vergleichbar.

Mit der Entwicklung langwirksamer knochenmarkunterstützender Substanzen wie Pegfilgrastim konnte die Therapieoptimierung weiter verbessert werden. Pegfilgrastim, die pegylierte Version des langjährig bewährten Filgrastims, wird im Unterschied zu Filgrastim aufgrund der kovalenten Bindung an ein 20-kDa-Polyethylenglykol-Polymer nicht renal eliminiert, sondern nahezu ausschließlich über die Bindung an den G-CSF-Rezeptor auf den Granulozyten abgebaut (»Neutrophilen-vermittelte Clearance«). Damit ist die Plasmahalbwertszeit nicht auf 4–6 h beschränkt, sondern die Serumkonzentration sinkt erst dann, wenn die Neutrophilenzahl wieder ansteigt.

Für den klinischen Alltag ergibt sich daraus der Vorteil, dass Pegfilgrastim nur einmal pro Chemotherapiezyklus verabreicht werden muss. Damit bleibt die Prophylaxe in der Hand des behandelnden Arztes. Das erspart den Patienten das regelmäßige subkutane Injizieren, und der Hausarzt wird von der Notwendigkeit wiederholter Blutbildkontrollen entlastet. Darüber hinaus sind keine gewichtsbezogenen Dosisberechnungen erforderlich, denn Pegfilgrastim wird in einer fixen Dosis von 6 mg subkutan injiziert (Fertigspritze).

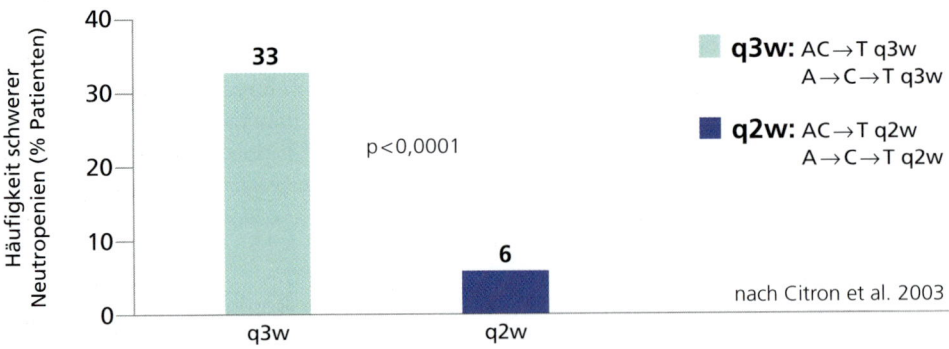

◻ **Abb. 5.4.** CALGB-9741-Studie: Häufigkeit schwerer Neutropenien Grad 4 bei Patientinnen mit Mammakarzinom unter adjuvanter dosisdichter Chemotherapie mit G-CSF-Support oder konventioneller Chemotherapie. (Mod. nach [6])

5.4 Pegfilgrastim in der klinischen Anwendung

Die praktische Anwendbarkeit und der Nutzen von Pegfilgrastim konnten in verschiedenen aktuellen klinischen Studien bei Patientinnen mit Mammakarzinom nachgewiesen werden. In einer Untersuchung von Burstein und Mitarbeitern [17] erhielten 135 Frauen mit primärem Mammakarzinom Stadium I–III Pegfilgrastim (6 mg s.c., am Tag 2 eines jeden Zyklus) zusätzlich zur primär-systemischen oder adjuvanten Chemotherapie mit Doxorubicin (A; 60 mg/m^2) und Cyclophosphamid (C; 600 mg/m^2), gefolgt von Paclitaxel (T; 175 mg/m^2) (AC→T) alle 2 Wochen über 4 Zyklen.

Mit diesem Vorgehen kam es bei lediglich vier Patientinnen (3%) zu einer nichtfebrilen Neutropenie Grad 3 oder 4. Nur bei zwei Studienteilnehmerinnen trat eine febrile Neutropenie auf (1,5%). Weniger als 2% der Zyklusverschiebungen mussten aufgrund einer hämatologischen Toxizität vorgenommen werden. Dies war dagegen in der CALGB-9741-Studie in 15% der Verzögerungen der Fall [6].

Dass klinisch relevante Endpunkte unter Pegfilgrastim mindestens ebenso gut erreicht werden wie unter konventioneller G-CSF-Therapie zeigt auch die Interimsanalyse der Association Européenne de Recherche en Oncologie (AERO)-Studie B03 [18]. 100 Mammakarzinom-Patientinnen (T1–T3, N1–N3) erhielten nach randomisierten Kriterien adjuvant entweder 6 Zyklen TEC (Docetaxel 75 mg/m^2, Epirubicin 75 mg/m^2, Cyclophosphamid 500 mg/m^2 q3w; Kontrollgruppe), 4-mal EC (Epirubicin 100 mg/m^2, Cyclophosphamid 600 mg/m^2 q2w), gefolgt von 4-mal T (Docetaxel 100 mg/m^2 q2w) (dosisdichte Gruppe A) oder 4-mal T, gefolgt von 4-mal EC (dosisdichte Gruppe B), zusammen mit Pegfilgrastim am 2. Tag eines jeden Zyklus.

Nach der Auswertung der ersten 61 Studienteilnehmerinnern trat eine Grad-4-Toxizität als primärer Endpunkt bei 33% der Patientinnen in der Kontrollgruppe sowie bei 35% unter dosisdichtem Regime A und 22% unter Regime B auf. Eine Grad-3/4-Neutropenie fand sich bei 38% vs. 35% und 33% der Patientinnen. Febrile Neutropenien waren unter Pegfilgrastim-Support mit 5% und 0% in den dosisdichten Schemata A und B im Vergleich zu 14% in der Kontrollgruppe selten.

Diese Ergebnisse werden von einer weiteren Studie mit einem adjuvanten oder primär-systemischen dosidichten Taxan- und Anthrazyklin-basierten Schema mit Pegfilgrastim 6 mg bestätigt (EC 100/600 mg/m^2×6 q2w→T 175 mg/m^2×6) [19]. Bei vier der insgesamt 38 Patientinnen (11%) mit nodalpositivem und -negativem Mammakarzinom trat eine febrile Neutropenie Grad 3 auf. Bei den 24 Patientinnen, die die EC-Phase zum Zeitpunkt der Zwischenauswertung beendet hatten, kam es in vier Fällen zu einer Grad-3/4-Neutropenie. Nach Schlussfolgerung der Autoren erwies sich damit das Pegfilgrastim-unterstützte dosidichte Regime von EC×6 q2w→T×6 als praktikables Schema.

In einer ebenfalls primär-systemischen Phase-II-Studie bei 41 Patientinnen mit Mammakarzinom Stadium II/IIIA induzierte die Verabreichung von 4 Zyklen dosisdicht appliziertem Cyclophosphamid (600 mg/m^2) und Epirubicin (90 mg/m^2 alle 2 Wochen), gefolgt von 2 Zyklen Docetaxel (36 mg/m^2 an den Tagen 1, 8 und 15) plus Capecitabin (1.250 mg/m^2 an den Tagen 5–18) alle 4 Wochen mit Pegfilgrastim-Support eine objektive Ansprechrate von 93% mit 17% kompletter pathologischer Remissionen [20]. Eine brusterhaltende Therapie konnte bei 88% der Studienteilnehmerinnen durchgeführt werden. Es wurden keine febrilen Neutropenien sowie kardiale Toxizitäten oder andere schwerwiegende Nebenwirkungen registriert. Eine Grad-3/4-Neutropenie trat bei 4,3% der 252 applizierten Zyklen auf.

5.5   Kardiotoxizität und hämatologische Nebenwirkungen

Das Risiko für eine Kardiotoxizität unter dosisdichter Therapie liegt bis zu einer kumulativen Dosis für Epirubicin von 1.000 mg/m^2 unter 1%. In der kanadischen adjuvanten Studie von Burnell und Mitarbeitern [14] wurden bei den 2003 randomisierten Patientinnen folgende Kardiotoxizitätsraten Grad 3 und 4 in den Studienarmen fertiggestellt:

- 2% im kanadischen CEF-Arm
- 0,7% im dosisdichten EC-Arm, gefolgt von Paclitaxel plus G-CSF Arm
- 0,4% im Standardarm AC, gefolgt von Paclitaxel

In dieser Studie traten zudem die folgenden sekundären hämatoonkologischen Komplikationen auf: Vier AML (akute myeloische Leukämie)-Fälle im kanadischen CEF-Arm, drei AML- und ein ALL- (akuter lymphatischer Leukämie)-Fall im dosisdichten EC-Arm, gefolgt von Paclitaxel. Unter Standardtherapie mit AC, gefolgt von Paclitaxel, trat bei keiner Patientin eine AML bzw. ALL auf. Da pro Gruppe jeweils 701 Patientinnen randomisiert wurden, betrug das AML/ALL-Risiko insbesondere im dosisdichten Arm mit G-CSF 4/701 und lag damit unter 1%.

In der Analyse von sechs adjuvanten NSABP-Mammakarzinomstudien mit Doxorubicin und Cyclophosphamid zeigte sich nach 2 bis 4 Zyklen Cyclophosphamid in einer Dosierung von 2.400 mg/m^2 eine kumulative AML/MDS-Inzidenz nach 5 Jahren von 1,01% im Vergleich zu 0,21% unter Standard-AC-Therapie (relatives Risiko 2,38; p = 0,006) (21).

Diese Ergebnisse werden von einer weiteren Untersuchung von Hershman et al. bestätigt, die auf der Auswertung der Daten der SEER-Medicare-Datenbank (US-amerikanisches Krebsregister Surveillance, Epidemiology, and End Results, SEER) bei 5.510 über 65-jährigen Mammakarzinom-Patientinnen beruht [22]. Von 906 Patientinnen, die G-CSF erhielten, wurde bei 16 (1,77%) eine AML oder ein myelodysplastisches Syndroms (MDS) diagnostiziert. Im Vergleich dazu traten diese Erkrankungen bei 48 (1,04%) der insgesamt 4.604 Frauen ohne G-CSF-Support auf. Eine AML oder ein MDS innerhalb von 48 Monaten nach Mammakarzinom-Diagnose fand sich damit bei 1,8 % der Patientinnen unter G-CSF/GM-CSF-Therapie versus 0,7% der Frauen ohne G-CSF/GM-CSF (Hazard Ratio = 2,59). Die Autoren schlussfolgern, dass der Einsatz von G-CSF mit einem verdoppelten AML/MDS-Risiko verbunden war, auch wenn das absolute Risiko niedrig blieb.

Einem Editorial-Beitrag von Touw und Bontenbal zu Folge sprechen diese Daten dafür, dass G-CSF bei Patienten mit zyklischer oder idiopathischer Neutropenie nicht leukämogen an sich wirkt, jedoch bei Betroffenen mit schwerer kongenitaler Neutropenie und erworbenen Mutationen des G-CSF-kodierenden Gens zur Entwicklung einer leukämischen Progression beitragen kann [23]. Da es sich bei den vorliegenden Studien lediglich um retrospektive Untersuchungen handelt, ist die potenzielle Assoziation zwischen G-CSF und der Entwicklung einer AML/eines MDS derzeit nicht als überzeugend, sondern vielmehr als Hypothese einzustufen.

In der medianen 5-Jahres-Auswertung der dosisdichten, dosisintensiven neoadjuvanten AGO-Studie wurde kein Fall eines MDS bzw. einer Leukämie gemeldet (16). Das gilt auch für die GeparTRIO-Studie, in der keine Leukämie- bzw. MDS-Fälle nach 6 oder 8 Zyklen TAC beobachtet wurden (persönliche Mitteilung von Minckwitz 2008).

Zusammengefasst ist nach der derzeitigen Datenlage das AML- und MDS-Risiko unter dosisdichter Chemotherapie zwar erhöht, liegt aber maximal bei etwa 1%.

5.6 Zusammenfassung

Bei Hochrisiko-Patientinnen bietet die dosisdichte Chemotherapie in der adjuvanten und primär-systemischen Behandlung des Mammakarzinoms eine effektive Option und kann heute als Standard angesehen werden. Im Vergleich zur konventionellen Therapie lassen sich höhere Remissionsraten, eine signifikant bessere Tumorverkleinerung sowie eine höhere Rate brusterhaltender Operationen erzielen. Zudem sind sowohl die Rezidiv- als auch die Mortalitätsrate signifikant niedriger. Darüber hinaus nimmt die dosisdichte Behandlung ein Drittel weniger Zeit in Anspruch; aufgrund der ambulanten Verabreichung und guten Toleranz entfaltet sie eine positive Wirkung auf die Lebensqualität der Patientin.

Der primär-prophylaktische Einsatz von hämatopoetischen Wachstumsfaktoren ermöglicht es, die geplante Dosisintensität einzuhalten. Er unterstützt zugleich die Patientencompliance bei möglichst geringer Beeinträchtigung des Alltags.

Die aktuellen Leitlinien in Deutschland (AGO und S 3) berücksichtigen den Fortschritt und die positiven Ergebnisse aus den deutschen und US-amerikanischen Studien und haben die dosisdichte, intensivierte Therapie bei Hochrisiko-Patientinnen empfohlen (■ Abb. 5.5).

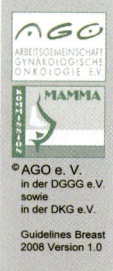

Adjuvant chemotherapy (dose-dense and/or dose-escalated) in node-positive disease

© AGO e. V.
in der DGGG e.V.
sowie
in der DKG e.V.

Guidelines Breast
2008 Version 1.0

	Oxford LOE	/ GR	/ AGO
Dose-dense regimen (N +)			
➢ dd ACP/AC-P q2w (instead of q3w) (CALGB 9741)	1b	B	+*°
➢ AC/ddP q1w x 12 (instead of p q3w)	1b	B	+
Dose-dense and dose-escalated regimen (N ≥ 4+)			
➢ dd E-P-C q2w (instead of EC-P q3w) (AGO)	1b	B	+*°
High-dose regimen (N ≥ 10+)			
➢ high-dose/AST (instead of Cx w/o AST)	1a	A	- *

FORSCHEN
LEHREN
HEILEN

P = Paclitaxel *Study participation recommended
°treatment in experienced centers

■ **Abb. 5.5.** Empfehlungen zur adjuvanten Chemotherapie bei Hochrisiko-Patientinnen mit nodalpositivem Mammakarzinom (AGO 2008)

Literatur

1. Arbeitsgemeinschaft Bevölkerungsbezogener Krebsregister in Deutschland in Zusammenarbeit mit dem Robert-Koch-Institut (2006) (Hrsg) Krebs in Deutschland. Häufigkeiten und Trends. Saarbrücken, 5. aktualisierte Ausgabe
2. Citron M (2004) Dose densitiy in adjuvant chemotherapy for breast cancer. Cancer Invest 22: 555–568
3. Norton L (1997) Evolving concepts in the systemic drug therapy of breast cancer. Semin Concol 24 Suppl 10: S10–3–S10–10
4. Hudis C, Seidman A, Baselga J et al. (1999) Sequential dose-dense doxorubicin, paclitaxel, and cyclophospha-mide for resectable high-risk breast cancer: feasibility and efficacy. J Clin Oncol 17: 93–100
5. Untch M, Thomssen C, Steffen K et al. (2002) Five year results of a randomised multicenter dose intense (DI-EC) study with epirubicin (E) and cyclophos-phamide (C) in high risk breast cancer patients: a treatment of short duration with comparable efficacy to conventional chemotherapy. Breast Cancer Res Treat 76 (Suppl 1): S158, Abstract 641)
6. Citron ML, Berry DA, Cirrincione C et al. (2003) Randomized trial of dose-dense vs. conventionally scheduled and sequential vs. concurrent combination chemotherapy as postoperative adjuvant treatment of node– positive primary breast cancer: first report of Intergroup Trial C9741/Cancer and Leukemia Group B Trial 9741. J Clin Oncol 21: 1431–1439
7. Hudis C, Citron M, Berry D et al. for the CALGB/ECOG/SWOG/NCCTG investigators (2005) Five year follow-up of INT C9741: dose-dense (DD) chemotherapy (CRx) is safe and effective. Breast Cancer Res Treat 94 (Suppl 1): S158, Abstract 41
8. Möbus VJ, Untch M, Du Bois A et al. (2004) Dose-dense sequential chemotherapy with epirubicin (E), paclitaxel (T) and cyclophosphamide (C) (ETC) is superior to conventional dosed chemotherapy in high-risk breast can-cer patients (≥4 +LN). First results of an AGO-trial. J Clin Oncol 22 No 14S (Supplement): 513
9. Möbus V, Lueck HJ, Thomssen C et al. (2006) Dose–dense sequential chemotherapy with epirubicin (E), paclitaxel (T) and cyclophosphamide (C) (ETC) in comparison to conventional dosed chemotherapy in high-risk breast cancer patients (4+ LN). Mature results of an AGO-trial. Breast Cancer Res Treat 100 (Suppl 1): Abstract 43
10. Möbus V, Hauser N, Terhaag J et al.: Dose-dense chemotherapy with epirubicin, paclitaxel and cyclophosphamide (ETC) in high-risk breast cancer patients (4-9 LN+): Long-term results of a phase I/II study. Zur Publikation eingereicht
11. Untch M, Jackisch C, Lenhard M et al. (2005) Epoetin-alpha reduces red blood transfusions (RBC) in high-risk breast cancer patients with adjuvant dose-dense, sequential chemotherapy with epirubicin (E), paclitaxel (T) and cyclophosphamide (C) (ETC). J Clin Oncol 23 No 16S: 613
12. Möbus V, Lück HJ, Thomssen C et al. (2007) The impact of epoetin-alpha on anemia, red blood cell (RBC) transfusions, and survival in breast cancer patients (pts) treated with dose-dense sequential chemotherapy: Mature results of an AGO phase III study (ETC trial). J Clin Oncol 25 No 18S (Supplement): 569
13. Kümmel S, Krocker J, Kohls A et al. (2007) Dose-dense chemotherapy in high-risk node-positive breast cancer: long-term survival outcomes from a randomized trial. J Clin Oncol; in Druck
14. Burnell M, Levine M, Chapman JA et al. (2006) A randomized trial of CEF versus dose dense EC followed by paclitaxel versus AC followed by paclitaxel in women with node positive or high risk node negative breast cancer, NCIC CTG MA.21: Results of an interim analysis. Breast Cancer Res Treat 100 (Supplement 1): Abstract 53
15. Untch M, Konecny G, Ditsch N et al. (2002) Dose-dense sequential Epirubicin-Paclitaxel as preoperative treatment of breast cancer: Results of a randomised AGO study. J Clin Oncol: Abstract 513
16. Untch M, Konecny G, Moebus V et al. (2007) Significant improvement in disease free and overall survival with neoadjuvant, dose intensified two weekly treatment with anthracycline and taxane in primary breast cancer, including inflammatory disease. Fifty five months median follow up results of a multicenter prospective randomised phase III AGO-trial. Breast Cancer Res Treat: Abstract 5052
17. Burstein HJ, Parker LM, Keshaviah A et al. (2005) Efficacy of Pegfilgrastim and Darbepoetin Alfa as hematopoietic support for dose-dense every-2-week adjuvant breast cancer chemotherapy. J Clin Oncol 23: 8340–8347
18. Piedbois P, Serin D, Priou F et al. (2005) AERO-B03: A randomized phase II trial of dose-dense docetaxel in node–positive breast cancer. J Clin Oncol 23 16S (Supplement): 647
19. Dang C, Smith K, Lake D (2005) Prolonged dose-dense (DD) epirubicin and cyclophosphamide (EC) followed by paclitaxel (T) in breast cancer (BCA) is feasible. Breast Cancer Res Treat, Abstract 2069
20. Natoli C, Cianchetti E, Tinari D et al. (2007) A phase II study of dose-dense epirubicin plus cyclophosphamide followed by docetaxel plus capecitabine and pegfilgrastim support as preoperative therapy for patients with stage II, IIIA breast cancer. Ann Oncol 18: 1015–102
21. Smith R, Bryant J, DeCillis A, Anderson S (2003) Acute myeloid leukemia and myelodysplastic syndrome after doxorubicin-cyclophosphamide adjuvant therapy for operable breast cancer: the National Surgical Adjuvant Breast and Bowel Project Experience. J Clin Oncol 21: 1195–1204
22. Hershman D, Neugut AI, Jacobson JS et al. (2007) Acute myeloid leukemia or myelodysplastic syndrome following use of granulocyte colony-stimulating factors during breast cancer adjuvant chemotherapy. J Natl Cancer Inst 99: 196–205
23. Touw IP, Bontenbal M (2007) Granulocyte colony-stimulating factor: key (f)actor or innocent bystander in the development of secondary myeloid malignancy? J Natl Cancer Inst 99: 183–186

Bronchialkarzinom

I. Thöm, F. Honecker

6.1   Epidemiologie und Stadieneinteilung

Das Bronchialkarzinom ist in Europa und den USA die häufigste Todesursache unter allen malignen Erkrankungen. Das inhalative Zigarettenrauchen ist der entscheidende Risikofaktor. In den Ländern der westlichen Welt ist das mediane Alter bei Diagnosestellung 70 Jahre, ein Drittel aller neudiagnostizierten Fälle wird in der Gruppe der über 75-Jährigen gestellt (Edwards et al. 2002). Die histologische Unterscheidung zwischen **nichtkleinzelligen** (NSCLC) und **kleinzelligen** (SCLC) Karzinomen ist prognostisch und therapeutisch von Bedeutung. Dabei macht die Gruppe der nichtkleinzelligen Karzinome ca. drei Viertel aller Bronchialkarzinome aus. Die histologische Einteilung erfolgt nach den WHO-Kriterien von 1999 (Travis et al. 1995). Zu den NSCLC gehören die Adeno-, Plattenepithel- und großzelligen Karzinome.

Für die Stadieneinteilung haben sich das TNM-System und die Stadieneinteilung nach UICC etabliert. Beim SCLC war bislang eine vereinfachte Stadieneinteilung in **»limited disease«** (Tumor ist auf einen Hemithorax beschränkt) und **»extended disease«** (disseminierte Erkrankung) gebräuchlich, die zuletzt als differenzierte Marburger Klassifikation zur Anwendung kam. Dieses System wird zunehmend zugunsten der TNM-Klassifikation verlassen.

6.1.1   NSCLC

Lokalisierte Stadien

Beim nichtkleinzelligen Bronchialkarzinom ist in den lokal begrenzten Stadien (I+II) sowie im Stadium IIIA (mit N1 oder nur einer befallenen N2-Lymphknotenstation) zunächst die anatomische und funktionelle Operabilität mit kurativer Intention zu prüfen. Operationsverfahren 1. Wahl sind die Lobektomie oder Pneumektomie, bei reduzierter Lungenfunktion kann auch eine Teil- oder Segmentresektion in Betracht gezogen werden. Aufgrund der Ergebnisse jüngerer Phase-III-Studien wird eine adjuvante platinhaltige Kombinationstherapie von 4 Zyklen empfohlen, wenn dies der Allgemeinzustand und das Alter des Patienten erlauben. Dabei konnten das Sterbe- und Rezidivrisiko gesenkt und somit die Überlebensrate signifikant verbessert werden (Arriagada et al. 2004; Strauss et al. 2004; Winton et al. 2005; Douillard et al. 2006).

Bei funktionell inoperablen Patienten oder Patienten mit lokal fortgeschrittenem Stadium (IIIA mit mehreren befallenen N2-Lymphknotenstationen oder IIIB) gilt bei gutem Allgemeinzustand und Alter <70 Jahre eine kombinierte Radiochemotherapie als Standard. Die kombinierte (simultane) Therapie ist der sequentiellen Therapie hinsichtlich der Krankheitskontrolle überlegen, führt allerdings auch zu einem gehäuften Auftreten einer Neutropenie und Mukositis. Sie ist deshalb insbesondere bei älteren Patienten häufig nicht durchführbar. In einigen Fällen kann durch eine simultane Therapie im Stadium IIIA oder IIIB noch eine Operabilität erreicht werden. Bei inoperablen IIIA-Tumoren kann durch eine alleinige kombinierte Radiochemotherapie nur in seltenen Fällen eine Heilung erreicht werden.

Fortgeschrittene Stadien

Im Stadium IIIB (mit malignem Pleura- oder Perikarderguss) und Stadium IV (fortgeschrittene, metastasierte Erkrankungssituation) können bei Patienten in gutem Allgemeinzustand (ECOG 0–1) durch eine Chemotherapie im Vergleich zu »best supportive care« neben einer

Verbesserung der Lebensqualität, eine Verlängerung der Zeit bis zum Tumorprogress und des Gesamtüberlebens erreicht werden. Die Wahl des Therapieregimes hängt vom Therapieziel (hohe Ansprechrate, Verlängerung des Gesamtüberlebens vs. Lebensqualität) ab: als Standard gilt heute eine platinhaltige Kombinationstherapie, mit der ein Ansprechen von 30–50% und eine 1-Jahres-Überlebensraten von 30–40% erreicht werden kann. In einer randomisierten Studie wurden verschiedene platinhaltige Kombinationen verglichen, ohne dass sich hierbei ein Regime als überlegen hinsichtlich der Effektivität erwiesen hätte (Schiller 2002).

Die Wahl des Kombinationspartners (als älterer Vertreter sei hier Etoposid genannt, an neueren Substanzen werden insbesondere Gemcitabin, Vinorelbin, Irinotecan und in Kombination mit Carboplatin auch Paclitaxel eingesetzt) hängt somit vom erwarteten Nebenwirkungsprofil ab. In Phase-II- und -III-Studien konnte eine signifikante Verbesserung der Ansprechrate, des progressionsfreien Überlebens und des Gesamtüberlebens gezeigt werden, wenn in Kombination zu einer Standardchemotherapie mit Carboplatin und Paclitaxel der VEGF-Rezeptorantikörper Bevacizumab hinzu genommen wurde (Johnson et al. 2004; Sandler et al. 2005). Allerdings war unter Bevacizumab auch eine verstärkte Toxizität zu verzeichnen, insbesondere hinsichtlich Blutungskomplikationen, sowie eine moderat verstärkte Hämatotoxizität. Die Zulassung für Bevacizumab für NSCLC (ausgeschlossen sind Plattenepithelkarzinome) wurde Anfang 2006 in den USA und im August 2006 in Europa eingereicht. Eine Übersicht über die derzeit am häufigsten eingesetzten Therapieregime bei NSCLC zeigt ◘ Tab. 6.1.

◘ Tab. 6.1. Therapieoptionen beim nichtkleinzelligen Bronchialkarzinom

Stadium	Therapie	Studie
IA	OP	IALT, Arriagada et al. 2004 CALBG, Strauss et al. 2004 NCIC, Winton et al. 2005 ANITA, Douillard et al. 2006
IB IIA+BIIIA (1 Lymphknotenstation)	OP + adjuvante platinhaltige Chemotherapie	
IIIA (>/= 2 Lymphknotenstationen) IIIB (ohne Pleuraerguss)	Neoadjuvante Radiochemotherapie + OP	Eberhardt et al. 1998
IIIA (>/= 2 Lymphknotenstationen) IIIB (ohne Pleuraerguss)	Kombinierte Radiochemotherapie	
IIIB, IV	Palliative Chemotherapie	
	Vinorelbin vs. »best supportive care«	ELVIS 1999
	Cisplatin + Gemcitabin vs. BSC	Spiro et al. 2004
	Cisplatin vs. Cisplatin + Gemcitabin	Sandler et al. 2000
	Cis + Gem vs. Cis + Vino vs. Carbo + Paclitaxel	Scagliotti et al. 2002
	Cis + Gem + Vino vs. Gem + Vino	Laack et al. 2004
	Carboplatin + Paclitaxel +/- Bevacizumab (Ausschluss: Plattenepithelkarzinome)	Johnson et al. 2004 Sandler et al. 2005

6.1.2   NSCLC bei Patienten mit eingeschränkter Therapiefähigkeit

Die Behandlung von älteren und multimorbiden Patienten stellt eine besondere Herausforderung dar. Bei Vorliegen eines metastasierten NSCLC bei einem älteren Patienten oder bei einem Patienten mit Therapieeinschränkungen besteht Unsicherheit hinsichtlich der Frage, ob eine Chemotherapie gerechtfertigt ist, und wenn ja, mit welcher Therapieintensität behandelt werden sollte (s. Übersichtsartikel Honecker et al. 2004a). So ist bei älteren Patienten aufgrund eingeschränkter Organreserven oder Komorbiditäten eine höhere Inzidenz an therapiebedingter Toxizität, insbesondere Myelosuppression, zu verzeichnen (Feliu et al. 1999).

Darüber hinaus kann eine höhere Rate an Komorbiditäten, die oftmals dasselbe Risikoprofil wie die maligne Grunderkrankung aufweisen, zu einem schlechteren Gesamtüberleben in dieser Altersgruppe führen. Eine Studie zur Behandlung älterer Patienten mit NSCLC hat gezeigt, dass das Vorliegen schwerer Begleiterkrankungen zu einem mittleren Überleben von nur 16 Wochen führte, Patienten ohne schwere Begleiterkrankungen hingegen im Mittel 28 Wochen überlebten, und zwar unabhängig von der gewählten Therapie (Frasci et al. 2000). Zudem war die Rate der Patienten, die eine Therapie aufgrund schwerer Nebenwirkungen abbrechen musste, in dieser Gruppe deutlich erhöht. Somit stellt sich die Frage, ob bei älteren Patienten mit schweren Komorbiditäten eine Chemotherapie überhaupt durchführbar ist, oder ob sich die Behandlung nicht allein auf supportive Maßnahmen beschränken sollte.

In der Zwischenzeit liegt eine Reihe retrospektiver Subgruppenanalysen großer Studien zur Therapie von Patienten in gutem Allgemeinzustand mit metastasiertem NSCLC vor. Diese retrospektiven Untersuchungen und Metaanalysen belegen, dass ältere Patienten ohne Einschränkungen der Therapiefähigkeit unter einer platinhaltigen Kombinationstherapie Ansprech-, Überlebens- und Toxizitätsraten zeigen, die mit denen jüngerer Patienten vergleichbar sind (Langer et al. 2002; Lilenbaum et al. 2002; Hensing et al. 2003; Fossella et al. 2003). Einschränkend sei jedoch angemerkt, dass bisher zu wenige Daten aus speziell für ältere Patienten konzipierten Studien vorliegen. Insbesondere die Frage, ob für diese Population eine platinhaltige Kombination einer nichtplatinhaltigen Kombination oder einer Monotherapie überlegen ist, muss noch geklärt werden.

Eine große randomisierte Studie, in die auch Patienten mit eingeschränktem Allgemeinzustand eingeschlossen wurden (ECOG ≥2), ergab, dass eine Monotherapie mit Vinorelbin im Vergleich zu alleiniger Supportivtherapie nicht nur das Gesamtüberleben, sondern auch die Lebensqualität verbessern kann (Elderly Lung Cancer Vinorelbine Italian Study Group, 1999). Daten aus Phase-II/III-Studien erbrachten widersprüchliche Ergebnisse hinsichtlich der Frage, ob in der Gruppe älterer Patienten mit Einschränkungen der Therapiefähigkeit eine Kombinationsbehandlung einer Monotherapie überlegen ist (Frasci et al. 2000; Gridelli et al. 2003). Sicher ist jedoch, dass eine Kombinationstherapie mit einer höheren Toxizitätsrate einhergeht, auch wenn es sich um eine platinfreie Kombination (wie z. B. Vinorelbin und Gemcitabin) handelt.

6.1.3   SCLC

Limited disease

Das Stadium »limited disease« ist potenziell kurativ behandelbar. Im Stadium »very limited disease« (entsprechend Stadium I und II) wird bei funktioneller Operabilität die primäre Operation mit adjuvanter Chemotherapie und Strahlentherapie empfohlen. Bei lokal fortgeschrittenen Stadien mit mediastinalem Lymphknotenbefall (IIIA+B) gilt die simultane kombinierte Radiochemotherapie (4 Zyklen einer Kombinationstherapie mit Cisplatin und Etoposid) als Standard-vorgehen. Wird eine komplette Remission erreicht, sollte im Anschluss eine prophylaktische Schädelbestrahlung durchgeführt werden, da dadurch eine signifikante Reduktion der isolierten Rezidive im Bereich des Schädels erreicht werden kann (Auperin et al. 1999). Ältere Patienten (>70 Jahre) im limitierten Stadium und ohne deutliche Therapieeinschränkungen sollten wie jüngere Patienten mit einer intensiven, kombinierten Radiochemotherapie behandelt werden.

Dies ist das Ergebnis einer retrospektiven Analyse, die das Ansprechen und Gesamtüber-leben von Patienten unter und über 70 Jahren verglichen hat und zu keinen altersabhängigen Unterschieden gekommen ist, obwohl ältere Patienten aufgrund von Dosisreduktionen insge-samt weniger Chemotherapie erhalten hatten als jüngere Patienten (Yuen et al. 2001). Diese Untersuchung kam wie auch frühere Analysen zu der Schlussfolgerung, dass moderate Dosis-reduktionen bei älteren Patienten offensichtlich nicht zu einem schlechteren Therapieerfolg führen (Dajczman et al. 1996; Siu et al. 1996; Tebutt et al. 1997). Daten aus Studien deuten darauf hin, dass bei älteren Patienten möglicherweise eine auf 2 Zyklen reduzierte Chemo-therapie, kombiniert mit einer Radiotherapie, im limitierten Erkrankungsstadium ausreichen könnte (Jeremic et al. 1998; Murray et al. 1998).

Extended disease

Etwa 60% aller Patienten befinden sich bei Diagnosestellung allerdings im Stadium »extensive disease« und sind somit nur palliativ behandelbar. Zu den Standardtherapien zählen heute die Gabe von 4–6 Zyklen der folgenden Regime: Cisplatin (oder Carboplatin) und Etoposid, ggf. auch in Kombination mit Vincristin. Dabei wird Carboplatin meist nach AUC (»area under the curve«) dosiert, da hierbei aufgrund der Anpassung der Dosis an die Nierenfunktion we-niger Toxizitäten auftreten als bei einer Fixdosis. Eine Alternative stellt das sog. ACO-Schema dar: Adriamycin und Cyclophosphamid kombiniert mit Vincristin. Unter diesen Regimen werden Remissionsraten von 50–80% erreicht. Mit einer Monotherapie mit beispielsweise To-potecan, Vinorelbin, Etoposid oder Paclitaxel erzielt man Remissionsraten von ca. 35–50%.

Weitere wichtige Therapiemodalitäten sind die Strahlentherapie symptomatischer Fern-metastasen, frakturgefährdeter Knochenmetastasen oder stenosierender Primärtumoren, die konsekutiv zu Atelektasen führen können, sowie eine ausreichende Schmerztherapie und bei Knochenmetastasen die Gabe von Bisphosphonaten.

6.1.4 SCLC bei Patienten mit eingeschränkter Therapiefähigkeit

Das bei älteren Patienten oder Patienten in reduziertem Allgemeinzustand im Rahmen von Studien am besten untersuchte Regime ist die Kombination aus Carboplatin und Etoposid. Di-ese Kombination hat zu guten Ansprechraten geführt, allerdings bei nicht unerheblicher, zum Teil tödlich verlaufender Toxizität (Evans et al. 1995; Matsui et al. 1998; Okamoto et al. 1999; Larive et al. 2002). Insbesondere das Risiko einer ausgeprägten Myelotoxizität sollte bei älteren Patienten berücksichtigt und früh der Einsatz von hämatopoetischen Wachstumsfaktoren erwogen werden (s. Übersichtsartikel Bokemeyer et al. 2002). Allerdings ist eine intensive Therapie bei Patienten mit eingeschränktem Allgemeinzustand zum Teil nicht durchführbar. Leider liegen bisher noch kaum Daten zum optimalen therapeutischen Vorgehen bei Patienten mit eingeschränkter Therapiefähigkeit vor. Eine Monotherapie mit oralem Etoposid hat sich gegenüber einer Kombinationstherapie als deutlich unterlegen und kaum weniger toxisch erwiesen, so dass diese Behandlung keine vertretbare Therapieoption darstellt (Girling et al. 1996; Souhami et al. 1997).

Neben intravenösem Etoposid wurde Carboplatin erfolgreich als Monotherapie bei Patienten in reduziertem Allgemeinzustand eingesetzt (White et al. 2001). Die Monotherapie war hinsichtlich Ansprechen und Symptomkontrolle nicht unterlegen und führte zu weniger Toxizität als eine Kombinationstherapie. Derartige Ansätze sollten weiter untersucht und in Studien validiert werden, um zukünftig die Behandlungsergebnisse für Patienten mit Einschränkungen zu verbessern (▶ Übersichtsartikel Honecker et al. 2004b).

6.2   Supportivmaßnahmen: Die Rolle von G-CSF

Vor kurzem ist ein Übersichtsartikel erschienen, der die Rolle von Granulozyten-Wachstumsfaktoren in der Behandlung des NSCLC beleuchtet (Grossi et al. 2006). Der folgende Abschnitt befasst sich neben der Rolle von G-CSF bei NSCLC auch mit der Bedeutung dieser Supportivmaßnahme beim SCLC. Der Leukozytennadir ist bei hämatotoxischen Substanzen ca. 10–14 Tage nach Beginn der Chemotherapie zu erwarten. Eine potentiell lebensbedrohliche Komplikation ist eine febrile Neutropenie, insbesondere bei schweren Verläufen mit Pneumonie oder Sepsis. Das Management einer Neutropenie ist abhängig vom Therapiekonzept (kurativer vs. palliativer Therapieansatz). Wird ein kurativer Ansatz verfolgt (z. B. in der adjuvanten Situation), oder besteht ein hoher Remissionsdruck (z. B. bei Patienten mit rasch fortschreitender Erkrankung mit viszeralen Metastasen in ansonsten noch gutem Allgemeinzustand), so steht die zeitgerechte Gabe der Chemotherapie mit möglichst voller Dosisintensität im Vordergrund.

In der ANITA-Studie, die in der adjuvanten Situation Effektivität und Toxizität einer Kombination von Vinorelbin und Cisplatin untersuchte, wurde bei 92% der Patienten eine Neutropenie (alle Grade) beobachtet, 9% erlitten Fieber in Neutropenie und 2% der Patienten verstarben an septischen Komplikationen. Somit ist die adjuvante Therapie eine Situation, in der ein adäquates Neutropenie-Management, z. B. durch den prophylaktischen Einsatz von G-CSF (Pegfilgrastim, Filgrastim, Lenograstim), hilfreich sein kann, um ein optimales Behandlungsergebnis zu erreichen. Bei einem palliativen Konzept bei NSCLC sollte hingegen bei Auftreten einer febrilen Neutropenie im Folgezyklus zunächst eine Dosisanpassung durchgeführt werden.

Im Gegensatz zum SCLC, wo der primär prophylaktische Einsatz von G-CSF mit guter Evidenz für gängige Kombinationsregime empfohlen wird, ist dies beim NSCLC nicht der Fall. Eine Studie zur Behandlung von Patienten mit SCLC ergab, dass die zusätzliche Gabe von G-CSF zu einer Prophylaxe mit Antibiotika das Auftreten einer febrilen Neutropenie reduziert (Timmer-Bonte 2005). Eine Kosten-Nutzen-Analyse dieser Studie bezifferte den Preis einer solchen Reduktion (für das niederländische Gesundheitssystem): pro Prozent Verringerung des Risikos einer febrilen Neutropenie waren 240 € Behandlungskosten mehr aufzuwenden, die erreichte 14%ige Reduktion kostete somit 3360 € (Timmer-Bonte 2006). Für das SCLC konnte außerdem nachgewiesen werden, dass sich die Dosisintensität durch G-CSF-Gabe, u. a. in Konzepten mit autologer Stammzelltransplantation, steigern lässt. Dieser Ansatz führte zwar zu höheren Ansprechraten, resultierte aber nicht in einem besseren Gesamtüberleben, so dass dieses Vorgehen außerhalb von Studien nicht empfohlen wird.

In ◘ Tab. 6.2 ist u. a. das Risiko für das Auftreten einer (febrilen) Neutropenie nach Chemotherapie unter verschiedenen (zum Teil historischen) Regimen bei Bronchialkarzinom (NSCLC und SCLC) angegeben. Darüber hinaus werden einige randomisierte Studien aufgeführt, die darstellen, welchen Effekt der Einsatz von prophylaktischem G-CSF hat.

◻ Tab. 6.2. Inzidenzen von Leukopenie/Neutropenie und febriler Neutropenie verschiedener Chemotherapieregime (mit und ohne G-CSF) bei Bronchialkarzinom

Regime, Autor	Anzahl Patienten	Neutropenie Grad 4 [%]	Febrile Neutro-penie [%]	Letale Sepsis [%]	Anmerkungen
Nichtkleinzelliges Bronchialkarzinom					
Cisplatin/Vinorelbin Wozniak et al. 1998	206	59	10	2	Randomisierte Studie: Cisplatin vs. Cisplatin/Vinorelbin
Docetaxel/Gemcitabin Docetaxel/Cisplatin Georgoulias et al. 2001	155 162	22 (Grad 3+4) 33 (Grad 3+4)	14 16	0,6 0,6	Randomisierte Studie Doc/Gem vs. Doc/Cis
Cisplatin/Paclitaxel (24 h) Cisplatin/Gemcitabin Cisplatin/Docetaxel Carboplatin/Paclitaxel Schiller et al. 2002	288 288 289 290	57 39 48 43	16 4 11 4	2 1 ? -	Vierarmige, randomisierte Studie
Carboplatin/Docetaxel Fossella et al. 2003	406	74 (Grad 3+4)	3,7	-	Randomisierte Studie
Docetaxel Pemetrexed Hanna et al. 2004	276 265	40,2 (Leukopenie Grad 3+4) 5,3 (Leukopenie Grad 3+4)	12,7 1,9	? ?	Randomisierte Studie, Zweitlinien-therapie
Docetaxel/Cisplatin + G-CSF Docetaxel Georgoulias et al. 2004	167 152	16 13	9 8	2,4 0,7	Randomisierte Studie: Doc/Cis plus G-CSF (7d) vs. Doc ohne G-CSF
Docetaxel/Gemcitabin + G-CSF Vinorelbine/Cisplatin + G-CSF Georgoulias et al. 2005	197 192	16 (Neutropenie Grad 3+4) 37 (Neutropenie Grad 3+4)	6 11	2 1,6	Randomisierte Studie Doc/Gem plus G-CSF (7d) vs. Vino/Cis plus G-CSF (7d)

⬛ **Tab. 6.2.** *Fortsetzung*

Regime, Autor	Anzahl Patienten	Neutropenie Grad 4 [%]	Febrile Neutropenie [%]	Letale Sepsis [%]	Anmerkungen
Kleinzelliges Bronchialkarzinom					
Cyclophosphamid, Doxorubicin, Etoposid Crawford et al. 1991	199	84/98 (+/- G-CSF)	28/57 (+/- G-CSF)	3/3 (+/- G-CSF)	Klinische Zulassungsstudie von G-CSF
Cisplatin/Etoposid Roth et al. 1992	159 156	38 52	NA NA	6 4	
Cyclophosphamid/Doxorubicin/Etoposid Trillet-Lenoir et al. 1993	130	NA	26/53 (+/- G-CSF)		Klinische Zulassungsstudie G-CSF
Carboplatin/Etoposid Skarlos et al. 1994	74	5 (Leukopenie Grad 4)	NA	2,6	
Cisplatin/Irinotecan Noda et al. 2002	77	25,3	NA	3,7	Randomiserte Studie, Vergleich von Cis/Irinotecan mit Cis/Etoposid
Topotecan Cyclophosphamid/Doxorubicin/Vincristin Von Pawel et al. 1999	104 104	70,2 71,7	28 26	- 1	Randomisierte Studie, Zweitlinientherapie

Zu beachten ist, dass einige der jüngeren Studien bereits mit G-CSF-Prophylaxe durchgeführt wurden (z. B. Georgoulias et al. 2004 und 2005).

6.3 Empfehlungen der Fachgesellschaften zum Einsatz von Wachstumsfaktoren bei Bronchialkarzinomen: EORTC und ASCO

Kürzlich wurden von den europäischen (EORTC) und US-amerikanischen (ASCO) Fachgesellschaften die überarbeiteten Leitlinien zum Einsatz von Wachstumsfaktoren veröffentlicht (Aapro 2006; Smith 2006). Hierbei ist insbesondere zwischen folgenden Indikationen zu unterscheiden: primär prophylaktischer Einsatz, sekundär prophylaktischer Einsatz, therapeutischer Einsatz in afebriler und febriler Neutropenie, sowie Einsatz mit dem Ziel, eine Dosissteigerung zu erzielen. Übereinstimmend wird bei einem Risiko einer febrilen Neutropenie von >20% der prophylaktische Einsatz von Wachstumsfaktoren befürwortet. Beide Fachgesellschaften weisen jedoch darauf hin, dass es zusätzlich zu den durch Studien abgesicherten Indikationen Risikokonstellationen für das Auftreten von Komplikationen aufgrund von Myelosuppression gibt, die den Einsatz von Wachstumsfaktoren rechtfertigen können. Die europäischen Richtlinien berücksichtigen das besondere Risiko älterer Patienten (≥65 Jahre) und empfehlen in dieser Gruppe eine eingehendere Abschätzung des Risikos einer febrilen Neutropenie.

Neben einem höheren Alter sind folgende Risikofaktoren etabliert:

- Fortgeschrittene Erkrankungssituation
- Schlechter Allgemein- oder Ernährungszustand
- Hämoglobinwert <12 g/dl
- Vorliegen von Komorbiditäten

Liegen Risikofaktoren vor, kann somit bereits bei einer Wahrscheinlichkeit von 10–20% für das Auftreten einer febrilen Neutropenie eine Primärprophylaxe mit G-CSF oder Pegfilgrastim indiziert sein. ◻ Tab. 6.2 kann helfen, das Risiko einer febrilen Neutropenie unter den gebräuchlichsten Regimen abzuschätzen.

6.4 Fazit

Die Therapie des Bronchialkarzinoms ist eine wichtige Aufgabe onkologisch tätiger Ärzte. Aufgrund der epidemiologischen Entwicklung ist in den nächsten Jahren mit einer weiteren Zunahme der Fallzahl zu rechnen. Für beide Untergruppen, das NSCLC sowie das SCLC, sollten heute in limitierten Stadien multimodale Konzepte mit kurativem Ansatz verfolgt werden. In den letzten Jahren hat die Durchführung einer adjuvanten Chemotherapie nach Resektion eines NSCLC eine moderate, statistisch jedoch signifikante Verbesserung der Überlebensrate gezeigt. Aufgrund des kurativen Ansatzes in dieser Situation sollte beim Auftreten ausgeprägter Myelosuppression der Einsatz von Wachstumsfaktoren (G-CSF) einer Dosisreduktion aus Gründen des Dosiserhalts vorgezogen werden. Es liegen bisher jedoch noch keine randomisierten Studien vor, die die Rolle von Wachstumsfaktoren in der adjuvanten Therapie des NSCLC untersucht haben.

In der metastasierten Situation kann sowohl beim NSCLC als auch beim SCLC durch Einsatz einer palliativen Chemotherapie neben einer Symptomlinderung eine moderate Lebenszeitverlängerung erzielt werden. Während für den prophylaktischen Einsatz von G-CSF zur Reduktion von Neutropenie und insbesondere Komplikationen in Neutropenie in der Therapie des SCLC ausreichend Daten vorliegen, ist dies für die Therapie des NSCLC nicht belegt und wird von den Fachgesellschaften auch nicht empfohlen. Insbesondere bei älteren Patienten oder Patienten mit Einschränkungen der Therapiefähigkeit sollte in der palliativen Situation einem möglichst wenig aggressiven Regime (wie z. B. einer Monotherapie) der Vorzug gegeben werden. Da in dieser Kohorte aufgrund einer reduzierten Knochenmarkreserve auch unter einer moderaten Therapie gehäuft Neutropenien auftreten, kann allerdings der sekundär prophylaktische oder therapeutische Einsatz von Wachstumsfaktoren eine Rolle spielen.

Literatur

Aapro MS, Cameron DA, Pettengell R et al.: EORTC guidelines for the use of granulocyte-colony stimulating factor to reduce the incidence of chemotherapy-induced febrile neutropenia in adult patients with lymphomas and solid tumours. Eur J Cancer 2006 Epub ahead of print

Auperin A, Arriagada R, Pignon JP et al.: Prophylactic cranial. irradiation for patients with small-cell lung cancer in complete remission. NEJM 1999;341:476–484

Arriagada R, Bergman B, Dunant A, Le Chevalier T, Pignon JP, Vansteenkiste J; International. Adjuvant Lung Cancer Trial. Collaborative Group: Cisplatin-based adjuvant cjemotherapy in patients with completely resected non-small-cell lung cancer. N Engl J Med 2004;350:351–360

Bokemeyer C, Honecker F, Wedding U, Späth-Schwalbe E, Lipp HP, Kolb G: Use of hematopoietic growth factors in elderly patients receiving cytotoxic chemotherapy. Onkologie 2002;25:32–39

Crawford J, Ozer H, Stoller R, Johnsosn D, Lyman G, Tabbara I, Kris M, Grous J, Picozzi V, Rausch G, et al.: Reduction by granulocyte colony-stimulating factor of fever and neutropenia induced by chemotherapy in patients with small-cell lung cancer. N Engl J Med 1991;325:164–170

Dajczman E, Fu LY, Small D, Wolkove N, Kreisman H: Treatment of small cell lung carcinoma in the elderly. Cancer 1996;77:2032–2038

Douillard JY, Rosell R, De Lena M et al.: Adjuvant vinorelbine plus cisplatin vs. observation in patients with completely resected stage IB-IIIA non-small-cell lung cancer (Adjuvant Navelbine International. Trialist Association [ANITA]): a randomised controlled trial. Lancet Oncol 2006;7:719–727

Eberhardt W, Wilke H, Stamatis G et al.: Preoperative chemotherapy followed by oncurrent chemoradiation therapy based on hyperfractionated accelerated radiotherapy and definitive surgery in locally advanced nonm-small-cell lung cancer: mature results of a phase II trial. J Clin Oncol 1998;16:622–634

Edwards BK, Howe HL, Ries LAG, Thun MJ, Rosenberg HM, Yancik R, Wingo PA, Jemal. A, Feigal. EG: Annual. report to the nation on the staus of cancer, 1973–1999, featuring implications of age and aging on the U.S. cancer burden. Cancer 2002;94:2766–2792

Elderly Lung Cancer Vinorelbine Italian Study Group: Effects of vinorelbine on quality of life and survival. of elderly patients with advanced non-small cell lung cancer. J Natl Cancer Inst 1999;91:66–72

Evans WK, Radwi A, Tomiak E, Logan DM, Martins H, Stewart DJ, Goss G, Maroun JA, Dahrouge S: Oral. etoposide and carboplatin. Effective therapy for elderly patients with small cell lung cancer. Am J Clin Oncol 1995;18:149–155

Feliu J, Lopez Gomez L, Madronal. C, Espinosa E, Espinosa J, Garcia Giron C, Martinez B, Castro J, De la Gandara I, Gonzalez Baron M, for the Oncopaz Cooperative Group: Gemcitabine plus vinorelbine in nonsmall cell lung carcinoma patients age 70 years or older or patients who cannot receive cisplatin. Cancer 1999;88:1463–1469

Fossella FV, Belani CP, for the TAX 326 Study Group: Phase III study (TAX 326) of docetaxel-cisplatin (DC) and docetaxel-carboplatin (DCb) vs. vinorelbine-cisplatin (VC) for the first-line treatment of advanced/metastatic non-small cell lung cancer (NSCLC): Analyses in elderly patients. Proc Am Soc Clin Oncol 2003,22:629 (abstract 2528)

Frasci G, Lorusso V, Panza N et al.: Gemcitabine plus vinorelbine vs. vinorelbine alone in elderly patients with advanced non-small cell lung cancer. J Clin Oncol 2000;18:2529–2536

Friedrich C, Kolb G, Wedding U, Pientka L; Interdisziplinaere Arbeitsgruppe der DGHO/DGG: Comprehensive geriatric assessment in the elderly cancer patient. Onkologie 2003;26(4):355–360

Georgoulias V, Samonis G, Papadakis E et al.; Greek Cooperative Group for Lung Cancer: Comparison of docetaxel/cisplatin to docetaxel/gemcitabine as first line treatment of advanced non-small cell lung cancer:early results of a randomized trial. Lung Cancer 2001;34(4):47–51

Georgoulias V, Ardanavis A, Agelidou A et al.: Docetaxel vs. docetaxel plus cisplatin as front-line treatment of patients with advanced non-small-cell lung cancer: a randomized, multicenter phase III trial. J Clin Oncol 2004;22:2602–2609

Georgoulias V, Ardanavis A, Tsiafaki X et al.: Vinorelbine plus cisplatin vs. docetaxel plus gemcitabine in advanced non-small-cell lung cancer: a phase III trial. J Clin Oncol 2005;23:2937–2945

Girling DJ et al: Comparison of oral. etoposide and standard intravenous multidrug chemotherapy for small cell lung cancer: a stopped multicenter randomised trail. Medical. Research Council Lung Cancer Working Party, Lancet 1996;348:563–566

Gridelli C, Perrone F, Gallo C et al.: Chemotherapy for elderly patients with advanced non-small cell lung cancer: The multicenter Italian lung cancer in the elderly study (MILES) phase III randomized trial. J Natl Cancer Inst 2003;95:362–372

Grossi F, Tiseo M: Granulocyte growth factors in the treatment of non-small cell lung cancer (NSCLC). Crit Rev Oncol Hematol 2006;58:221–230

Hanna N, Shepard F, Hensing TA, Peterman AH, Schell MJ, Lee JH, Socinski MA: The impact of age on toxicity, response rate, quality of life, and survival. in patients with advanced, stage IIIB or IV nonsmall cell lung carcinoma treated with platin and paclitaxel. Cancer 2003;98(4):779–78

Hanna N, Shepherd F, Fossella FV et al.: Randomized phase II trial. of pemetrexed vs. docetaxel in patients with non-small-cell lung cancer previously treated wizh chemotherapy. J Clin Oncol 2004;22:1589–1597

Honecker F, Wedding U, Bokemeyer C: Chemotherapy in elderly patients with advanced lung cancer. Part I: General. aspects and treatment of small cell lung cancer (SCLC). Onkologie 2004b;27(5):500–505

Honecker F, Wedding U, Bokemeyer C: Chemotherapy in elderly patients with advanced lung cancer. Part II: Treatment of non-small cell lung cancer (NSCLC). Onkologie 2004a;27(6):583–588

Ihde DC: Chemotherapy of lung cancer. New Engl J Med 1992;327:1434–1441

Jeremic B, Shibamoto Y, Acimovic L, Milisarljevic S: Carboplatin, etoposide, and accelerated hyperfractionated radiotherapy for elderly patients with limited small cell lung carcinoma: a phase II study. Cancer 1998;836–841

Johnson DH, Fehrenbacher L, Novotny WF et al.: Randomized phase II trial. comparing bevacizumab plus carboplatin and paclitaxel with carboplatin and paclitaxel alone in previously untreated locally advanced or metastatic non-small cell lung cancer. J Clin Oncol 2004;22:2184–2191

Laack E, Dickgreber N, Muller T et al.; German and Swiss Lung Cancer Study Group: Randomized phase III trial. of gemcitabine and vinorelbine vs. gemcitabine, vinorelbine, and cisplatin in the reatment of advanced non-small-cell lung cancer: from the German and Swiss Lung Cancer Study Group. J Clin Oncol 2004;22:2348–2356

Langer CJ, Manola J, Bernardo P, Kugler JW, Bonomi P, Cella D, Johnson DH: Cisplatin-based therapy for elderly patients with advanced non-small lung cancer: Implications of Eastern Cooperative Oncology Group 5592, a randomozed trial. J Natl Cancer Inst 2002;94:173–181

Larive S, Bombaron P, Riou R et al.; Groupe Lyon-Saint Etienne d'Oncologie Thoracique: Carboplatin-etoposide combination in small cell lung cancer patients older than 70 years: a phase II trial. Lung Cancer 2002;35:1–7

Lilenbaum RC, Herndon J, List M, Desch C, Watson D, Holland J, Weeks JC, Green MR; Cancer and Leukemia Group B: Single-agent (SA) vs. combination chemotherapy (CC) in advanced non-small cell lung cancer (NSCLC): a CALBG randomized trial. of efficacy, quality of life (QOL), and cost effectiveness. Proc Am Soc Clin Oncol 2002;21:1a (abstract 2)

Ludbrook JJ, Truong PT, MacNeil MV, Lesperance M, Webber A, Joe H, Martins H, Lim J: Do age and comorbidity impact treatment allocation and outcomes in limited stage small-cell lung cancer? A community-based population analysis. Int J Radiation Oncology Biol Phys 2003;55(5):1321–1330

Matsui K, Masuda N, Fukuoka M et al.: Phase II trial. of carboplatin plus oral. etoposide for elderly patients with small-cell lung cancer. Br J Cancer 1998;77(11):1961–1965

Murray N, Grafton C, Shah A, Gelmon K, Kostashuk E, Brown E, Coppin C, Coldman A, Page R: Abbreviated treatment for elderly, infirm, or non-compliant patients with limited-stage small-cell lung cancer. J Clin Oncol 1998;16:3323–3328

Noda K, Nishiwaki Y, Kawahara M et al.; Japan Clinical. Oncology Group: Irinotecan plus cisplatin compared with etoposide plus cisplatin for extensive small-cell lung cancer. N Engl J Med 2002;346:85–91

Okamoto H, Watanabe K, Nishiwaki Y et al.: Phase II study area under the plasms-concentration-vs.-time curve-based carboplatin plus standard-dose intravenous etoposide in elderly patients with small-cell lung cancer. J Clin Oncol 1999;17:3540–3545

Repetto L, Biganzoli L, Koehne CH, Luebbe AS, Soubeyran P, Tjan-Heijnen VC, Aapro M: EORTC Cancer in the Elderly Task Force guidelines for the use of colony-stimulating factors in elderly patients with cancer. Eur J Cancer 2003;39:2264–2272

Roth BJ, Johnson DH, Einhorn LH et al.: Randomized study of cyclophosphamide, doxorubicin, and vincristine vs. etoposide and cisplatin vs. alternation of these two regimens in extensive small-cell lung cancer: a phase III trial. of the Southeastern Cancer Study Group. J Clin Oncol 1992;10:282–291

Sandler AB, Nemunaitis J, Denham C et al.: Phase III trial. of gemcitabine plus cisplatin vs. cisplatin alone in patients with locally advanced or metastatic non-small-cell lung cancer. J Clin Oncol 2000;18:122–130

Sandler AB, Gray R, Bhramer J, et al: Randomized phase II/III trial. of paclitaxel (P) vs. carboplatin (C) with or without bevacizumab in patients with advanced non-squamous non-small cell lung cancer (NSCLC): An Eastern Cooperative Oncology Group (ECOG) Trial. – E4599. Proc ASCO 2005; abstract LBA4

Scagliotti GV, De Marinis F, Rinaldi M et al.; Italian Lung Cancer Project: Phase III randomized trial. comparing three platinum-based doublets in advanced non small-cell lung cancer. J Clin Oncol 2002;20:4285–4291

Schiller JH, Harrington D, Belani CP, Langer C, Sandler A, Krook J, Zhu J, Johnson DH; Eastern Cooperative Oncology Group: Comparison of four chemotherapy regimens for advanced non-small-cell lung cancer. NEJM 2002;346:92–98

Siu LL, Shepherd FA, Murray N, Feld R, Pater J, Zee B: Influence of age on the treatment of limited-stage small-cell lung cancer. J Clin Oncol 1996;14:821–828

Skarlos DV, Samantas E, Kosmidis P et al.: Randomized comparison of etoposide-cisplatin vs. etoposide-carboplatin and irradiation in small-cell lung cancer. A Hellenic Co-operative Oncology Group study. Ann Oncol 1994;5:601–607

Smith TJ, Khatcheressian J, Lyman GH et al.: 2006 update of recommendations for the use of white blodd cell growth factors: an evidence-based clinical. practice guideline. J Clin Oncol 2006;24:3187–3205

Souhami RL, Spiro SG, Rudd RM, Ruiz de Elvira MC, James LE, Gower NH, Lamont A, Harper PG: Five-day oral. etoposide treatment for advanced small-cell lung cancer: randomized comparison with intravenous chemotherapy. J Natl Cancer Inst 1997;9:577–580

Spiro SG, Rudd RM, Souhami RL et al.; Big Lung Trial. participants: Chemotherapy vs. supportive care in advanced non-small-cell lung cancer: improved survival. without detriment to quality of life. Thorax 2004;59:828–836

Strauss GM, Herndon J, Maddaus MA et al.: randomized clinical. trial. of adjuvant chemotherapy with paclitaxel and carboplatin following resection in Stage IB non-small cell lung cancer (NSCLC): Report of Cancer and leukemia Group B (CALGB) Protocol 9633. J Clin Oncol Proc ASCO 2004;22:14S 7019

Tebutt NC, Snyder RD, Burns WI: An analysis of the outcomes of treatment of small cell lung cancer in the elderly. Aust NZ J Med 1997;27:160–164

Timmer-Bonte JN, de Boo TM, Smit HJ et al.: Prevention of chemotherapy-induced febrile neutropenia by prophylactic antibiotics plus or minus granulocyte colony-stimulating factor in small-cell lung cancer: a Dutch randomized phase III trial. J Clin Oncol 2005;23:7974–7984

Timmer-Bonte JN, Adanq EM, Smit HJ, Biesma B, Wilschut FA, Bootsma GP, de Boo TM, Tjan-Heijnen VC: Cost effectiveness of adding granulocyte colony-stimulating factor to primary prophylaxis with antibiotics in small-cell lung cancer. J Clin Oncol 2006;24:2991–2997

Travis WD, Travis LB, Devesa SS: Lung cancer. Cancer 1995;75:191–202

Trillet-Lenoir V, Green J, Manegold C et al: Recombinant granulocyte colony stimulating factor reduces the infectious complications of cytotoxic chemotherapy. Eur J Cancer 1993;29°:319–324

Von Pawel J, Schiller JH, Shepherd F et al.: Topotecan vs. cyclophosphamide, doxorubicin, and vincristine for the treatment of recurrent small-cell lung cancer. J Clin Oncol 1999;17:658–667

White SC, Lorigan P, Middleton MR, Anderson H, Valle J, Summers Y, Burt PA, Arance A, Stout R, Thatcher N: Randomized phase II study of cyclophosphamide, doxorubicin, and vincristine compared with single-agent carboplatin in patients with poor prognosis small cell lung carcinoma. Cancer 2001;92(3):601–608

Winton T, Livingstone R, Johnson D et al; Mational. Cancer Institute of Canada Clinical.Trials Group; National. Cancer Institute of the United States Intergroup JBR.10 Trial. Investigators: Vinorelbine plus cisplatin vs. observation in resected non-small-cell lung cancer. N Engl J Med 2005;352:2589–2597

Wozniak AJ, Crowley JJ, Balcerzak SP et al.: Randomized trial. comparing cisplatin with cisplatin and vinorelbine in the treatment of advanced non-small-cell lung cancer: A Southwest Oncology Group study. J Clin Oncol 1998;16:2459–2465

Yuen AR, Zou G, Turrisi A, Sause W, Komak R, Wagner H, Aisner SC, Livingston RB, Blum R, Johnson DH: Similar outcome of elderly patients in intergroup trial. 0096. Cancer 2001;89(9):953–1960

Zöchbauer-Müller S, Pirker R, Huber H: Treatment of small cell lung cancer patients. Ann Oncol 1999;10(Suppl 6):83–91

Keimzelltumortherapie beim Mann

Wann sind hämatopoetische Wachstumsfaktoren indiziert?

T. Kegel

Keimzelltumoren des Mannes gehören zu den Chemotherapie-sensibelsten Tumoren überhaupt. Seit Einführung der Cisplatin-basierten Chemotherapie werden Patienten mit Keimzelltumoren – einst die häufigste Todesursache bei jungen Männern im Alter von 20–35 Jahren – mit einer Wahrscheinlichkeit von ca. 90% geheilt. Selbst bei metastasierten Keimzelltumoren bestehen insgesamt noch sehr gute Aussichten auf Heilung (70–80% [1]). Wesentlich ungünstiger ist dagegen die Prognose von Patienten mit metastasierten Keimzelltumoren, die auf eine Cisplatin-haltige Erstlinien-Standardtherapie nicht bzw. nicht mit einer kompletten Remission (CR) ansprechen oder nach einer erfolgreichen Primärtherapie rezidivieren.

Aufgrund der hohen proliferativen Aktivität der Keimzelltumoren lassen sich die genannten Heilungsraten nur dann erzielen, wenn die derzeit als Standard akzeptierten Therapien adäquat dosiert und im Intervall von 21 Tagen appliziert werden [2]. Diese Schlussfolgerung ergibt sich u. a. aus einer Studie von Toner et al. [3], in der die Reduktion der Etoposid- und Bleomycin-Dosierung im Vergleich zu Standard-PEB (Cisplatin/Etoposid/Bleomycin) mit einer Verschlechterung des Gesamtüberlebens assoziiert war.

Als wichtigste dosislimitierende Toxizität kann schwere Neutropenie bzw. febrile Neutropenie (FN) die Erfolgsaussichten der Chemotherapie beeinträchtigen. Eine routinemäßige FN-Prophylaxe mit koloniestimulierenden Faktoren (CSF) im Rahmen von Standardchemotherapien wird zwar in den aktuellen Empfehlungen der European Germ Cell Cancer Consensus Group nicht empfohlen [4], doch gibt es klinische Situationen, in denen eine CSF-Prophylaxe im Hinblick auf eine zeit- und dosisgerechte Durchführung der Chemotherapie unverzichtbar ist.

CSF werden bei Patienten mit Keimzelltumoren weiterhin zur Mobilisierung peripherer Blutstammzellen eingesetzt, die im Rahmen der Supportivbehandlung bei Hochdosis-Chemotherapien benötigt werden.

Zur Prophylaxe der Chemotherapie-induzierten Neutropenie stehen zwei CSF zur Verfügung: der Granulozyten-koloniestimulierende Faktor (G-CSF) sowie der Granulozyten-Makrophagen-koloniestimulierende Faktor (GM-CSF). Beide CSF können, wie bei zahlreichen Tumorkrankheiten gezeigt wurde, Häufigkeit, Schwere und Dauer der Neutropenie bzw. der FN als wichtigstes Zeichen einer Infektion bei neutropenischen Patienten reduzieren.

Nach Untersuchungen von Kubota et al. [5] führt die Gabe von G-CSF nach Chemotherapie bei Patienten mit Keimzelltumoren nicht nur zu einer beschleunigten Regeneration, sondern auch zu einer signifikanten Verbesserung der Phagozytosefunktion neutrophiler Granulozyten.

In zahlreichen Untersuchungen mit humanen Keimzelltumorzelllinien ergaben sich keine Hinweise auf eine Steigerung der Tumorzellproliferation durch G-CSF oder GM-CSF [6–8]. Ein negativer Einfluss auf den Krankheitsverlauf ist daher nach derzeitigem Kenntnisstand auch durch einen Routine-Einsatz nicht zu befürchten.

Für den leitlinienkonformen klinischen Einsatz haben aktuell nur G-CSF-Präparate (Filgrastim, Pegfilgrastim und Lenograstim) praktische Bedeutung [10].

7.1   Indikationen für CSF: Erstlinientherapie

Die Standardtherapie besteht bei primär unbehandelten Patienten mit metastasierten Keimzelltumoren und guter Prognose nach IGCCCG (International Germ Cell Cancer Collaborative Group [9]) in 3 Zyklen, bei intermediärer oder ungünstiger Prognose in 4 Zyklen PEB.

PEB sollte ohne Dosisreduktion im Intervall von 21 Tagen wiederholt werden. Die EGC-CCG empfiehlt, eine Verzögerung um höchstens 3 Tage pro Zyklus nur dann in Betracht zu ziehen, wenn am 1. Tag eines Folgezyklus Fieber, eine Neutropenie <500/µl oder eine Thrombozytopenie <100.000/µl vorliegt [4].

Eine routinemäßige CSF-Prophylaxe wird im Rahmen der Erstlinientherapie nicht befürwortet, doch empfiehlt die EGCCCG, nach Auftreten ernster infektionsbedingter Komplikationen in allen Folgezyklen eine G-CSF-Prophylaxe durchzuführen, um Zyklusverzögerungen zu vermeiden und die in der Regel sehr guten Chancen auf Heilung zu wahren [4]. Weiterhin wird bei prolongierter Neutropenie eine sekundäre G-CSF-Prophylaxe befürwortet.

Die Empfehlung der EGCCCG, auf einen routinemäßigen Einsatz von CSF im Rahmen der Erstlinientherapie metastasierter Keimzelltumoren zu verzichten, steht im Einklang mit den Leitlinien der European Organization of Research and Treatment of Cancer (EORTC), die nur bei Chemotherapien, die ein FN-Risiko von mindestens 20% induzieren, eine generelle G-CSF-Prophylaxe vorsehen [10].

Bokemeyer et al. [11] zufolge ist auf der Basis von Studien bei Patienten mit metastasierten Keimzelltumoren unter PEB-Behandlung von einem FN-Risiko <20% auszugehen (◘ Tab. 7.1). Beispielsweise beobachteten Fossa et al. [20] bei 13% der Patienten mit schlechter Prognose unter PEB bzw. PE eine FN. In einer Studie von Nichols et al. [13] führte PEB bei 16% der Pa-

◘ **Tab. 7.1.** Inzidenz der febrilen Neutropenie (FN) im Rahmen von Erstlinientherapien fortgeschrittener Keimzelltumoren. (Mod. nach [14]).

Literatur	Patienten [n]	Regime	FN [%]
Wozniak [12]	77	PVB	6
	83	PEV	2
Nichols [13]	77	$P_{20}EB$	16
Daugaard [14]	76	$P_{40}EB$	50
Schmoll [15]	69	$P_{40}E_{200}B$	90
Harstrick [16]	98	$P_{35}EB$	35
Husband [17]	48	PEBOI	21
Bajorin [19]	53	POMB/ACE	30
Fossa [20]	49	VIP oder VeIP	43
	55	VIP oder VeIP + GM-CSF	22
	130	PEB oder BOP/VIP-B	39,5
	129	PEB oder BOP/VIP-B + G-CSF	19,5
Blanke [21]	20	VIP/VB + G-CSF	40

PVB = Cisplatin, Vinblastin, Bleomycin;
PEV = Cisplatin, Etoposid, Vinblastin;
VIP = Etoposid, Ifosfamid, Cisplatin;
PEB = Cisplatin, Etoposid, Bleomycin;
PEBOI = Cisplatin, Etoposid, Bleomycin, Vincristin, Ifosfamid;
VeIP = Vinblastin, Ifosfamid, Cisplatin;
BOP/VIP-B = Bleomycin, Vincristin, Cisplatin/Etoposid, Ifosfamid, Cisplatin, Bleomycin;
POMB/ACE = Cisplatin, Vincristin, Methotrexat, Bleomycin, Actinomycin D, Cyclophosphamid, Etoposid.

tienten zu einer FN. Bei Patienten mit Keimzelltumoren im Stadium II betrug das FN-Risiko unter Behandlung mit PE 10% [18].

Neben der Chemotherapie beeinflussen auch individuelle patienten- oder tumorbezogene Faktoren das FN-Risiko. Dies berücksichtigt die EORTC in ihren Empfehlungen [10]: Danach sind CSF auch im Rahmen von Chemotherapien mit moderatem FN-Risiko (10–20%) indiziert, wenn individuelle Risikofaktoren (z. B. fortgeschrittene Tumorerkrankung, Komorbidität) das FN-Risiko auf >20% erhöhen.

Von einem individuell erhöhten FN-Risiko im Rahmen der Erstlinientherapie metastasierter Keimzelltumoren ist bei Patienten auszugehen, die sich in einem weit fortgeschrittenen Krankheitsstadium befinden und neben einer hohen Tumorlast einen stark reduzierten Allgemeinzustand und/oder eine begleitende Infektion aufweisen. In solchen Situationen gibt es keine Alternative zu einer G-CSF-Prophylaxe, sollen Zyklusverzögerungen vermieden und die Chancen auf Heilung gewahrt werden.

7.2 CSF im Rahmen von Salvagetherapien

Der Einfluss der Dosisintensität auf das Ergebnis der Chemotherapie wurde bei Patienten mit metastasierten Keimzelltumoren und schlechter Prognose nachgewiesen [17, 22, 23]. Diese Erkenntnis führte zur Entwicklung aggressiverer Regime, die sowohl als Erstlinientherapie bei ungünstiger Prognose als auch als Salvagetherapie nach Versagen der Erstlinien- oder einer späteren Therapie im Rahmen von klinischen Studien geprüft wurden.

Der Therapiestandard aktuell besteht bei Patienten, die nach PEB oder PE rezidivieren, in 4 Zyklen VeIP (Vinblastin/Ifosfamid/Cisplatin), VIP (Etoposid/Ifosfamid/Cisplatin) oder TIP (Paclitaxel/Ifosfamid/Cisplatin). Patienten mit rezidivierten Seminomen erreichten mit VeIP in >50% der Fälle eine Langzeitremission [24]. Der Anteil der Patienten mit Nichtseminomen im 1. Rezidiv, bei denen eine Cisplatin-basierte Salvagetherapie zu einer Langzeitremission führte, betrug abhängig vom individuellen Risiko 15–60% [25–27]. Daher ist die Therapieintention auch nach Versagen der Erstlinientherapie kurativ.

Für die Behandlung Cisplatin-refraktärer Tumoren (Progressionseintritt unter Cisplatinbasierter Therapie oder innerhalb von 4 Wochen nach Abschluss der Therapie) stehen mit Paclitaxel, Gemcitabin oder Oxaliplatin aktive Substanzen zur Verfügung. Studien belegen bei den häufig stark vorbehandelten Patienten die Machbarkeit von Kombinationen mit diesen Substanzen wie z. B. Gemcitabin/Paclitaxel, Oxaliplatin/Gemcitabin, Paclitaxel/Oxaliplatin, Oxaliplatin/Irinotecan oder Cisplatin/Irinotecan. Dabei wurden z. T. hohe Ansprechraten erzielt [28]. Weiterhin zeigen diese Studien, dass auch bei einzelnen Patienten mit Platinrefraktärer Erkrankung Komplettremissionen über mehr als 2 Jahre erreicht werden können.

Beispielsweise erreichten in einer Studie der German Testicular Cancer Study Group (GTCSG) 46% der multipel mit Cisplatin-haltigen Regime vorbehandelten, überwiegend Cisplatin-resistenten Patienten unter Gemcitabin/Oxaliplatin eine Remission, 2 der 35 Patienten eine CR [29]. Diese Ergebnisse bestätigte eine griechische Studie [30], in der Gemcitabin/Oxaliplatin bei 32% der Cisplatin-resistenten Patienten zu einer Remission, bei 14% zu einer CR führte. Alle Patienten mit CR in diesen beiden Studien erreichten eine anhaltende Remission.

Mit der Zahl der Chemotherapie-Vorbehandlungen geht in der Regel eine zunehmende Einschränkung der Knochenmarkreserve einher. Hinzu kommt, dass die heute als Salvagetherapie eingesetzten Regime gegenüber der Standardtherapie mit PEB z. T. ein deutlich höheres Myelotoxizitätspotenzial aufweisen.

So zeigen drei Studien, in denen VIP firstline und randomisiert mit PEB verglichen wurde, dass die Substitution von Bleomycin durch Ifosfamid mit einem starken Anstieg der Myelotoxizität assoziiert ist. Nach Loehrer et al. [31] bzw. Stoter et al. [32] entwickeln 30–40% der mit VIP behandelten Patienten eine FN. In der Studie von Nichols et al. [33] führte PEB bei 34%, VIP aber bei 60% der Patienten zu einer Neutropenie Grad 4.

Eine Zweitlinientherapie mit VeIP induzierte bei 67% der Patienten mit rezidivierten Seminomen eine FN [24]. In einer Studie von Bajorin et al. [19] erlitten 43% aller aufgrund eines fortgeschrittenen oder rezidivierten Keimzelltumors mit VIP bzw. VeIP behandelten Patienten eine Infektion. Miki et al. [34] beobachteten bei allen Patienten, die eine Zweit- oder Drittlinientherapie mit Irinotecan plus Cisplatin bzw. Nedaplatin erhielten, eine Neutropenie Grad 3/4.

Somit ist bei Zweitlinientherapien und noch mehr in späteren Therapielinien – insbesondere mit Zweierkombinationen wie Paclitaxel/Gemcitabin, Gemcitabin/Oxaliplatin, Oxaliplatin/Irinotecan oder Cisplatin/Irinotecan – mit einem beträchtlichen FN-Risiko zu rechnen. In Anbetracht des hohen FN-Risikos und der nach wie vor bestehenden kurativen Chancen ist im Rahmen von Salvagetherapien grundsätzlich eine CSF-Prophylaxe in Betracht zu ziehen.

7.3   CSF in klinischen Studien

Die Wirksamkeit einer CSF-Prophylaxe im Rahmen einer Erstlinien- oder Salvagetherapie metastasierter Keimzelltumoren wurde bis dato in zwei randomisierten Studien evaluiert.

Fossa et al. [20] untersuchten den Einfluss von Filgrastim auf die FN-Häufigkeit bei 263 Patienten mit ungünstiger Prognose, die firstline 6 Zyklen PEB bzw. EP oder eine intensivierte Therapie mit 3 Zyklen BOP (Bleomycin/Vincristin/Cisplatin), gefolgt von 3 Zyklen VIP-B (Etoposid/Ifosfamid/Cisplatin/Bleomycin) erhielten. Mit Filgrastim behandelte Patienten bekamen signifikant häufiger mindestens 6 Zyklen (85% vs. 70%) und erreichten eine signifikant höhere Etoposid- bzw. Cisplatin-Dosisintensität. Filgrastim reduzierte das Risiko einer durch hämatologische Toxizität bedingten Zyklusverzögerung bzw. Dosisreduktion deutlich. In der BOP/VIP-B-Gruppe verminderte Filgrastim die FN-Häufigkeit von 46% auf 25%.

Als ein entscheidendes Ergebnis im Hinblick auf den Einsatz von CSF ist zu werten, dass 9 Patienten ohne Filgrastim-Prophylaxe als Folge von FN bzw. Septikämie verstarben (PEB/PE: n=2; BOP/VIP-B: n=7), dagegen nur 3 Patienten, die Filgrastim erhalten hatten (PEB/PE: n=0; BOP/VIP-B: n=3).

In einer Studie von Bajorin et al. [19] wurden 104 Patienten mit fortgeschrittenen oder rezidivierten Keimzelltumoren im Rahmen einer Behandlung mit VIP bzw. VeIP zwischen GM-CSF oder keiner CSF-Prophylaxe randomisiert. Im 1. Zyklus war GM-CSF mit einer signifikanten Reduktion klinisch relevanter Infektionen (24% vs. 45%) bzw. Infektionen bei neutropenischen Patienten (22% vs. 43%) assoziiert. Im 2. Zyklus dagegen unterschieden sich die beiden Arme nicht. In 14% der Zyklen musste die GM-CSF-Prophylaxe aufgrund von Toxizität abgebrochen werden.

Den Nutzen einer CSF-Prophylaxe im Rahmen einer Salvagetherapie bei stark vorbehandelten Patienten bestätigt eine Phase-II-Studie von Pectasides et al. [35], in der 18 Patienten mit rezidivierten oder Cisplatin-refraktären Keimzelltumoren eine intensive Dritt- oder Viertlinientherapie mit 85 mg/m^2 Oxaliplatin (Tag 1+15, q4 Wochen) und 80 mg/m^2 Irinotecan (Tag 1, 8, 15, q4 Wochen) über bis zu 6 Zyklen erhielten. Um die Dosisintensität aufrecht zu erhalten, wurde an Tag 3–6, 10–13 sowie 20–25 jedes Zyklus eine G-CSF-Prophylaxe durchgeführt. Es sprachen 7 (40%) Patienten auf die Behandlung an. Von den 4 (22%) Patienten mit kompletter Remission waren 3 nach 11+, 14+ bzw. 19+ Monaten krankheitsfrei. Die Autoren betonten die relativ geringe hämatologische Toxizität in dieser Studie (22% FN), die sie auf die G-CSF-Prophylaxe zurückführten.

Blanke et al. [21] zeigten bei Patienten mit fortgeschrittenen Keimzelltumoren, dass sich 4 Zyklen einer intensiven Chemotherapie mit 5 Substanzen (VIP/VB = Etoposid, Ifosfamid, Cisplatin, Vinblastin, Bleomycin) unter Filgrastim-Support ohne wesentliche Zyklusverzögerungen und ohne unerwartete Toxizität durchführen lassen.

CSF sollten bei erfüllter Indikation immer prophylaktisch, also frühzeitig (24 h – ≤48 h) nach Chemotherapie, initiiert werden, da die Prophylaxe die therapeutische Gabe an Effektivität deutlich übertrifft. Im Rahmen einer randomisierten Studie reduzierte die Routine-Gabe von G-CSF an Tag 6 eines PEB-Zyklus die Schwere einer Neutropenie sowie die Stomatitishäufigkeit deutlich [36]. Im Vergleich dazu erhielt eine Kontrollgruppe bei einer Neutropenie G-CSF ($<1500/mm^3$).

Da das FN-Risiko im 1. Zyklus erfahrungsgemäß am höchsten ist, sollte die CSF-Prophylaxe jeweils im 1. Zyklus der Chemotherapie begonnen werden.

Ob Patienten mit Keimzelltumoren von G-CSF und GM-CSF unterschiedlich profitieren, wurde in einer Würzburger Studie untersucht [37]. G-CSF und GM-CSF wurden im Rahmen von 83 Standardchemotherapie-Zyklen bei insgesamt 31 Patienten mit fortgeschrittenen Keimzelltumoren eingesetzt. G-CSF und GM-CSF unterschieden sich nicht in ihrem Einfluss auf die Verzögerung des nächsten Zyklus oder die Höhe des Leukozyten- bzw. Thrombozytennadirs. Signifikant unterschiedlich war aber die Verträglichkeit: G-CSF induzierte seltener Nebenwirkungen als GM-CSF (38,5% vs. 69,3%). Außerdem traten unter G-CSF seltener Nebenwirkungen auf, die einen Therapiewechsel zur Folge hatten (n=1 vs. 7).

7.4   CSF zur Mobilisierung von Stammzellen; Stellenwert der Hochdosistherapie

Die Bedeutung der Hochdosistherapie plus autologem Stammzellsupport für die Therapie von Keimzelltumoren ist noch nicht klar definiert. Ob eine primäre Hochdosistherapie (VIP) plus Stammzellsupport bei Patienten mit metastasierten Keimzelltumoren und schlechter Prognose nach IGCCG-Kriterien sinnvoll ist, wurde in einer Studie der EORTC (30974) im Vergleich zu 4 Zyklen PEB geprüft. Diese wurde jedoch im Juni 2007 wegen unzulänglicher Rekrutierung vorzeitig geschlossen. Erste Ergebnisse werden für Anfang 2008 erwartet. Der Nutzen einer Hochdosistherapie als Salvagetherapie nach Versagen einer Cisplatin-basierten Erstlinientherapie wird in Europa weiterhin kontrovers beurteilt [4]. In einer randomisierten Studie der EBMT (IT 94 Studie) konnte das Überleben für Patienten mit günstigen Prognosekriterien durch einen Zyklus Hochdosis-Chemotherapie mit Carboplatin/Etoposid/Ifosfamid mit autologer Stammzellretransfusion im Anschluss an 3 Zyklen standarddosierter Chemotherapie (PEI/VIP) nicht verbessert werden [38]. Andererseits weisen Phase-2-Studiendaten daraufhin, dass insbesondere durch sequenzielle Hochdosis-Chemotherapie-Protokolle das Überleben um bis zu 10% verbessert werden kann [2]. Daher besteht derzeit kein Konsens über den Stellenwert der Hochdosis-Chemotherapie. Ein möglicherweise bedeutender Stellenwert der Hochdosistherapie besteht bei Patienten mit zweitem oder späteren Rezidiv und nachweisbarer Cisplatin-Sensitivität als potenziell noch kurative Option. Alternative Konzepte untersuchen die Wirksamkeit von 2–3 Zyklen sequenzieller Hochdosis-Chemotherapie nach Induktionssalvagetherapie z. B. Paclitaxel/Ifosfamid/Cisplatin ×2 bzw. Paclitaxel/Ifosfamid/Carboplatin/Etoposid ×1–2.

Es ist zu hoffen, dass durch den Einsatz eines nicht kreuzresistenten Medikamentes zusätzlich zur Kernkombination PEI/VIP bzw. IP ein besseres Ergebnis erreicht werden kann. In den USA wird derzeit eine Studie durchgeführt, die als Kontrollarm 4 Zyklen Paclitaxel/Ifosfamid/Cisplatin (TIP) einsetzt und als experimentellen Arm die Gabe von 2 Zyklen TIP, gefolgt von 2 Zyklen Hochdosis Carboplatin/Etoposid. Es sei ausdrücklich darauf hingewiesen, dass eine Hochdosis-Chemotherapie außerhalb von Studien nicht indiziert ist!

Periphere Blutstammzellen werden bei Krebspatienten nach einer Stammzellmobilisierungs-Chemotherapie, gefolgt von CSF, durch ein Aphereseverfahren gewonnen. Als besonders effektiv im Hinblick auf die Mobilisierung gelten die Substanzen Cyclophosphamid und Etoposid in mittlerer bis hoher Dosierung.

Eine retrospektive Studie mit Daten von 262 Patienten lässt darauf schließen, dass Mobilisierung und Sammlung von peripheren Blutstammzellen nicht nur durch die Chemotherapie, sondern auch durch die Wahl des koloniestimulierenden Faktors (G-CSF vs. GM-CSF) bestimmt wird [39]. Bei Patienten, die mit G-CSF behandelt worden waren, konnten CD34-positive Zellen früher gesammelt werden (Tag 14 vs. Tag 16). Darüber hinaus war G-CSF bei Apheresebeginn mit einer signifikant höheren Leukozytenzahl (median 11350 vs. 5550/µl) bzw. Zahl CD34-positiver Zellen (88 vs. 34/µl) assoziiert als GM-CSF. Die Apherese ergab zudem in der mit G-CSF behandelten Gruppe eine signifikant höhere Ausbeute (median $7,4 \times 10^6$/kg vs. $4,6 \times 10^6$/kg).

Erfahrungen einer japanischen Gruppe [40] deuten darauf hin, dass die G-CSF-Dosierung die Zahl der CD34-positiven Zellen, die im Rahmen von PEB gesammelt werden, deutlich beeinflusst. Die Autoren empfehlen, vom 14. oder 15. Tag der PEB-Therapie bis zur letzten Apherese eine Behandlung mit 5 µg/kg G-CSF durchzuführen. Als Zeitpunkt der Apherese wird Tag 19–21 empfohlen. Dabei werden jene Tage als besonders günstig genannt, an denen die Leukozytenzahl auf >10000/µl ansteigt.

7.5 Zusammenfassung

Patienten mit Keimzelltumoren haben auch bei fortgeschrittener Erkrankung aufgrund der hohen Chemotherapiesensibilität der Krankheit eine günstige Prognose, wenn sie adäquat behandelt werden. Eine entscheidende Voraussetzung für ein optimales Therapieergebnis ist die konsequente Durchführung der Chemotherapie in geplanter Dosierung und Dosisintensität. Die größten Risikofaktoren für Dosisreduktion und Zyklusverzögerung bestehen in Infektionen infolge schwerer bzw. prolongierter Neutropenie. Im Rahmen der Erstlinientherapie ist eine routinemäßige CSF-Prophylaxe in der Regel nicht erforderlich, da die Standardbehandlung mit 4 Zyklen PEB ein lediglich moderates FN-Risiko induziert. Die EGCCCG empfiehlt aber, CSF im Fall einer schweren FN oder einer prolongierten Neutropenie als Sekundärprophylaxe in allen Folgezyklen einzusetzen.

Die EGCCCG-Empfehlungen berücksichtigen nicht, dass das FN-Risiko sowohl durch die Wahl der Chemotherapie als auch durch individuelle Risikofaktoren einer FN bestimmt wird. Zu den Subgruppen, die nach PEB wahrscheinlich ein >20%iges FN-Risiko haben und folglich eine CSF-Primärprophylaxe bekommen sollten [10], gehören Patienten, die eine hohe Tumorlast, einen stark reduzierten Allgemeinzustand und/oder eine Infektion aufweisen.

Auch stark vorbehandelte oder Cisplatin-refraktäre Patienten haben noch eine substanzielle Chance auf eine Langzeitremission. Diese Patienten bekommen nicht nur Therapien, die erheblich stärker myelotoxisch sind als PEB oder PE, sie haben zudem aufgrund der Vorbehandlung meistens eine eingeschränkte Knochenmarkreserve. Diese Patienten haben nach Chemotherapie potenziell schwerere Neutropenien, und die Phase der schweren Neutropenie ist häufig verlängert. Eine CSF-Primärprophylaxe sollte daher in diesen Situationen unbedingt erwogen werden. Ein wichtiges Argument zugunsten einer CSF-Prophylaxe, insbesondere im Rahmen intensiverer Therapien, ist die Reduktion der therapieassoziierten Mortalität in einer randomisierten Studie [20].

Sowohl G-CSF als auch GM-CSF reduzieren Dauer und Schwere der Chemotherapie-induzierten Neutropenie sowie die FN-Wahrscheinlichkeit.

Literatur

1. Einhorn LH (1990) Treatment of testicular cancer: A new and improved model. J Clin Oncol 8: 1777–1781
2. Schmoll H-J (2005) Maligne Keimzelltumoren des Mannes. In: Schmoll H-J, Höffken K, Possinger K (Hrsg) Kompendium Internistische Onkologie. Springer, Berlin Heidelberg New York, Band 2, S 4789–4896
3. Toner GC, Stockler MR, Boyer MJ et al. (2001) Comparison of two standard chemotherapy regimens for good-prognosis germ-cell tumours: a randomised trial. Australian and New Zealand Germ Cell Trial Group. Lancet 357: 739–745
4. Krege S, on behalf of the European Germ Cell Cancer Consensus Group (EGCCCG), Update 2006 of the Second Meeting of the European Germ Cell Cancer Consensus Group [in preparation]
5. Kubota Y, Ohji H, Itoh K et al. (2001) Changes in cellular immunity during chemotherapy for testicular cancer. Int J Urol, 8: 604–608
6. Buzello H, Effect of granulocyte colony stimulating factor (G-CSF) on growth of testicular cancer cells. In: Schnorr D, Loenig SA, Weißbach L (Hrsg) Hodentumoren – testis cancer. Blackwell Wissenschaftsverlag, S 197–198
7. Dunn T, Bokemeyer C, Hartmann K et al. (1994) Effect of hematopoietic growth factors (HGFs) on the growth of human embryonic carcinoma cell lines in reduced or serum free culture. Ann Oncol 5 [Suppl 8]: 38
8. Bokemeyer C, Schmoll HJ, Casper J et al. (1993) No growth stimulation of heterotransplanted testicular cell lines by recombinant human granulocyte-macrophage Colony-stimulating factor (GM-CSF). Ann Oncol 3: 77–89
9. International Germ Cell Cancer Collaborative Group (IGCCCG) (1997) The International Germ Cell Consensus Classification: a prognostic factor-based staging system for metastatic germ cell cancer. J Clin Oncol 15: 594–603
10. Aapro MS, Cameron DA, Pettengell R et al. (2006) EORTC guidelines for the use of granzulocyte-colony stimulating factor to reduce the incidence of chemotherapy-induced febrile neutropenia in adult patients with lymphomas and solid tumors. Eur J Cancer 42: 2433–2453
11. Bokemeyer C, Kuczyk MA, Köhne H et al. (1996) Hematologic growth factors and treatment of testicular cancer: biological interactions, routine use and dose-intensive chemotherapy. Ann Hematol 72: 1–9
12. Wozniak AJ, Samson MK, Shah NT et al. (1991) A randomized trial of cisplatin, vinblastine, and bleomycin versus vinblastine, cisplatin, and etoposide in the treatment of advanced germ cell tumors of the testis: a Southwest Oncology Group study. J Clin Oncol 9: 70–76
13. Nichols CR, Williams SD, Loehrer PJ et al. (1991) Randomized study of cisplatin dose intensity in poor-risk germ cell tumors: a Southeastern Cancer Study Group and Southwest Oncology Group protocol. J Clin Oncol 9: 1163–1172
14. Daugaard G, Roerth M (1992) Treatment of poor-risk germ-cell tumors with high-dose cisplatin and etoposide combined with bleomycin. Ann Oncol 3: 277–282
15. Schmoll HJ, Schubert I, Arnold H et al. (1983) Disseminate testicular cancer with bulky disease: results of a phase II study with cisplatin ultra high dose/VP16/bleomycin. Int J Androl 10: 311–317
16. Harstrick A, Schmoll HJ, Köhne-Wömpner CH et al. (1991) Cisplatin, etoposide, ifosfamide, vincristine and bleomycin combination chemotherapy for far advanced testicular carcinoma. Ann Oncol 2: 197–202
17. Husband DJ, Green JA (1992) POMB/ACE chemotherapy in non-seminomatous germ cell tumors: outcome and importance of dose intensity. Eur J Cancer 28A: 86–91
18. Motzer RJ, Sheinfeld J, Mazumdar M et al. (1995) Etoposide and cisplatin adjuvant therapy for patients with pathologic stage II germ cell tumors. J Clin Oncol 13: 2700–2704

19. Bajorin DF, Nichols CR, Schmoll HJ et al. (1995) Recombinant human granulocyte-macrophage Colony-stimu-lating factor as an adjunct to conventional-dose ifosfamide-based chemotherapy for patients with advanced or relapsed germ cell tumors: a randomized trial. J Clin Oncol 13: 79–86

20. Fossa SD, Kaye SB, Mead GM et al. (1998) Filgrastim during combination chemotherapy of patients with poor-prognosis metastatic germ cell malignancy. J Clin Oncol 16: 716–724

21. Blanke C, Loehrer P, Einhorn LH et al. (1994) A phase II study of VP-16 plus ifosfamide plus cisplatin plus vinbla-stine plus bleomycin (VIP/VB) with filgrastim for advanced stage testicular cancer. Proc Am Soc Clin Oncol 13: 234 [Abstract]

22. Samson MK, Rivkin SE, Jones SE et al. (1984) Dose-response and dose-survival advantage for high versus low-dose cisplatin combined with vinblastine and bleomycin in disseminated testicular cancer. A Southwest Oncology Group study. Cancer 53: 1029–1935

23. Murphy BA, Motzer RJ, Mazumdar M et al. (1993) An analysis of the effect of dose intensity on response, event–free survival and overall survival in patients with germ cell tumours receiving ifosfamide–based salvage therapy. Proc Am Soc Clin Oncol 12: 721 [Abstract]

24. Miller KD, Loehrer PJ, Gonin R, Eichhorn LH (1997) Salvage chemotherapy with vinblastine, ifosfamide, and cisplatin in recurrent seminoma. J Clin Oncol 15: 1427–1431

25. Schmoll HJ, Beyer J. Prognostic factors in metastatic germ cell tumors. Semin Oncol 1998, 25: 174–185

26. Fossa SD, Stenning SP, Gerl A et al. (1999) Prognostic factors in patients progressing after cisplatin–based chemotherapy for malignant non-seminomatous germ cell tumours. Br J Cancer 80: 1392–1399

27. Loehrer PJ, Gonin R, Nichols CR et al. (1998) Vinblastine plus ifosfamide plus cisplatin as initial salvage therapy in recurrent germ cell tumor. J Clin Oncol 16: 2500–2504

28. Kollmannsberger C, Nichols C, Bokemeyer C (2006) Recent advances in the management of patients with platinum-refractory testicular germ cell tumors. Cancer 106: 1217–1226

29. Kollmannsberger C, Beyer J, Liersch R et al. (2004) Combination chemotherapy with gemcitabine or oxaliplatin in patients with intensively pretreated or refractory germ cell cancer: A study of the German Testicular Cancer Study Group. J Clin Oncol 22: 108–114

30. Pectasides D, Pectasides M, Farmakis D et al. (2004) Gemcitabine and oxaliplatin (GEMOX) in patients with cisplatin-refractory germ cell tumors: a phase II study. Ann Oncol 15: 493–497

31. Loehrer PJ, Einhorn LH, Elson P et al. (1993) Phase III study of cisplatin plus etoposid (VP16) with either bleo-mycin (B) or ifosfamide (I) in advanced stage germ cell tumours: an Intergroup trial. Proc Am Soc Clin Oncol 12: 261 [Abstract]

32. Stoter G, Sleijfer DT, Schornagel JH et al. (1993) BEP versus VIP in intermediate risk patients with disseminated non-seminomatous testicular cancer (NSTC). Proc Am Soc Clin Oncol 12: 232

33. Nichols CR, Catalano PJ, Crawford ED et al. (1998) Randomized comparison of cisplatin and etoposide and either bleomycin or ifosfamide in treatment of advanced disseminated germ cell tumors: an Eastern Coopera-tive Oncology Group, Southwest Oncology Group, and Cancer and Leukemia Group B Study. J Clin Oncol 16: 1287–1293

34. Miki T, Mizutani Y, Nonomura N et al. (2002) Irinotecan Plus Cisplatin has Substantial Antitumor Effect as Salva-ge Chemotherapy Against Germ Cell Tumors. Cancer 95: 1879–1885

35. Pectasides D, Pectasides M, Farmakis D et al. (2004) Oxaliplatin and Irinotecan plus granulocyte-colony sti-mulating factor as third-line treatment in relapsed or Cisplatin-refractory germ-cell tumor patients: A phase II study. Eur Urol 46: 216–221

36. Nonomura K, Shinohara N, Shinno Y et al. (1996) Effective administration of recombinant granulocyte colony-stimulating factor to prevent granulocytopenia due to combination chemotherapy for testicular germ cell tumors. Hinyokika Kiyo 42: 699–704

37. Will R, Hofmockel G, Langer W, Frohmüller H (1999) Colony-stimulating factors in polychemotherapy of testi-cular tumors. A comparison between G-CSF and GM-CSF. Urologe A 38: 258–263

38. Pico JL, Rosti G, Kramar A et al. (2005) A randomized trial of of high–dose chemotherapy in the salvage treatment of patients failing first-line platinum chemotherapy for advanced germ–cell tumors. Ann Oncol 16: 1152–1159

39. Nowrousian MR, Waschke S, Bojko P et al. (2003) Impact of chemotherapy regimen and hematopoietic growth factor on mobilization and collection of peripheral blood stem cells in cancer patients. Ann Oncol 14 [suppl 1]: i29–i36

40. Okamura K, Mizutani K, Hattori R et al. (2001) Peripheral blood stem cell harvest for patients with germ cell tumors. Hinyokika Kiyo 47: 397–403

Fortschritte der Therapie aggressiver Non-Hodgkin-Lymphome durch Filgrastim-gestützte dosisdichte Chemo- und Immuntherapie

C. Zwick, B. Gleissner, M. Pfreundschuh

8.1   Zusammenfassung

Die Einführung des CHOP-Schemas (Cyclophosphamid, Doxorubicin, Vincristin und Prednison) vor etwa 30 Jahren erwies sich als Durchbruch in der Therapie hochmaligner Non-Hodgkin-Lymphome. Bei etwa 50% aller Patienten konnten mit CHOP komplette Remissionen, bei etwa einem Drittel ein lang anhaltendes krankheitsfreies Überleben und eine Heilung erzielt werden. Versuche, die erzielten Ergebnisse durch Modifikationen des CHOP-Schemas durch Dosiseskalation oder Hinzufügen zusätzlicher Chemotherapeutika zu verbessern, wurden in randomisierten Studien nicht überprüft. Mit der Verfügbarkeit von G-CSF und der Option der autologen Stammzelltransplantation in den 1990er Jahren wurden verschiedene Strategien der Dosisintensivierung (Dosiseskalation, Erhöhung der Dosisdichte durch Verkürzung der Therapieintervalle) zur Verbesserung der erzielten Resultate angewandt. Während sich Dosiseskalationsstrategien inklusive der Hochdosistherapie dem CHOP-Schema nicht als eindeutig überlegen erwiesen, verbesserten dosisdichte 14-tägige Modifikationen (CHOP-14) die Prognose von Patienten mit aggressiven Lymphomen signifikant im Vergleich zum CHOP-21-Schema.

Eine weitere Verbesserung der Prognose konnte durch die Hinzunahme des seit der Jahrtausendwende verfügbaren anti-CD20-Antikörpers Rituximab erzielt werden. Die Herausforderung der nächsten Jahre wird die Identifikation des im Hinblick auf mögliche synergistische oder inhibitorische Effekte zur Kombination mit Rituximab am besten geeigneten Chemotherapieprotokolls und die Etablierung eines optimierten Applikationsschemas von Rituximab sein. Diese Fragen werden in sorgfältig geplanten randomisierten Studien geprüft werden müssen.

8.2   Notwendigkeit der Optimierung der Therapieergebnisse bei aggressiven Lymphomen

Das Vorliegen von Risikofaktoren und das Patientenalter sind die wesentlichen Determinanten für die Festlegung des therapeutischen Vorgehens bei aggressiven Lymphomen. Die Grenze zwischen jungen und alten Patienten legt der Internationale Prognostische Index (IPI) [1] bei 60 Jahren fest. Nach der Anzahl der vorhandenen Risikofaktoren diskriminiert der IPI vier unterschiedliche prognostische Gruppen. Aus praktischen Gesichtspunkten werden Patienten mit niedrigem und niedrig-intermediärem Risiko oft als Niedrigrisikopatienten und Patienten mit hohem und hoch-intermediärem Risiko als Hochrisikopatienten eingestuft. Um jedoch definitorische Verwirrungen zu vermeiden, sollten Patienten mit niedrigem und niedrig-intermediärem Risiko besser als Patienten mit guter Prognose und Patienten mit hohem und hoch-intermediärem Risiko als Patienten mit ungünstiger Prognose bezeichnet werden.

In der Ära der kombinierten Immunochemotherapie (CHOP-basiert mit Rituximab) konnten innerhalb der Gruppe der jungen Patienten mit guter Prognose zwei Subgruppen identifiziert werden: Während die Prognose der Patienten mit sehr günstiger Prognose (IPI 0, kein Bulk) mit einem 3-Jahres-ereignisfreien Überleben von 97% und einem Gesamtüberleben von 100% nach 6 Zyklen CHOP+Rituximab kaum verbessert werden kann, müssen die Ergebnisse in allen anderen Subgruppen weiter optimiert werden [2]. Unter diesem Gesichtspunkt bezeichnen wir in diesem Überblick alle Patienten, die nicht zur Gruppe der Patienten mit sehr günstiger Prognose gehören, als fortgeschrittene Stadien, weil die Prognose dieser Patienten weiter verbesserungsbedürftig ist. Dazu gehören alle Patienten mit Lymphombulk (»bulky disease«), junge Patienten mit IPI ≥ 1 und alle älteren Patienten (>60 Jahre).

8.3   Etablierung von CHOP als Standard der Therapie

Ein Meilenstein in der Therapie hochmaligner Non-Hodgkin-Lymphome war die Erkenntnis, dass mit einer Kombinationschemotherapie aus Cyclophosphamid, Vincristin, Doxorubicin und Prednison (CHOP) bei einem beträchtlichen Anteil der so behandelten Patienten komplette Remissionen und ein langes krankheitsfreies Überleben erzielt werden können. Nach der Erstveröffentlichung im Jahre 1976 [3] wurden viele Versuche unternommen, die erzielten Resultate durch Dosiseskalation einzelner Komponenten des CHOP-Schemas oder Hinzufügen anderer Chemotherapeutika zu verbessern. Die Interpretation der teilweise ermutigenden Phase-II-Studien der folgenden Jahre gestaltete sich jedoch schwierig, weil kein allgemein akzeptierter prognostischer Index existierte, anhand dessen das Risikoprofil der innerhalb einer Studie behandelten Patientengruppen möglich gewesen wäre.

In der 1993 veröffentlichten US-SWOG/ECOG-Intergroup-Studie ergab sich bei etwa 1100 randomisierten Patienten eine vergleichbare Effektivität in allen vier getesteten Armen (CHOP, m-BACOD, ProMACE-CytaBOM, MACOP-B) mit einem krankheitsfreien Überleben nach 4 Jahren von etwa 40% [4]. Zur gleichen Zeit wurde der IPI-Index etabliert, der eine bessere Charakterisierung der Patientengruppen und einen Vergleich der in unterschiedlichen Studien erzielten Ergebnisse ermöglicht. Aber auch die Subgruppenanalyse der Patienten der Intergroup-Studie ergab, dass CHOP sowohl bei Hochrisiko- als auch bei Niedrigrisikopatienten ebenso wirksam war wie die wesentlich aggressiveren Schemata der sog. 2. und 3. Generation. Im Hinblick auf die Toxizität zeigten sich jedoch deutliche Unterschiede: So betrug die Rate der therapieassoziierten Todesfälle 1% nach CHOP, 5% nach m-BACOD, 4% nach ProMACE-CytaBOM und 6% nach MACOP-B4. Seither stellt das CHOP-Schema den Standard der Therapie dar, gegen den neue Therapieschemata verglichen werden müssen.

Mit der Verfügbarkeit von G-CSF und der Option der autologen Stammzelltransplantation in den 1990er Jahren wurden verschiedene Strategien der Dosisintensivierung zur Verbesserung des Therapieergebnisses bei aggressiven Lymphomen verfolgt [5]. Mögliche Optionen sind dabei die Dosiseskalation mit oder ohne autologen Stammzellsupport sowie eine Erhöhung der Dosisdichte durch verkürzte Therapieintervalle.

8.3.1   Dosiseskalation ohne autologen Stammzellsupport

Die NHL-B1-Studie der DSHNHL untersuchte in einem 2x2 faktoriellen Design, ob die Hinzunahme von Etoposid zu CHOP-21 (CHOEP-21) [6] und/oder die Verkürzung der Therapieintervalle von 3 auf 2 Wochen (CHOP-14, CHOEP-14) die Therapieergebnisse von jungen Patienten mit guter Prognose zu verbessern vermag. Hier erwies sich CHOEP-14, sowohl was das ereignisfreie und das Gesamtüberleben als auch die kompletten Remissionsraten betrifft, als überlegen. CHOEP-14 ist deshalb das Chemotherapieregime der Wahl bei jungen Patienten mit guter Prognose. Die Überlegenheit von CHOEP gegenüber CHOP bei jungen Patienten mit guter Prognose wurde auch in der MInT-Studie bestätigt [2].

Um die Ergebnisse weiter zu verbessern, prüfte die DSHNHL bei jungen Patienten eine maximal dosiseskalierte Version des CHOEP-21-Protokolls (Hi-CHOEP 21: Cyclophosphamid 1200 mg/m^2, Doxorubicin 65 mg/m^2, Vincristin 2 mg, Etoposid 175 mg/m^2 ×3, Prednison 100 mg) im Vergleich zu CHOEP-21. Trotz sehr guter Therapieadhärenz (mittlere relative Dosis CHOEP-21: 96% vs. Hi-CHOEP-21: 93%) konnte hier jedoch nach einer medianen Beobachtung von 37 Monaten keine weitere Verbesserung erzielt werden [7]. Gleiches konnte bei älteren Patienten im Vergleich zwischen CHOEP und CHOP gezeigt werden. Hier erwies sich CHOEP-14 als zu toxisch und führte aufgrund von Therapieverzögerungen und Dosisreduktionen zu schlechteren Ergebnissen als CHOP-14 [8, 9].

Eine moderate Dosiseskalation ohne Stammzellsupport ist also nur innerhalb eines sehr kleinen Fensters bei jungen Patienten möglich und sinnvoll. Insbesondere bei älteren Patienten scheint durch die höhere Toxizität in dieser Altersgruppe eine Dosiseskalation der konventionellen Chemotherapie keine Option zur weiteren Verbesserung der Prognose zu sein.

8.4   Hochdosischemotherapie mit autologer Stammzelltransplantation

Beim Rezidiv eines aggressiven Non-Hodgkin-Lymphom ist die Hochdosistherapie mit Stammzellsupport der konventionellen Chemotherapie überlegen [10]. Sie gilt als allgemein anerkannter Standard bei Patienten, bei denen aufgrund des Allgemeinzustandes eine Hochdosistherapie möglich erscheint [10]. Im Gegensatz dazu sind die Ergebnisse der Hochdosistherapie in der Primärtherapie aggressiver Lymphome widersprüchlich.

In einer kleinen Studie von Gianni und Koautoren [11] wurden 98 Patienten entweder in einen konventionellen Therapiearm (MACOP-B) oder einen sequentiellen Hochdosistherapiearm randomisiert. Nach einer mittleren Nachbeobachtung von 55 Monaten ergaben sich für den sequentiellen Hochdosistherapiearm signifikant höhere Raten für komplette Remissionen sowie progressionsfreies und ereignisfreies Überleben. Bezüglich des Gesamtüberlebens zeigte sich bei fehlender Signifikanz (p=0,09) ein tendenziell besseres Ergebnis (81% vs. 55%) für die sequentielle Hochdosistherapie.

Zahlreiche andere randomisierte Studien, die die Wertigkeit der Hochdosistherapie in der Primärtherapie überprüften, ergaben zum Teil widersprüchliche Ergebnisse [12–22] (◘ Tab. 8.1). So konnten die meisten Studien keine Unterschiede zwischen einer konventionellen und einer Hochdosistherapie feststellen. Einige Studien favorisieren die Hochdosistherapie; ein randomisierter Vergleich ergab für die Hochdosistherapie sogar eine Unterlegenheit im Vergleich zur konventionellen Chemotherapie [17].

Für die Unterlegenheit der Hochdosistherapie in den bisherigen Studien könnten mehrere Faktoren ausschlaggebend gewesen sein: 1. Die im Rahmen der myeloablativen Therapie eingesetzten Chemotherapeutika gehören nicht zu den wirksamsten in der Behandlung aggressiver Lymphome. 2. Die Hochdosistherapie wurde in vielen Studien anstatt 1–3 Zyklen einer konventionellen Chemotherapie, aber nicht zusätzlich zu einer aus einer dem Standard entsprechenden Anzahl von Zyklen bestehenden Chemotherapie gegeben. Folglich war die Gesamtdosis der Therapie im Hochdosisarm geringer. Außerdem differieren in zahlreichen Studien nicht nur die Dosierungen der Chemotherapeutika, so dass die Interpretation der Ergebnisse deutlich erschwert ist. So setzten z. B. Gianni und Koautoren in ihrem Konzept der sequentiellen Hochdosistherapie Hochdosismethotrexat und wiederholte Applikationen von maximal dosierten einzelnen Zytostatika ein. Während in der Originalstudie ein Benefit der Hochdosistherapie beobachtet wurde [11], ergaben drei Folgestudien keine Überlegenheit für das Hochdosiskonzept im Vergleich zu dosisdichtem Mega-CEOP, MACOP-B oder CHOP 21.

Die GOELAMS-Studie [19], die 8 Zyklen CHOP-21 mit 2 Zyklen einer 2-wöchentlichen CHOEP-Variante (CEEP 15), gefolgt von Hochdosismethotrexat und Cytarabin und einer anschließenden myeloablativen BEAM-Konditionierung mit Stammzellsupport bei niedrig-intermediärem und hoch-intermediärem Risiko nach aaIPI verglich, zeigte bezogen auf das ereignisfreie Überleben aller Patienten und das 5-Jahres-Gesamtüberleben der Patienten mit

□ Tab. 8.1. Randomisierte Vergleiche von konventionell dosierter und Hochdosis-Chemotherapie mit Stammzell-Support bei aggressiven Lymphomen

Autor[a]	Population	Randomisierte Population	EFS	OS
Haioun et al. 2000 [12]	≥1 RF, Bulk	CR	N.s.	N.s.
	≥2 RF	CR[b]	0,02[b]	0,04[b]
Verdonck et al. 1994 [13]	I–IV	<CR	N.s.	N.s.
Gianni et al. 1997 [11]	I/IIbulky, III/IV	Alle	0,004	N.s.
Santini et al. 1998 [14]	II$_{bulky}$, III/IV	Alle	N.s.	N.s.
		≥2 RF[b]	0,008[b]	N.s.
Kluin-N. et al. 2001 [15]	All	CR	N.s.	N.s.
Kaiser et al. 2002 [16]	LDH>ONW	CR, PR	N.s.	N.s.
Gisselbrecht et al. 2002 [17]	≥1 RF	Alle	-0,01	-0,009
Martelli et al. 2003 [18]	≥2 RF	CR, PR	N.s.	N.s.
Milpied et al. 2006 [19]	1 & 2 RF	Alle	0,04	N.s.
		>1 RF[b]	0,01[b]	0,001[b]
Betticher et al. 2005 [20]	>1 RF	Alle	N.s.	N.s.

RF = Risikofaktor nach dem altersadaptierten <IPI; *CR* = komplette Remission; *PR* = partielle Remission; *EFS* = ereignisfreies Überleben; *OS* = Gesamtüberleben; *N.s.* = Nicht signifikant.
[a] Die hervorgehobenen Studien beobachteten einen Vorteil der Hochdosis- gegenüber der konventionell dosierten Chemotherapie. In einer Studie (Gisselbrecht et al.) war die Hochdosistherapie der konventionellen Therapie sogar unterlegen. Alle übrigen Studien zeigten keinen signifikanten Unterschied zwischen konventionell und hochdosierter Chemotherapie.
[b] Retrospektive Subgruppenanalyse.

hoch-intermediärem Risiko einen signifikanten Vorteil im Hochdosisarm. Trotz des suggestiven Titels im New England Journal of Medicine ist allerdings nicht klar, ob die beobachtete Überlegenheit im Vergleich zu 8 Zyklen CHOP-21 der Hochdosiskomponente (BEAM) oder der zu Beginn im experimentellen Arm gegebenen dosisdichten Chemotherapie (2 Zyklen CEEP-15) zuzuschreiben ist. Während die Patienten im experimentellen Arm an Tag 64 ihre gesamte Therapie einschließlich der Hochdosistherapie erhalten hatten, wurde den Patienten im Kontrollarm im gleichen Zeitraum lediglich 50% ihrer geplanten Therapie – nämlich 4 Zyklen CHOP-21 – verabreicht. Die Überlegenheit des experimentellen Arms scheint also eher der Dosisdichte der Gesamttherapie als der eigentlichen Hochdosiskomponente (BEAM) zuzuordnen zu sein.

Ähnlich wie die GOELAMS-Studie sind auch alle übrigen in der ◘ Tab. 8.1 aufgeführten Studien zur Frage der Wertigkeit einer Hochdosistherapie schwierig zu interpretieren. Alle vorliegenden Studien setzen unterschiedliche Chemotherapeutika im konventionellen und experimentellen Arm ein. Ob die beobachteten Effekte also Folge der Dosiseskalation oder der Kombination der verwendeten Chemotherapeutika sind, lässt sich nicht zweifelsfrei beantworten. Die bisher vorliegenden Ergebnisse zur primären Hochdosistherapie aggressiver Lymphome bestätigt also immer noch das Statement der Konsensus-Konferenz von Lyon 1997, dass »der Einsatz der Hochdosistherapie in der Primärtherapie aggressiver Lymphome außerhalb von Studien nicht gerechtfertigt ist« [23].

Neue Ansätze der Hochdosistherapie prüfen Hochdosisprotokolle, die die bei aggressiven Lymphomen wirksamsten Substanzen – insbesondere Alkylantien und Anthrazykline – in maximal tolerabler Dosierung enthalten und/oder bei denen die Hochdosistherapie an eine konventionell dosierte Chemotherapie mit dem Standard entsprechender Zyklenzahl angeschlossen wird. So erhalten Patienten in der Mega-CHOEP-Studie der DSHNHL 1 Zyklus CHOEP, gefolgt von 3 Zyklen Hochdosis-CHOEP mit autologem Stammzellsupport im randomisierten Vergleich zu 8 Zyklen CHOEP-14 [24].

8.4.1 Erhöhung der Dosisdichte

Neben der Dosiseskalation kann eine Intensivierung der effektiven Dosis auch über eine Verkürzung der Therapieintervalle erreicht werden. Dabei bedeutet eine Verkürzung des Therapieintervalls zwischen 2 Zyklen CHOP von 3 auf 2 Wochen eine Erhöhung der Wochendosis um 50% [5]. Das ist weit mehr als bei der Dosisintensivierung, die man über eine Dosiseskalation ohne Stammzellsupport erreichen kann und die wegen dosislimitierender Myelosuppression kaum eine Dosiseskalation >25% erlaubt. Basierend auf diesen Erwägungen wurde von der DSHNHL ein dosisdichtes 2-wöchentliches CHOP-Protokoll mit Etoposid (CHOEP-14) in zwei randomisierten Studien in einem 2×2 faktoriellen Design im Vergleich zum 3-wöchentlichen Schema bei jungen Patienten mit guter Prognose (NHL-B1) [9] und älteren Patienten (NHL-B2) [8] überprüft. Bei den jungen Patienten führte die Hinzunahme von Etoposid (CHOEP-21) zu einer Verbesserung des ereignisfreien Überlebens als primärem Endpunkt, während die zusätzliche Verkürzung des Therapieintervalls (CHOEP-14) von 3 auf 2 Wochen außerdem mit einem signifikant besseren Gesamtüberleben und einer erhöhten Rate an kompletten Remissionen im Vergleich zu CHOP-14 einherging, so dass CHOEP-14 bei jungen Patienten mit guter Prognose das Chemotherapieregime der Wahl darstellt.

Ähnliche Ergebnisse fanden sich in der NHL-B2-Studie für die älteren Patienten: CHOP-14 erwies sich bei nicht erhöhter Toxizität dem CHOP-21-Protokoll in Bezug auf die Rate kompletter Remissionen, ereignisfreies und Gesamtüberleben als signifikant überlegen. Dagegen war im CHOEP-14-Arm eine erhöhte Toxizität mit konsekutiven Therapieverzögerungen und Dosisreduktionen zu beobachten. Bei älteren Patienten ist deshalb CHOP-14 als Therapieschema der Wahl anzusehen.

Entscheidend für die Konzepte der erhöhten Dosisdichte ist, dass durch den Einsatz von G-CSF die Reduktion der Therapieintervalle von 3 auf 2 Wochen nicht nur durchführbar ist, sondern auch nicht mit einer relevant erhöhten Toxizität einhergeht [8, 9, 25]. So können auch bei den älteren Patienten mehr als 90% der geplanten Dosis appliziert werden. Insbesondere bei älteren Patienten sind jedoch weitere Maßnahmen notwendig, um eine hohe Therapieadhärenz zu gewährleisten:

1. Durchführung einer sog. Vorphasetherapie mit Vincristin (1 mg i.v. 1-malig) und Prednison (100 mg p.o./7 Tage), die mit einer deutlichen Besserung des Allgemeinzustandes und einer besseren Verträglichkeit des ersten Chemotherapiezyklus einhergeht;
2. Substitution mit Hydrokortison nach Ausschleichen der Prednisongaben.

Das Unterlassen dieser Maßnahmen könnte eine Ursache für die unterschiedlichen Ergebnisse beim Einsatz von CHOP-14 in sehr ähnlichen Patientenpopulationen sein: Während das ereignisfreie Überleben nach 2,5 Jahren in der RICOVER-60-Studie der DSHNHL bei 75% lag, war in einer niederländisch-skandinavischen Studie [25] nur ein ereignisfreies Überleben von 25% nach 2,5 Jahren zu verzeichnen. Ob dies an schlechter Protokolladhärenz, zeitlichen Verzögerungen oder Dosisreduktion lag, lässt sich hier ebenso wie aus fast keiner Publikation ermitteln, da die medianen Dosiswerte dies nicht zu lassen. Es bleibt daher zu fordern, dass bei Veröffentlichung Plots der kumulativen Dosis bzw. Dosisintensität gezeigt werden sollten (◘ Abb. 8.1).

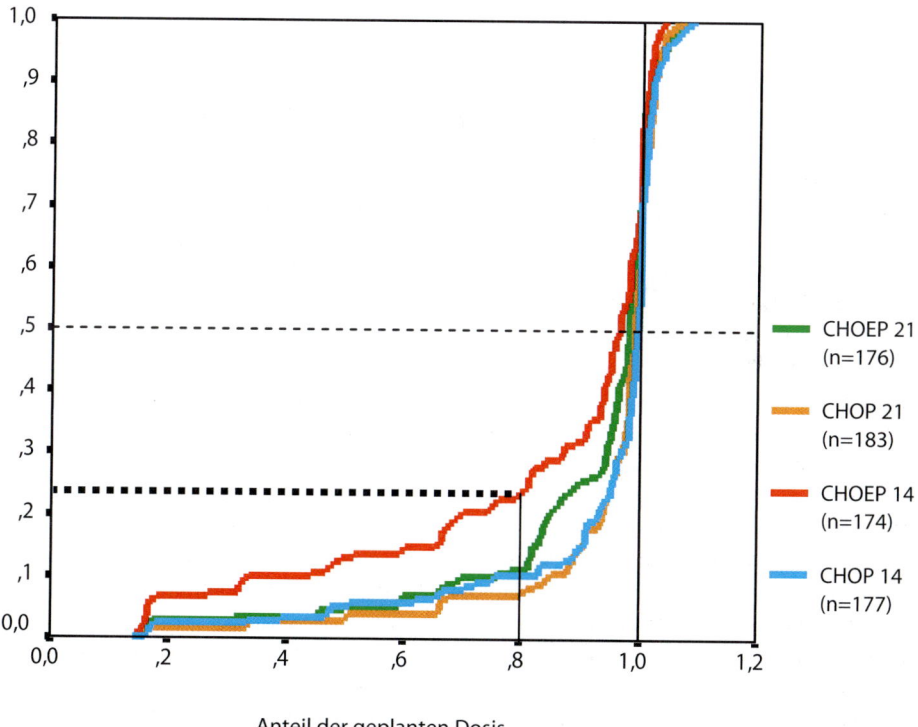

◘ **Abb. 8.1.** Kumulativer Dosis-Plot zur Beschreibung der Chemotherapieadhärenz im Vergleich zur geplanten Dosis oder Dosisintensität. Die kumulative Dosis der NHL-B2-Studie der DSHNHL8 zeigt eine gute mediane Dosis für Cyclophosphamid bei Patienten, die CHOEP-14 erhielten. Allerdings erhielten maximal 10% der Patienten, die mit CHOP-21, CHOP-14 oder CHOEP-14 behandelt wurden, unter 80% der geplanten Dosis im Gegensatz zu CHOEP-14, wo der Anteil dieser Patienten 23% betrug (*gepunktete Linie*). Dies zeigt, dass die Angabe der medianen Dosis ein unzureichendes Format darstellt, um die Adhärenz an ein Chemotherapieprotokoll zu beschreiben. Daher sollten in Veröffentlichungen grundsätzlich Dosis-Plots wie der obige gezeigt werden

8.4.2   Kombination von Dosiseskalation und Erhöhung der Dosisdichte

Das bekannteste Protokoll, in dem beide Ansätze zur Intensivierung der Dosis geprüft wurden, ist das ACVBP-Schema der GELA. Das ACVBP-Protokoll besteht aus vier 2-wöchentlichen Zyklen aus Doxorubicin (75 mg/m^2), Cyclophosphamid (1200 mg/m^2), Vindesin (2 mg/m^2, Tag 1 und 5), Bleomycin (10 mg/m^2 Tag 1 und 5), Prednison (60 mg/m^2 Tag 1–5). Daran schließt sich eine sequentielle Konsolidierungstherapie mit Hochdosis-Methotrexat (3 g/m^2), Etoposid (300 mg/m^2), Ifosphamid (1500 mg/m^2) und Cytarabin (100 mg/m^2) an. ACVBP erreichte ein besseres ereignisfreies und Gesamtüberleben als CHOP bei Patienten zwischen 60 und 69 Jahren, bei allerdings signifikant erhöhter Rate an therapieassoziierten Todesfällen (13% vs. 7%), so dass die Autoren die Anwendung von ACVBP bei Patienten >65 Jahren nicht empfehlen [26].

Auch in der bereits erwähnten GOELAMS-Studie, in der CHOP-21 mit einem experimentellen Arm aus dosisdichtem CEEP-15 und Hochdosis-BEAM verglichen wurde, wurden beide Konzepte der Dosisintensivierung umgesetzt. In einer Studie der HOVON wurde kürzlich ein dosiseskaliertes I-CHOP-14 mit gleicher Gesamtdosis wie 8 Zyklen CHOP-21, aber verdoppelter Dosisintensität für Cyclophosphamid und Doxorubicin geprüft. I-CHOP-14 verbesserte dabei das Outcome bei jungen Patienten mit intermediär-niedrigem Risiko [27].

8.5   Einsatz von Rituximab im Rahmen dosisintensivierter Therapieprotokolle

Die Einführung von Ritxumab und seine Kombination mit dem CHOP-Protokoll ist ein weiterer Meilenstein in der Therapie diffus-großzelliger B-Zell-Lymphome. Das Toxizitätsprofil von Rituximab ist exzellent und das Fehlen einer relevanten Hämatotoxizität macht Rituximab zum idealen Kombinationspartner einer myelosuppressiven Chemotherapie, ohne dass eine Dosisreduktion vorgenommen werden muss. Kombinationen von Rituximab mit Polychemotherapien weisen im Gegensatz zur Chemotherapie alleine eine kaum erhöhte Toxizität auf. Einzige Ausnahme sind virale – insbesondere Herpes zoster – Infektionen, die aufgrund der durch Rituximab verursachten B-Zell-Depletion gehäuft auftreten und unter der Therapie mit Rituximab eine antivirale Prophylaxe empfehlen lassen.

Die französische GELA-Gruppe (Groupe d'Etude des Lymphomes des Adultes) hat im ersten randomisierten Vergleich 8 Zyklen CHOP-21 mit oder ohne Rituximab bei nicht vorbehandelten Patienten zwischen 60 und 80 Jahren im Stadium II–IV verglichen. Nach einer mittleren Nachbeobachtung von 5 Jahren zeigte sich ein signifikanter Vorteil für das ereignisfreie, das progressionsfreie, das krankheitsfreie sowie das Gesamtüberleben im R-CHOP-21-Arm. Während insbesondere Niedrigrisikopatienten nach IPI von der Hinzunahme von Rituximab profitierten, war dieser Effekt bei den Hochrisikopatienten wesentlich geringer und bei den Hochrisikopatienten im Hinblick auf das Gesamtüberleben nicht mehr signifikant [28].

Eine zweite, bei älteren Patienten durchgeführte Studie, die ebenfalls CHOP-21 mit oder ohne Rituximab verglich, zeigte im Wesentlichen die gleichen Ergebnisse [29]. Darüber hinaus wurde in dieser Studie nach Erreichen einer partiellen oder kompletten Remission nach einer zweiten Randomisation eine Rituximab-Erhaltungstherapie mit einer Beobachtung verglichen. Hierbei zeigte sich, dass Patienten mit einer Rituximab-Erhaltungstherapie ein signifikant längeres Überleben aufweisen. Allerdings war dieser Effekt nur bei Patienten zu beobachten, bei denen Rituximab nicht in der Induktionstherapie verabreicht wurde.

Eine dritte randomisierte Studie verglich 6 und 8 Zyklen eines dosisdichten 2-wöchentlichen CHOP (CHOP-14) mit oder ohne Rituximab bei älteren Patienten (61–80 Jahre) in einem 2x2 faktoriellen Design. Hierbei ergab eine geplante Zwischenauswertung nach 828 evaluierbaren Patienten keinen Unterschied zwischen 6 oder 8 Zyklen CHOP-14, während das ereignisfreie Überleben in der Gruppe der Patienten mit Rituximab (R-CHOP-14) signifikant (p=0,000025) besser war als nach CHOP-14 alleine. Ein Trend zu einem besseren ereignisfreien Überleben nach 8 Zyklen CHOP-14 verglichen mit 6 Zyklen CHOP-14 war unter Hinzunahme von Rituxmab nicht mehr nachweisbar. Das Gesamtüberleben nach 34 Monaten nach 8-mal R-CHOP war tendenziell schlechter als nach 6-mal R-CHOP, und nur 6-mal, aber nicht 8-mal R-CHOP erreichte eine signifikant bessere Gesamtüberlebenszeit [30].

Schließlich ergab die MInT (MabThera International Trial Group)-Studie ein signifikant besseres 3-Jahres ereignisfreies (79% vs. 59%) und Gesamtüberleben (93% vs. 84%) im Vergleich von Chemotherapie und Rituximab vs. Chemotherapie alleine bei jungen Patienten mit guter Prognose [2]. Die Kombination von CHOP und Rituximab ist auch bei diesen Patienten heute Therapiestandard.

Im Gegensatz zu jungen Niedrigrisikopatienten existieren für junge Hochrisikopatienten keine randomisierten Studien, die die Wirksamkeit von Rituximab belegen, obwohl eine Wirksamkeit in Anbetracht der Ergebnisse bei den anderen prognostischen Gruppen angenommen werden kann.

Ein wichtiger Punkt im Hinblick auf die Applikation von Rituximab in intensivierten Therapieprotokollen ist die Frage nach dem Haupteffektormechanismus von Rituximab in vivo. Wenn die Wirkung von Rituximab nämlich in erster Linie der antikörperabhängigen zellulären Zytotoxizität (ADCC) zuzuordnen ist, dann ist bei myelosuppressiveren Chemotherapien aufgrund der Beeinträchtigung der natürlichen Killerzellen von einem Wirkungsverlust von Rituximab auszugehen. In diesem Zusammenhang ist von Interesse, dass sich in der MInT-Studie CHOEP (CHOP+Etoposid) dem CHOP-Schema als überlegen erwies [2]. Bei Hinzunahme von Rituximab war jedoch CHOP dem CHOEP mindestens gleichwertig; in einzelnen Subpopulationen erwies sich R-CHOP sogar als überlegen. Die fehlende Überlegenheit von R-CHOEP im Vergleich zu R-CHOP könnte über einen »Gleichmacher-Effekt« von Rituximab erklärt werden; alternativ könnte sie aber auch Folge einer vermehrten Myelosuppression unter CHOEP und dem damit verbundenen Verlust der ADCC-vermittelten Wirkung von Rituximab sein.

Bei der Verwendung im Rahmen von noch myelosuppressiveren oder gar myeloablativen Therapieprotokollen ist eine noch stärkere Beeinträchtigung der Wirksamkeit von Rituximab zu befürchten. Einen Hinweis auf eine solche Beeinflussung der Effektormechanismen liefert auch die Tatsache, dass die Hinzunahme von Rituximab zu einem dreifach höher dosierten CHOEP (Mega-CHOEP) zu einer nur geringen Verbesserung der Ergebnisse im Vergleich zu Mega-CHOEP alleine führte [31].

Deshalb sollte Rituximab mit anderen Chemotherapieprotokollen außer CHOP nur im Rahmen von kontrollierten Studien eingesetzt werden.

8.6 Dosisintensivierung von Rituximab

Ein weiteres zentrales Thema im Zusammenhang mit der Aufnahme von Rituximab in dosisintensive Therapieschemata ist das Fehlen pharmakologischer Daten für die Anwendung bei Patienten mit diffus-großzelligem B-Zell-Lymphom. Die Gabe der allgemein eingesetzten Dosis von 375 mg/m^2 im zeitlichen Zusammenhang mit dem jeweiligen Chemotherapieprotokoll geschieht dabei im Wesentlichen aus Praktikabilitäts- und ökonomischen Gründen.

Die Hinzunahme von Rituximab zu CHOP-21 oder CHOP-14 verbesserte die Resultate mehrerer randomisierter Studien [2, 29–31]. Dabei profitierten jedoch in der Studie der DSHNHL für ältere Patienten [30] sowohl Patienten mit guter als auch mit ungünstiger Prognose von der 14-tägigen Rituximabgabe deutlich mehr als in der französischen Studie, in der Rituximab in 3-wöchentlichen Abständen gegeben wurde. Pharmakokinetische Analysen bei der 14-tägigen Anwendung von Rituximab in Kombination mit CHOP-14 ergaben, dass bei den ersten vier Rituximabgaben die Serumspiegel von Rituximab durch jede weitere Gabe anstiegen. Die Spiegel erreichten zwischen dem 5. und 8. Zyklus ein Plateau und fielen nach dem Ende der Therapie kontinuierlich ab mit allerdings nach 9 Monaten noch nachweisbaren Serumspiegeln. Die niedrigen Serumspiegel in den ersten 4 Zyklen lassen sich dabei am ehesten über einen Verbrauch des Antikörpers bei der Destruktion normaler B-Zellen und großer Tumormassen erklären [36]. Es muss angenommen werden, dass die Rituximabspiegel bei der 3-wöchentlichen Applikation sogar noch weiter und womöglich unter einen therapeutischen Spiegel abfallen, insbesondere bei solchen Patienten, bei denen eine hohe Tumorlast vorliegt. Das würde auch die schlechten Ergebnisse von Rituximab bei Hochrisikopatienten in der GELA-Studie [28] erklären.

Folglich muss darauf hingewiesen werden, dass der therapeutische Nutzen in der GELA-LNH-95.8-Studie [33], in der 8 Rituximabgaben erfolgten, in etwa dem der US-Intergroup-Studie [29] mit nur 5 Rituximabgaben entsprach. Geht man davon aus, dass die erste Rituximabgabe in erster Linie zirkulierende B-Zellen eliminiert, bevor nachfolgende Rituximabgaben dann zur Elimination von Tumorzellen zur Verfügung stehen, dann scheint die Rituximabgabe an Tag -7 und -3 der ECOG-Studie diesem Sachverhalt mehr Rechnung zu tragen als die 3-wöchentlichen Gaben in der GELA-Studie.

Die Pharmakokinetik von Rituximab in 2-wöchentlichen Abständen mit CHOP lässt vermuten [34], dass 2-wöchentliche Gaben von Rituximab nicht ausreichend und kürzere Applikationsintervalle, insbesondere zu Beginn der Therapie, notwendig sind. Eine Phase-II-Studie zur Überprüfung der Pharmakokinetik und Effektivität der dosisdichten Rituximabgabe zu Beginn der Therapie (5 Rituximabgaben innerhalb von 2 Wochen) in Kombination mit CHOP-14 wird derzeit in Deutschland durchgeführt.

8.7   G-CSF im Rahmen dosisintensivierter Therapieprotokolle

Eine Voraussetzung für die sichere Anwendung dosisdichter Therapieprotokolle ist eine zeitgerechte Regeneration der Hämatopoese und hier insbesondere der Granulozytenwerte vor der Fortführung der Therapie. Die Verfügbarkeit von G-CSF ist deshalb eine Grundvoraussetzung für die Durchführbarkeit der dosisdichten Therapieprotokolle. In der NHL-B2-Studie [8] wurde deshalb obligat Filgrastim täglich subkutan von Tag 4 bis 13 verabreicht. Im Vergleich zum 3-wöchentlich ohne Filgrastim-Unterstützung applizierten CHOP-21 zeigte sich darunter sogar eine verminderte Inzidenz von Leukozytopenien IV° (27% vs. 44% aller Zyklen), während die Daten für Infektionen III°/IV° (2,4% vs. 1,8% aller Zyklen), Antibiotikaeinsatz (15,2% vs. 13,8% aller Zyklen) sowie etwaige übrige hämatologische und nichthämatologische Nebenwirkungen keinen signifikanten Unterschied aufwiesen.

Die Protokolladhärenz bezüglich Einhaltung der Therapieintervalle und der relativen Dosisintensität war unter CHOP-14 mit Filgrastim-Unterstützung genauso gut wie unter CHOP-21.

In der 1999-1-Studie der DSHNHL (RICOVER-60) mit Gabe von CHOP-14 in allen vier Therapiearmen wurde die Gabe von Filgrastim beibehalten. Jedoch wurde sie aus ökonomischen Gründen auf den Zeitraum Tag 6–12 verkürzt, da der Gabe von G-CSF vor Erreichen des Leukozytennadirs keine große therapeutische Bedeutung beigemessen wurde. Anlässlich einer geplanten Zwischenanalyse (nach 329 Patienten) zeigte sich, dass durch die verkürzte Filgrastimgabe die Protokolladhärenz nicht negativ beeinflusst wurde, es im Vergleich zu Patienten der NHL-B2-Studie jedoch zu einer höheren Rate an Leukozytopenien III°/IV° (65% vs. 57% aller Zyklen), einem tieferen Nadir, einer um ca. 1,5 Tage verzögerten Leukozytenerholung sowie zu einer höheren Rate an Infektionen III°/IV° (5,2% vs. 2,4% aller Zyklen) kam. Außerdem wurde die i.v.-Applikation von Antibiotika wesentlich häufiger nötig (20,8% vs. 15,2% aller Zyklen). Dies führte dazu, dass im Rahmen eines Amendments Filgrastim wieder ab Tag 4 verabreicht wurde [39].

Bei Pegfilgrastim (Neulasta) handelt es sich um die an Monomethoxypolyethylenglykol N-terminal kovalent gebundene (»pegylierte«) Form von rekombinantem humanem Methionyl-G-CSF (Filgrastim). Hierdurch wird die Pharmakokinetik gegenüber nichtpegyliertem Filgrastim verändert. Aufgrund einer reduzierten renalen Clearance einerseits und einer rezeptorabhängigen und damit mit der Neutrophilenzahl korrelierten Clearance andererseits wird die Serumhalbwertszeit deutlich verlängert. Bezüglich Rezeptorbindung, Granulozytenbildung und Granulozytenfunktion wirken die beiden G-CSF-Präparationen laut Fachinformation Neulasta (Pegfilgrastim) vergleichbar.

Neben mehreren Phase-I- und Phase-II-Studien wurde Pegfilgrastim in zwei randomisierten, doppelblinden Studien mit Filgrastim in der Supportivtherapie der Behandlung des Mammakarzinoms verglichen [40, 41]. In beiden Studien zeigte sich im 1. Zyklus kein signifikanter Unterschied in der mittleren Dauer der Granulozytopenie IV (primärer Studienendpunkt) zwischen Pegfilgrastim und Filgrastim (1,8 vs. 1,7 Tage und 1,6 vs. 1,8 Tage). Die Inzidenz febriler Neutropenien über alle Zyklen ergab einen Trend zugunsten der mit Pegfilgrastim behandelten Patientinnen (9% vs. 18% und 13% vs. 20%). In einer weiteren randomisierten Studie zum Vergleich Pegfilgrastim (100 µg/kg 1-malig s.c.) vs. Filgrastim (5 µg/kg täglich s.c.) bei Patienten mit Lymphomen (n=66 insgesamt) unter 3-wöchentlicher ESHAP-Chemotherapie zeigte sich in der Inzidenz (69% vs 68%) und Dauer (durchschnittlich 2,8 vs. 2,4 Tage) schwerer Neutropenien (WHO-Grad IV) zwischen den beiden G-CSF-Präparaten ebenfalls kein Unterschied [42]. Hervorzuheben ist, dass in den o. g. Pegfilgrastim-Studien 3-wöchentlich zu applizierende Chemotherapieschemata verwendet wurden, während keine Daten zu 2-wöchentlichen Schemata wie dem CHOP-14 existieren.

Deshalb überprüfte die Pegfilgrastim-Studie der DSHNHL (2003-2) randomisiert die Effektivität der Pefilgrastim-Gabe an Tag 2 oder 4 des CHOP-14-Schemas bei älteren Patienten mit/ohne Rituximab. Hier ergab sich für beide Applikationen (Tag 2 und Tag 4) eine hervorragende Chemotherapieadhärenz. Die Ergebnisse von über 100 randomisierten Patienten zur Anzahl der höhergradigen Leukopenien, der Leukopeniedauer sowie der Anzahl schwerer Infektion (Grad 3 und 4) favorisieren eine Gabe von Pegfilgrastim an Tag 4 des Chemotherapiezyklus. Überraschenderweise zeigte sich, dass die Gabe von Pegfilgrastim an Tag 4 mit weniger ausgeprägtem und kürzerem Leukozytennadir assoziiert ist als eine Gabe an Tag 235. Deshalb empfehlen die Autoren die Applikation von Pegfilgrastim an Tag 4.

8.8   Schlussfolgerungen

Die Hinzunahme von Rituximab und die Verkürzung der Therapieintervalle von 3 auf 2 Wochen unter Verwendung von G-CSF sind die wichtigsten Meilensteine in der Therapie aggressiver Lymphome in den letzten 25 Jahren. Die letzte Zwischenanalyse der RICOVER-60-Studie zeigt, dass durch eine Kombination beider Ansätze (R-CHOP-14) die Prognose zumindest der älteren Patienten mit diffus-großzelligem B-NHL weiter verbessert werden kann. Die Beobachtung, dass 2-wöchentliche Rituximabgaben in Kombination mit CHOP-14 die Prognose sowohl von Hochrisiko- als auch von Niedrigrisikopatienten im Vergleich zur 3-wöchentlichen Gabe mit CHOP-21 verbessern, lässt darauf schließen, dass nicht nur die höhere Dosisdichte der zytotoxischen Substanzen, sondern auch des Antikörpers zur hohen Effizienz des R-CHOP-14-Schemas beitragen. Ein zentrales Problem bei der dosisdichten Anwendung von Rituximab ist die unzureichende Kenntnis der Pharmakokinetik bei Patienten mit diffus-großzelligen Lymphomen, insbesondere die fehlende Kenntnis therapeutischer Serumspiegel. Diese sind jedoch notwendig, um effektive Spiegel im Tumorgewebe zu erreichen.

Die Frage, ob Rituximab in den aktuellen Protokollen ausreichend hoch dosiert ist und das Applikationsschema zur Erzielung optimaler Ergebnisse geeignet ist, ist noch nicht eindeutig geklärt. Hier sind sorgfältig geplante prospektive Studien mit phamakokinetischen Analysen notwendig, um das maximale Potential der dosisintensivierten kombinierten Immunochemotherapie in der Therapie der diffus großzelligen B-Zell-Lymphome ausschöpfen zu können.

Literatur

1. The International Non-Hodgkin's Lymphoma Prognostic Factors Project. A predictive model for aggressive non-Hodgkin's lymphoma. N Engl J Med. 1993;329:987–994
2. Pfreundschuh M, Truemper L, Oesterborg A et al. CHOP-like chemotherapy plus rituximab compared with CHOP-like chemotherapy alone in young patients with good-prognosis diffuse large B-cell lymphoma: a randomized controlled trial by the Mabthera International Trial (MInT) Group. Lancet Oncology. 2006;7:379–391
3. McKelvey EM, Gottlieb JA, Wilson HE et al. Hydroxyldaunomycin (Adriamycin) combination chemotherapy in malignant lymphoma. Cancer. 1976;38:1484–1493
4. Fisher RI, Gaynor ER, Dahlberg S et al. Comparison of a standard regimen (CHOP) with three intensive chemotherapy regimens for advanced non-Hodgkin's lymphoma. N Engl J Med. 1993;328:1002–1006
5. Meyer RM, Hryniuk WM, Goodyear MD. The role of dose intensity in determining outcome in intermediate-grade non-Hodgkin's lymphoma. J Clin Oncol. 1991;9:339–347
6. Koppler H, Pfluger KH, Eschenbach I et al. Randomised comparison of CHOEP versus alternating hCHOP/IVEP for high- grade non-Hodgkin's lymphomas: treatment results and prognostic factor analysis in a multi-centre trial. Ann Oncol. 1994;5:49–55
7. Pfreundschuh M, Zeynalova S, Pflueger K-H et al. Dose-escalated CHOP plus etoposide (Hi-CHOEP) is not superior to base-line CHOEP in young good-prognosis patients with aggressive lymphoma: Results of a randomized DSHNHL trial. [abstract]. J Clin Oncol. 2006;24:425s
8. Pfreundschuh M, Trumper L, Kloess M et al. Two-weekly or 3-weekly CHOP chemotherapy with or without etoposide for the treatment of elderly patients with aggressive lymphomas: results of the NHL-B2 trial of the DSHNHL. Blood. 2004;104:634–641
9. Pfreundschuh M, Trumper L, Kloess M et al. Two-weekly or 3-weekly CHOP chemotherapy with or without etoposide for the treatment of young patients with good-prognosis (normal LDH) aggressive lymphomas: results of the NHL-B1 trial of the DSHNHL. Blood. 2004;104:626–633
10. Philip T, Guglielmi C, Hagenbeek A et al. Autologous bone marrow transplantation as compared with salvage chemotherapy in relapses of chemotherapy-sensitive non-Hodgkin's lymphoma. N Engl J Med. 1995;333:1540–1545
11. Gianni AM, Bregni M, Siena S et al. High-dose chemotherapy and autologous bone marrow transplantation compared with MACOP-B in aggressive B-cell lymphoma. N Engl J Med. 1997;336:1290–1297

12. Haioun C, Lepage E, Gisselbrecht C et al. Survival benefit of high-dose therapy in poor-risk aggressive non-Hodgkin's lymphoma: final analysis of the prospective LNH87-2 protocol – a groupe d'Etude des lymphomes de l'Adulte study. J Clin Oncol. 2000;18:3025–3030

13. Verdonck LF, van Putten WL, Hagenbeek A et al. Comparison of CHOP chemotherapy with autologous bone marrow transplantation for slowly responding patients with aggressive non- Hodgkin's lymphoma. N Engl J Med. 1995;332:1045–1051

14. Santini G, Salvagno L, Leoni P et al. VACOP-B versus VACOP-B plus autologous bone marrow transplantation for advanced diffuse non-Hodgkin's lymphoma: results of a prospective randomized trial by the non-Hodgkin's Lymphoma Cooperative Study Group. J Clin Oncol. 1998;16:2796–2802

15. Kluin-Nelemans HC, Zagonel V, Anastasopoulou A et al. Standard chemotherapy with or without high-dose chemotherapy for aggressive non-Hodgkin's lymphoma: randomized phase III EORTC study. J Natl Cancer Inst. 2001;93:22–30

16. Kaiser U, Uebelacker I, Abel U et al. Randomized study to evaluate the use of high-dose therapy as part of primary treatment for »aggressive« lymphoma. J Clin Oncol. 2002;20:4413–4419

17. Gisselbrecht C, Lepage E, Molina T et al. Shortened first-line high-dose chemotherapy for patients with poor-prognosis aggressive lymphoma. J Clin Oncol. 2002;20:2472–2479

18. Martelli M, Gherlinzoni F, De Renzo A et al. Early autologous stem-cell transplantation versus conventional chemotherapy as front-line therapy in high-risk, aggressive non- Hodgkin's lymphoma: an Italian multicenter randomized trial. J Clin Oncol. 2003;21:1255–1262

19. Milpied N, Deconinck E, Gaillard F et al. Initial treatment of aggressive lymphoma with high-dose chemotherapy and autologous stem-cell support. N Engl J Med. 2004;350:1287–1295

20. Betticher DC, Martinelli G, Radford JA et al. Sequential high dose chemotherapy as initial treatment for aggressive sub-types of non-Hodgkin lymphoma: results of the international randomized phase III trial (MISTRAL). Ann Oncol. 2006;17:1546–1552

21. Olivieri A, Santini G, Patti C et al. Upfront high-dose sequential therapy (HDS) versus VACOP-B with or without HDS in aggressive non-Hodgkin's lymphoma: long-term results by the NHLCSG. Ann Oncol. 2005;16:1941–1948

22. Vitolo U, Liberati AM, Cabras MG et al. High dose sequential chemotherapy with autologous transplantation versus dose-dense chemotherapy MegaCEOP as first line treatment in poor-prognosis diffuse large cell lymphoma: an »Intergruppo Italiano Linfomi« randomized trial. Haematologica. 2005;90:793–801

23. Shipp MA, Abeloff MD, Antman KH et al. International Consensus Conference on High-Dose Therapy with Hematopoietic Stem Cell Transplantation in Aggressive Non-Hodgkin's Lymphomas: report of the jury. J Clin Oncol. 1999;17:423–429

24. Glass B, Kloess M, Engert A et al. Mega-CHOEP repeated high dose therapy as treatment of aggressive NHL: critical impact of time scheduling [abstract]. Blood. 2002;100:776a

25. Sonneveld, van Putten WL, Holte H et al. Intensified CHOP with rituximab for intermediate or high-risk non-Hodgkin's lymphoma: Interim analysis of a randomized phase III trial in elderly patients by the Dutch HOVON and Nordic Lymphoma groups [abstract]. Blood. 2005;106:10a

26. Tilly H, Lepage E, Coiffier B et al. Intensive conventional chemotherapy (ACVBP regimen) compared with standard CHOP for poor-prognosis aggressive non-Hodgkin lymphoma. Blood. 2003;102:4284–4289

27. Verdonck LF, Notenboom A, de Jong DD et al. Intensified CHOP of 12-weeks duration (I-CHOP) plus G-CSF compared with standard CHOP of 24-weeks duration (CHOP-21) for patients with intermediate-risk aggressive non-Hodgkin's Lymphoma. A phase III trial of the Dutch-Belgian Hemato-Oncology Cooperative Group (HOVON). Blood. 2006

28. Feugier P, Van Hoof A, Sebban C et al. Long-term results of the R-CHOP study in the treatment of elderly patients with diffuse large B-cell lymphoma: a study by the Groupe d'Etude des Lymphomes de l'Adulte. J Clin Oncol. 2005;23:4117–4126

29. Habermann TM, Weller EA, Morrison VA et al. Rituximab-CHOP versus CHOP alone or with maintenance rituximab in older patients with diffuse large B-cell lymphoma. J Clin Oncol. 2006;24:3121–3127

30. Pfreundschuh M, Kloess M, Zeynalova S et al. Six vs. eight cycles of bi-weekly CHOP-14 with or without rituximab for elderly patients with diffuse large B-cell lymphom: Results of the completed RICOVER-60 trial of the German High-Grade Non-Hodkgin Lymphoma Study Group [abstract]. Blood. 2006;108:64a–65a

31. Glass B, Kloess M, Reiser M et al. Dose-escalated CHOP plus etoposide followed by repetitive autologous stem cell transplantation (Mega-CHOEP) with or without rituximab for primary treatment of aggressive NHL [abstract]. Blood. 2005;106:430a

32. Schubert J, Reiser M, Wenger M et al. Bi-weekly dosing preserves the efficacy of rituximab in elderly patients with poor-prognosis DLBCL: Results from the RICOVER-60 trial of the German High-Grade Non-Hodgkin Lymphoma Study Group (DSHNHL) [abstract]. J Clin Oncol. 2006;24:430s

33. Coiffier B, Lepage E, Briere J et al. CHOP chemotherapy plus rituximab compared with CHOP alone in elderly patients with diffuse large-B-cell lymphoma. N Engl J Med. 2002;346:235–242

34. Reiser M, Wenger M, Nickenig C et al. Serum levels and pharmacokinetics of rituximab in bi-weekly R-CHOP in elderly patients with DLBCL treated in the RICOVER-60 trial [abstract]. J Clin Oncol. 2006;24:430s

35. Hartmann F, Zeynalova S, Nickenig C et al. PEG-fILGRASTIM (PEG-F) on Day 4 of (R-)CHOP-14 chemotherapy is superior to day 2 in elderly patients with diffuse large B-cell lymphoma (DLBCL): RESULTS of a randomized trial of the German High-grade Non-Hodgkin-Lymphoma Study Group (DSHNHL) [abstract]. Journal of Clinical Oncoloty. 2007 [in press]

36. Pfreundschuh M, Trumper L, Kloess M et al. Two-weekly or 3-weekly CHOP chemotherapy with or without etoposide for the treatment of young patients with good-prognosis (normal LDH) aggressive lymphomas: results of the NHL-B1 trial of the DSHNHL. Blood. 2004;104:626–633

37. Verdonck LF, van Imhoff, G.W. et al. Six courses of intensified CHOP plus G-CSF compared to eight courses of standard CHOP in patients with intermediate-risk aggressive non-Hodgkin lymphoma. [abstract]. Blood. 2005;106:9a

38. Habermann TM, Weller EAMVA, Cassileth PA et al. Phase III trial of rituximab-CHOP (R-CHOP) vs. CHOP with a second randomization to maintenance rituximab or observation in patients 60 years of age and older with diffuse large B-cell lymphoma. Blood. 2003;102:103a

39. Kloess M, Zeynalova S, Truemper L, Schmits R, Schmitz N, Glass B, Engert A, Metzner B, Pfreundschuh M, Loeffler M. Effects of G-CSF schedule on leukocyte recovery and infection rate in the CHOP-14 regimen for elderly patients with aggressive lymphoma. Proc Am Soc Clin Oncol 2003; 22: [abstr 2402]

40. Holmes FA, O'Shaughnessy JA, Vukelja S, Jones SE, Shogan J, Savin M, Glaspy J, Moore M, Meza L, Wiznitzer I, Neumann TA, Hill LR, Liang BC. Blinded, randomized, multicenter study to evaluate single administration pegfilgrastim once per cycle versus daily filgrastim as an adjunct to chemotherapy in patients with high-risk stage II or stage III/IV breast cancer. J Clin Oncol. 2002; 1; 20(3): 727–731

41. Green MD, Koelbl H, Baselga J, Galid A, Guillem V, Gascon P, Siena S, Lalisang RI, Samonigg H, Clemens MR, Zani V, Liang BC, Renwick J, Piccart MJ; International Pegfilgrastim 749 Study Group. A randomized double-blind multicenter phase III study of fixed-dose single-administration pegfilgrastim versus daily filgrastim in patients receiving myelosuppressive chemotherapy. Ann Oncol. 2003; 14(1): 29–35

42. Vose JM, Crump M, Lazarus H, Emmanouilides C, Schenkein D, Moore J, Frankel S, Flinn I, Lovelace W, Hackett J, Liang BC. Randomized, multicenter, open-label study of pegfilgrastim compared with daily filgrastim after chemotherapy for lymphoma. J Clin Oncol. 2003; 21(3):514–519

Bedeutung hämatopoetischer Wachstumsfaktoren für die Therapie der Hodgkin-Lymphome

W. Krüger, G. Dölken

9.1   Hodgkin-Lymphome

9.1.1   Definition und Grundlagen

Der Begriff »Hodgkin-Lymphom« ist die aktuelle Bezeichnung für die von Thomas Hodgkin im Jahre 1832 erstmals beschriebene, maligne Erkrankung des lymphatischen Systems. Das Hodgkin-Lymphom ist eine seltene Erkrankung mit einer Inzidenz von 2–3/100.000 in Europa und Nordamerika. Männer erkranken geringfügig häufiger als Frauen. Pathognomonisch für das Hodgkin-Lymphom ist der mikroskopische Nachweis der Hodgkin- und Reed-Sternberg-Zellen [1]. Küppers und Rajewski [2] konnten in den 1990er-Jahren nach jahrelanger Debatte um die Herkunft der Hodgkin- und Reed-Sternberg-Zellen (HRS-Zellen) experimentell klären, dass diese Zellen in über 90% der Fälle von B-Lymphozyten der Keimzentren abstammen. Durch Einzelzellanalysen von HRS-Zellen in der Polymerasekettenreaktion konnte gezeigt werden, dass diese Zellen monoklonale Rearrangements der Immunglobulin-Gene aufweisen und somit von der B-lymphozytären Reihe abstammen. Die hohe Rate somatischer Mutationen in den rearrangierten Genen lässt vermuten, dass diese Abstammung von den Zellen der Keimzentren bzw. ihrer Progenitoren erfolgte. Diese Arbeiten führten dann zur Umbenennung des Morbus Hodgkin in die Hodgkin-Lymphome der neuen WHO-Klassifikation maligner Lymphome [3].

Wesentlicher Schritt in der Entartung der Zellen zu malignen Hodgkin- und Reed-Sternberg-Zellen ist der Erwerb einer Apoptoseresistenz. Bereits seit längerem wird angenommen, dass eine Epstein-Barr-Virus-(EBV)-Infektion eine Rolle in der Ätiologie des Hodgkin-Lymphoms spielt. Die Prävalenz des EBV in den HRS-Zellen variiert zwischen den histologischen Subtypen und ist darüber hinaus am höchsten bei HIV-positiven Patienten und in Entwicklungsländern. Mechanismen der Beteiligung des EBV an der Entstehung eines klassischen Hodgkin-Lymphoms wurden im Jahre 2005 von zwei verschiedenen Arbeitsgruppen publiziert. Baumforth et al. [4] zeigten, dass EBV zur Induktion der Transkription von Autotaxin in Hodgkin-Lymphom-Zellen führen kann, welche den Zellen einen Wachstums- und Überlebenvorteil verschafft. Bechtel et al. [5] beschrieben eine Beteiligung des Epstein-Barr-Virus am Erwerb einer Apoptoseresistenz von B-Zellrezeptor-negativen Zellen der Keimzentren. Weiterhin ist eine Aktivierung des nukleären Transkriptionsfaktors NFκB von zentraler Bedeutung. Diese Aktivierung kann wiederum durch das EBV erfolgen, ist aber auch für EBV-negative Hodgkin-Lymphome beschrieben. Bei EBV-negativen Hodgkin-Lymphomen kann die Aktivierung durch Alteration von Genen bedingt sein, die die NFκB-Transkription regulieren. Dieser Mechanismus wurde für Mutationen des IκBα-Gens beschrieben [6].

9.1.2   Histologie und Klassifikation

Pathognomonisch für das Hodgkin-Lymphom ist der Nachweis von ein- und mehrkernigen Riesenzellen in den befallenen Lymphknoten. Sie machen allerdings nur einen geringen Anteil von bis zu 3% des ansonsten bunten zellulären Begleitinfiltrates aus. Diese Zellen werden in den klassischen Formen des Hodgkin-Lymphoms (CHL) als Hodgkin- und Reed-Sternberg-Zellen (HRS-Zellen) und bei der Nodulär Lymphozyten-prädominanten Form des Hodgkin-Lymphoms (NLPHL) als lymphozytische und histozytische (L&H) Zellen bezeichnet. Die Diagnosestellung erfolgt histologisch und erfordert somit eine Gewebeprobe, z. B. einen exzidierten Lymphknoten. Eine Zytologie reicht zur Diagnosestellung nicht aus.

◘ Tab. 9.1. Klassifikation der Hodgkin-Lymphome und relative Häufigkeit [3]

Haupt- und Untergruppen der Hodgkin-Lymphome	Häufigkeit [%]
Klassische Hodgkin-Lymphome	**95**
– Noduläres sklerosierendes Hodgkin-Lymphom (NSHL)	70
– Gemischt-zelluläres Hodgkin-Lymphom (MCHL)	20–25
– Lymphozytenreiches klassisches Hodgkin-Lymphom (LRCHL)	5
– Lymphozytenarmes Hodgkin-Lymphom (LDHL)	<5
Nodulär Lymphozyten-prädominantes Hodgkin-Lymphom (NLPHL)	**5**

Hodgkin-Lymphome werden nach der WHO in die klassischen Formen (CHL) und in das nodulär Lymphozyten-prädominante Hodgkin-Lymphom (NLPHL) eingeteilt [3]. Diese Unterscheidung basiert unter anderem auch auf immunhistochemischen Kriterien: Die Hodgkin- und Reed-Sternberg-Zellen der klassischen Hodgkin-Lymphome exprimieren CD15 und CD30. Im Nodulär Lymphozyten-prädominanten Hodgkin-Lymphom sind diese Zellen positiv für CD20 und das epitheliale Membranantigen (EMA), aber negativ für CD15 und CD30. Diese Unterscheidung ist für die Prognose und die Behandlung von großer Bedeutung. Eine Übersicht über die Formen und die relativen Häufigkeiten zeigt ◘ Tab. 9.1.

9.1.3 Klinische Präsentation, Stadieneinteilung und Risikofaktoren

Klinisches Leitsymptom des Hodgkin-Lymphoms ist die schmerzlose Lymphknotenvergrößerung. Jedoch kann mit Ausnahme des Zentralnervensystems praktisch jedes Organ beteiligt sein. Die zervikalen Lymphknoten sind am häufigsten befallen, aber auch große Mediastinaltumoren sind häufig und werden gelegentlich bei Routineröntgenuntersuchungen der Thoraxorgane diagnostiziert. Ein Mediastinalbefall kommt in ca. 50% der Fälle vor. Bei mediastinaler Manifestation berichten die Patienten gelegentlich über thorakale Missempfindungen, Husten oder Dyspnoe. Die Stadieneinteilung wird nach der Ann-Arbor-Klassifikation von 1971 mit den Cotswolds-Modifikationen von 1989 vorgenommen (◘ Tab. 9.2) [7, 8].

Die Stadieneinteilung beruht auf der Anamnese, der körperlichen Untersuchung, den Laborbefunden einschließlich Knochenmarkuntersuchung und den Befunden der Bildgebung. Die diagnostische Laparatomie mit Splenektomie zur pathologisch-anatomischen Stadieneinteilung gehört nicht mehr zum diagnostischen Programm.

Systemische oder konstitutionelle Symptome sind in etwa 50% der Fälle bei Primärdiagnose vorhanden, entweder in der Form von B-Symptomen (ungeklärter Gewichtsverlust >10% innerhalb der letzten 6 Monate, persistierendes oder rezidivierendes Fieber unklarer Ursache >38,0 °C, Nachtschweiß unklarer Genese) oder als – nicht zur B-Symptomatik zählender – Juckreiz oder »Alkoholschmerz« (Schmerz bei Alkoholgenuss).

Ein großer Mediastinaltumor von >1/3 des Thoraxquerdurchmessers in Höhe von $Th_{5/6}$, Extranodalbefall, eine hohe BSG (≥50 mm/h im Stadium A, ≥30 mm/h im Stadium B), ein Befall von mindestens 3 Lymphknotenarealen und ein großes Lymphom oder Lymphknotenpaket – das sog. »bulky disease« – sind nachgewiesene Risikofaktoren. Zwei oder mehr Extranodalbefälle sollten nach der Cotswolds-Klassifikation grundsätzlich als Stadium IV

◨ **Tab. 9.2.** Stadieneinteilung des Hodgkin-Lymphoms
(Ann-Arbor-Klassifikation, mit Cotswolds-Modifikationen)

Stadium	Ausbreitung
I	Befall einer einzelnen Lymphknotenregion oder lymphatischen Struktur (z. B. Milz, Thymus, Waldeyer-Rachenring)
II	Befall von 2 oder mehr Lymphknotenregionen auf einer Seite des Zwerchfells (das Mediastinum gilt als eine Region, hiläre Lymphknoten werden der entsprechenden Seite zugeordnet), die Anzahl der befallenen Regionen wird durch ein Suffix angegeben (z. B. II$_3$)
III	Befall von Lymphknotenregionen oder Strukturen beidseits des Zwerchfells
– III$_1$	Mit oder ohne Befall von Milz, Lungenhili, zöliakalen oder portalen Lymphknoten
– III$_2$	Mit Befall paraaortaler iliakaler oder mesenterialer Lymphknoten
IV	Befall extranodaler Regionen über die Definition des E-Befalles hinaus

Jedes Stadium erhält die Zusatzbezeichnung B, sofern mindestens eines der folgenden Symptome vorliegt: Ungeklärter Gewichtsverlust >10% innerhalb der letzten 6 Monate, persistierendes oder rezidivierendes Fieber unklarer Genese >38,0 °C, Nachtschweiß unklarer Genese. Fehlen die B-Symptome, so wird das Suffix A vergeben. X (Bulky-disease): Mediastinalbefall >1/3 des Thoraxdurchmessers auf Höhe Th$_{5/6}$ oder Lymphom mit >10 cm Durchmesser. E-Befall: Beteiligung einer einzelnen extranodalen Lokalisation oder Befall per continuitatem oder proximal von einer nodalen Manifestation (Ausnahme: Leberbefall immer Stadium IV). *CS:* Klinisches Stadium, *PS:* Pathologisches Stadium.

gewertet werden. In der Ann-Arbor-Klassifikation und den Protokollen der Deutschen Hodgkin Lymphom Studiengruppe (DHSG) ist nicht unbedingt so zu verfahren. »Bulky disease« ist definiert als ein einzelner Lymphknoten oder ein Lymphknotenkonglomerat von mindestens 5 cm Durchmesser in der DHSG bzw. 10 cm in den Cotswolds-Empfehlungen [8].

9.1.4 Differentialdiagnose

Lymphknotenvergrößerungen kommen bei einer Vielzahl von Erkrankungen vor. In Frage kommen Autoimmunerkrankungen, Infektionserkrankungen, entzündliche Erkrankungen und andere Neoplasien. Die wichtigste Differentialdiagnose ist ein Non-Hodgkin-Lymphom, insbesondere ein T-Zellymphom oder ein T-Zell-reiches B-Zell-Lymphom. Die Begutachtung der Histologie durch einen erfahrenen Hämatopathologen ist von entscheidender Bedeutung. Infektiologisch sind vor allem die infektiöse Mononukleose, andere Virusinfektionen, die Toxoplasmose und seltener auch die Tuberkulose abzugrenzen. Im Falle von Extranodalbefall bestimmt das betroffene Organ die oftmals umfangreiche Differentialdiagnostik.

9.2   Therapie der Hodgkin-Lymphome

9.2.1 Allgemeine Bemerkungen zur Therapie

Mit modernen Therapiestrategien können heute – auch in fortgeschrittenen Stadien – mehr als 90% der Patienten mit Hodgkin-Lymphom geheilt werden [9]. Therapeutischer Standard in der Primärbehandlung mit kurativer Intention ist die Kombination einer Polychemotherapie mit anschließender Involved-field-Bestrahlung in einer Dosis von 30 Gy. Die früher praktizierte Extended–field-Technik ist heute obsolet [10]. In den kurativen Strategien beim Hodgkin-Lymphom wird die Strahlentherapie nur zur Konsolidierung nach Chemotherapie eingesetzt. Die chirurgische Entfernung von befallenen Lymphknoten hat in der Behandlung des Hodgkin-Lymphoms keinen Stellenwert.

9.2.2 Stadienabhängige Therapiestrategien – Risikogruppen

Patienten mit einem Hodgkin-Lymphom werden hinsichtlich der Prognose und therapeutischer Strategie in frühe, intermediäre und fortgeschrittene Stadien eingeteilt:

- **Frühe Stadien:** Stadium I oder II *ohne Risikofaktoren* (Großer Mediastinaltumor $\geq 1/3$ des max. Thoraxquerdurchmessers, Extranodalbefall, hohe BSG [≥ 50 mm/h ohne B-Symptome, ≥ 30 mm/h bei B-Symptomen], ≥ 3 befallene Lymphknotenareale)
- **Intermediäre Stadien:** Stadium I_A, I_B oder II_A mit *einem oder mehreren Risikofaktoren* (s. oben), Stadium II_B mit hoher BSG und/oder ≥ 3 befallenen Lymphknotenarealen
- **Fortgeschrittene Stadien: Stadium III** und **IV**, die DHSG rechnet auch das **Stadium IIB** mit den Risikofaktoren Extranodalbefall und/oder Mediastinaltumor zu dieser Risikogruppe

Eine graphische Übersicht ist in ◗ Abb. 9.1 dargestellt. Die Phase-I/II-Studie für Patienten >60 Jahre und die Studie für HIV-positive Patienten sind hier nicht berücksichtigt.

Frühe und intermediäre Stadien

Frühe und intermediäre Stadien wurden traditionell strahlentherapeutisch behandelt. Vollremissionen wurden in einem sehr hohen Prozentsatz der Patienten erreicht, aber Rezidive waren nicht selten. Die Ausdehnung der Bestrahlungsfelder mit der sog. Extended-field-Technik brachte bei einer Rezidivrate von 20–30% keine Verbesserung der Überlebensrate. Die Studien der DHSG zu diesen frühen Erkrankungsstadien ergaben exzellente krankheitsfreie Überlebensraten aus der Kombination von 2 Zyklen Chemotherapie mit dem ABVD-Protokoll mit nachfolgender Involved-field-Bestrahlung. In den aktuellen Studien wird die Frage untersucht, ob sich durch eine Dosisdeeskalation des ABVD-Protokolls die hervorragende Heilungsrate erhalten und gleichzeitig die Toxizität der Behandlung und Spätkomplikationsrate reduzieren lässt.

Ausgenommen hiervon ist das streng lokalisierte NLPHL im Stadium I_A ohne Risikofaktoren. Diese Patienten stellen eine Ausnahme dar und wurden bis vor kurzem innerhalb einer Beobachtungsstudie der DHSG allein mit 30 Gy Involved-field-Bestrahlung therapiert. Aktuell wird bei diesen Patienten ein Protokoll mit geringerer Toxizität angewendet (RIPL-Studie), in dem eine Monotherapie mit dem humanisierten anti-CD20-Antikörper Rituximab untersucht wird.

Patienten mit einem Hodgkin-Lymphom im Stadium I oder II mit zusätzlichen Risikofaktoren werden zu den intermediären Stadien gerechnet (s. oben). Auch in der Gruppe der Patienten mit intermediärem Stadium des Hodgkin-Lymphoms ist eine kombinierte Chemoradiotherapie therapeutischer Standard. Hier gilt es, das rezidivfreie Überleben zu verbessern, bei gleichzeitiger Reduktion der Toxizität und Absenkung der Langzeitkomplikationsrate. Diese Fragestellung wird derzeit in der HD14-Studie untersucht. Hier werden 4 Zyklen ABVD (Standardarm) mit 2 Zyklen BEACOPP$_{eskaliert}$, gefolgt von 2 Zyklen ABVD verglichen. Die konsolidierende Bestrahlung besteht aus 30 Gy, appliziert in Involved-field-Technik.

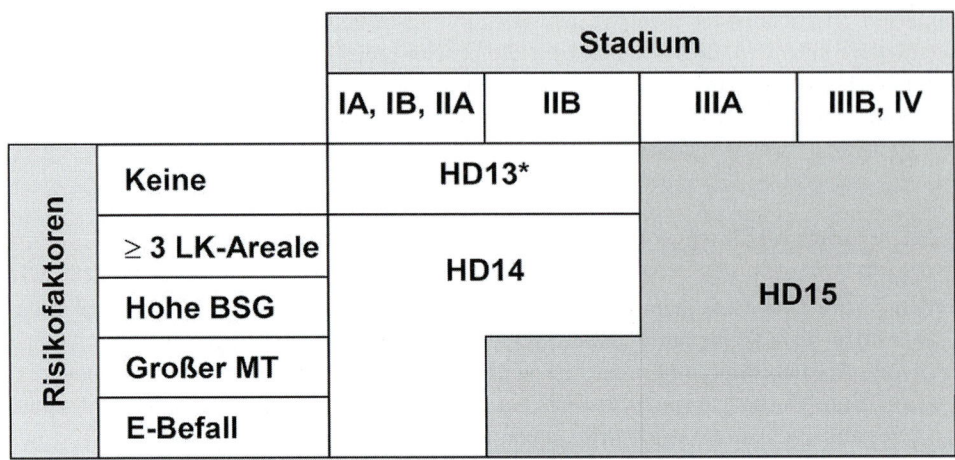

Abb. 9.1. Studien zur stadien- und risikoadaptierten Primärtherapie des Hodgin-Lymphoms. (Aus dem Protokoll HD15 entnommen)

Fortgeschrittene Stadien

Therapeutischer Standard in den fortgeschrittenen Stadien der Erkrankung ist die Gabe von 8 Zyklen einer Polychemotherapie mit nachfolgender Bestrahlung eines eventuell verbliebenen Tumorrestes. Die bisher besten Ergebnisse wurden mit BEACOPP$_{eskaliert}$ erreicht [11]: Ein rezidivfreies Überleben von 89% und ein Gesamtüberleben von 94% nach 2-jähriger Beobachtungsdauer. Hauptziel der z. Zt. noch laufenden HD15-Studie ist daher auch die Reduktion der Toxizität bei erhaltener antineoplastischer Aktivität. In den experimentellen Armen der Studie werden einerseits die Reduktion der Chemotherapiezyklen (BEACOPP$_{eskaliert}$) von 8 auf 6 Zyklen (Arm B) und andererseits eine Steigerung der Dosisdichte durch Gabe von 8 Zyklen BEACOPP$_{14}$ in Standarddosis (Arm C) untersucht und mit dem therapeutischen Standard von 8 Zyklen BEACOPP$_{eskaliert}$ (Arm A) verglichen. Diese dosisintensivierten Protokolle erfordern die Gabe hämatopoetischer Wachstumsfaktoren und eine antimikrobielle Prophylaxe. Die Prinzipien der Dosiseskalation werden im ▶ Kap. 3 dargestellt.

Sonderfall Nodulär Lymphozyten-prädominantes Hodgkin-Lymphom (NLPHL)

Patienten mit einem lokalisierten NLPHL im Stadium I$_A$ ohne Risikofaktoren sind die Ausnahme und wurden bis vor kurzem innerhalb einer Beobachtungsstudie der DHSG allein mit 30 Gy Involved-field-Bestrahlung therapiert. Diese wurde inzwischen durch das RIPL-Protokoll abgelöst, in dem eine Monotherapie mit dem humanisierten anti-CD20-Antikörper Rituximab untersucht wird.

9.2.3 Rezidiv- und Salvagetherapie

Im Falle eines Rezidivs ist ein komplettes Restaging einschließlich einer Histologiegewinnung erforderlich. Faktoren, die die Wahl der Rezidivtherapie beeinflussen, sind u. a.:

- Stadium des Rezidivs,
- (numerisches und biologisches) Alter des Patienten,
- vorausgegangene Therapie (alleinige Strahlentherapie vs. Polychemotherapie),
- Remissionsdauer (>12 Monate: Spätrezidiv, ≤12 Monate: Frührezidiv).

Hier soll nur ein kurzer Überblick über die Konzepte zur Rezidivtherapie gegeben werden.

Kurative Behandlungsstrategien erfordern bei einem Rezidiv nach alleiniger Bestrahlung oder im Falle eines Spätrezidivs eines Hodgkin-Lymphoms im Frühstadium die Gabe einer Polychemotherapie. Im Falle eines Frührezidivs bzw. eines Rezidivs intermediärer oder fortgeschrittener Stadien oder bei primär progredienter Erkrankung besteht die Indikation zur Durchführung einer Hochdosistherapie mit autologer Stammzellreinfusion [12]. Eine weitere, allerdings experimentelle Behandlungsoption ist die Durchführung einer allogenen Stammzelltransplantation nach dosisreduzierter Konditionierung [13]. Die Bedeutung der Hochdosistherapie mit autologer Stammzellreinfusion wird derzeit in einer Studie der DHSG untersucht [14].

Die palliative Behandlung rezidivierter Hodgkin-Lymphome hat eine möglichst weitgehende Erhaltung der Lebensqualität des Patienten mit temporärer Tumorreduktion unter möglichst geringen Nebenwirkungen zum Ziel. Sie kommt nur für Patienten in Betracht, die nicht mehr kurativ behandelt werden können. Eingesetzt werden u. a. Gemcitabin/Dexamethason oder Vinorelbin/Gemcitabin; es können aber auch andere Zytostatika als Monotherapie gegeben werden.

9.2.4 Therapieassoziierte Komplikationen

Schädigungen des Myokards können durch eine Überschreitung der kumulativen Anthrazyklin-Schwellendosis verursacht werden. Ein weiterer Risikofaktor ist eine mediastinale Bestrahlung. Das Risiko einer Schädigung des Herzens wird durch die Kombination beider Therapiemodalitäten und durch das Vorliegen weiterer kardialer Risikofaktoren (Adipositas, Rauchen, Hyperlipidämie) verstärkt [15].

Die Gabe von Bleomycin kann zu schweren pulmonalen Schädigungen wie einer interstitiellen Pneumonitis bis hin zu einer Lungenfibrose führen, insbesondere bei vorgeschädigter Lunge oder in Kombination mit einer Strahlentherapie. Engmaschige Lungenfunktionsuntersuchungen können durch die Früherkennung von Lungenveränderungen mit konsekutiver Beendigung der Bleomycingabe zur Vermeidung schwerer Komplikationen beitragen [16].

Alkylantienhaltige Chemotherapieregime führen dosisabhängig häufig zur meist irreversiblen Infertilität der männlichen und weiblichen Patienten. Männlichen Patienten sollte daher im Vorfeld der Therapie die Sperma-Kryokonservierung angeboten werden. Allerdings ist bei nicht wenigen Patienten mit Hodgkin-Lymphom die Spermatogenese bereits prätherapeutisch geschädigt. Patientinnen mit Hodgkin-Lymphom erleiden häufig eine sekundäre Amenorrhö mit Infertilität durch die Therapie. Nach einigen kleineren Studien soll die Einnahme hormoneller Kontrazeptiva durch einen Follikelschutz den Erhalt der Fertilität bewirken können. Die Kryokonservierung ovariellen Gewebes (Oozyten) kann den Patientinnen angeboten werden, macht aber eine Operation notwendig und ist technisch wesentlich schwieriger durchzuführen als bei Männern. Auch aufgrund des Zeitaufwandes bei zügig therapiepflichtigem Hodgkin-Lymphom kann die Kryokonservierung meistens nicht durchgeführt werden.

Die kumulative Inzidenz sekundärer Neoplasien nach erfolgreicher Strahlen- oder Chemotherapie des Hodgkin-Lymphoms ist signifikant und hat in einigen Studien bis zu 23% nach 30-jähriger Nachbeobachtung betragen [17]. Die Patienten können sowohl hämatologische Erkrankungen, wie ein myelodysplastisches Syndrom oder eine akute Leukämie, als auch Non-Hodgkin-Lymphome oder solide Tumoren entwickeln. Die Prognose dieser Sekundärneoplasien wird einheitlich als schlechter als bei einer vergleichbaren Primärneoplasie beschrieben.

9.3   Realisation dosisintensivierter Behandlungen durch optimales Neutropeniemanagement

Chemotherapiesensible Tumorerkrankungen können in vielen Fällen durch eine Dosissteigerung der Chemotherapie besser kontrolliert werden, d. h. die Dosissteigerung führt zu einer erhöhten Ansprechrate und/oder zu einer verbesserten Rezidivfreiheit. Das Prinzip der Dosissteigerung ist bei Hodgkin-Lymphomen gültig, aber auch bei Non-Hodgkin Lymphomen, beim Mammakarzinom, beim Keimzelltumor des Mannes und bei akuten Leukämien [18]. Grundsätzlich stehen verschiedene Möglichkeiten einer Dosissteigerung zur Verfügung (◘ Abb. 9.2). Die erhöhte Zytostatikadosis kann als einmalige Hochdosistherapie durchgeführt werden, die Dosis pro Zeiteinheit kann erhöht werden (sog. dosisdichte Therapie), oder die kumulative Zytostatikadosis kann bei Verlängerung der Therapiedauer erhöht werden.

Dosislimitierend ist im Allgemeinen die Hämatotoxizität. Das heißt, die Steigerung der Dosis bewirkt ab einem bestimmten Niveau schwere Panzytopenien mit einem hohen Risiko für schwere Infektionen aufgrund der Neutropenie und für Blutungen aufgrund der Thrombozytopenie. In den vergangenen 15 Jahren wurden verschiedene Konzepte der Dosissteigerung von Chemotherapien entwickelt, die alle auf dem Einsatz hämatopoetischer Wachstumsfaktoren beruhen, so dass die Hämatotoxizität der Chemotherapie nicht mehr den dosislimitierenden Faktor darstellt.

9.3.1   Möglichkeiten der Dosisintensivierung

Die Applikation einer einmaligen, hochdosierten Therapie wird meist als sog. Hochdosistherapie mit autologer Stammzellreinfusion durchgeführt. Weitere Möglichkeiten der Dosissteigerung sind die kumulative Dosissteigerung und die Steigerung der Dosisintensität pro Zeiteinheit (◘ Abb. 9.1). Die theoretischen Grundlagen wurden im Wesentlichen von Coldman und Goldie erarbeitet [19].

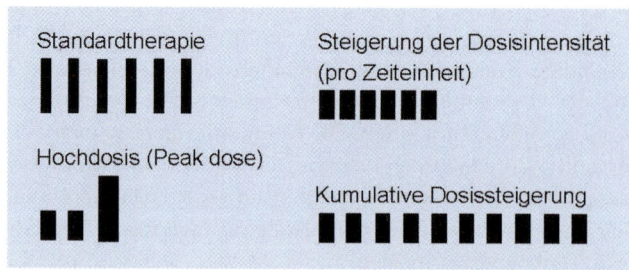

◘ **Abb. 9.2.** Prinzipien der Dosissteigerung einer zytostatischen Tumortherapie

Kumulative Dosissteigerung bedeutet die Zufuhr einer höheren Zytostatikadosis durch einfache Addition weiterer Therapiezyklen in üblicher Einzeldosierung. Eine Steigerung der Dosisintensität pro Zeiteinheit kann auf zwei Wegen erreicht werden: Entweder wird der Abstand der Therapiezyklen verkürzt, so dass eine Steigerung der Dosisdichte erzielt wird, oder die Einzeldosis eines oder mehrerer Zytostatika im Therapiezyklus wird gesteigert [20].

In den Protokollen der DHSG werden beide Ansätze angewendet. Ermöglicht wurden diese Strategien durch die Verkürzung der Neutropeniedauer aufgrund des Einsatzes hämatopoetischer Wachstumsfaktoren.

9.3.2 Hämatotoxizität, Neutropenie und Infektionen

In der medikamentösen Tumortherapie kann die Hämatotoxizität zu signifikanter Morbidität und Mortalität führen, sofern nicht eine optimale Supportivbehandlung durchgeführt wird. Es treten Zytopenien aller drei Reihen auf, von denen die Anämie und die Thrombopenie standardmäßig mit der Substitution mit Blutprodukten abgefangen werden. Die Granulozytentransfusion ist, verglichen mit der Erythrozyten- und Thrombozytentransfusion, ein sehr aufwendiges Verfahren und wird daher nur in Ausnahmesituationen eingesetzt. Zur Reduktion Neutropenie-assoziierter Komplikationen kommen andere Verfahren zum Einsatz.

Ein Problem zyklischer Chemotherapien kann darüber hinaus eine progrediente regeneratorische Insuffizienz des Knochenmarkes aufgrund additiver Toxizität mit zunehmend tieferen und prolongierten Zytopenien sein.

Die wesentliche Gefährdung durch eine Neutropenie ist die hohe Anfälligkeit für Infektionen, die sowohl mit der Schwere als auch mit der Dauer der Neutropenie korreliert. Die Arbeitsgemeinschaft Infektionen in der Hämatologie und Onkologie der DGHO nimmt eine Klassifizierung über die Neutrophilenzahl von $<1000/mm^3$ und $<500/mm^3$ und über die Neutropeniedauer von ≤5 Tagen, von 6–9 Tagen und von ≥10 Tagen vor [21]. Die Patienten sind zunächst durch Bakterien gefährdet, die üblicherweise der körpereigenen Besiedelung – z. B. der Haut- oder Darmflora – entstammen. Mit zunehmender Tiefe und Dauer der Neutropenie steigt auch die Gefahr für invasive oder systemische Pilzinfektionen. Haupterreger sind hier in Mitteleuropa Candida spp. und Aspergillus spp. Während die Hefen auch der residenten Flora entstammen können, werden die Aspergillen im Allgemeinen aerogen akquiriert, besonders in Phasen erhöhter Staubbelastung, wie sie bei Baumaßnahmen auftreten [22, 23]. Diese Besiedelung kann auch bereits in vorhergehenden neutropenischen Episoden aufgetreten sein und zu einer Kolonisation, z. B. der Nasenebenhöhlen, geführt haben.

9.3.3 Management der Neutropenie

Strategien zur Reduktion der Morbidität und Mortalität durch Infektionen in der Neutropenie beinhalten Maßnahmen zur Expositionsprophylaxe, zur Verhinderung des Eintrittes von Infektionserregern durch geschädigte Körperoberflächen , z. B. in Form einer adäquaten Mukositisprophylaxe und -pflege, die prophylaktische Gabe von Antibiotika, Antimykotika und gegebenenfalls auch Virustatika, die zügige antibiotische Interventionstherapie bei neutropenischem Fieber und die Gabe hämatopoetischer Wachstumsfaktoren zur Abkürzung der Granulozytopenie [24, 25]. Die Gabe von Trimethoprim/Sulfamethoxazol oder Ciprofloxacin zur antimikrobiellen Prophylaxe ist im HD15-Protokoll bei den Protokollen BEACOPP$_{14}$ oder BEACOPP$_{eskaliert}$ vorgeschrieben.

9.3.4 Granulozyten-koloniestimulierender Faktor (G-CSF)

Die prophylaktische Gabe des Granulozyten-koloniestimulierenden Faktors (G-CSF) kann eine Neutropenie nach zytostatischer Therapie signifikant verkürzen und somit zur Reduktion schwerer Infektionen beitragen [26, 27]. Ein weiterer Vorteil der schnelleren hämatopoetischen Regeneration ist die Möglichkeit einer zeitgerechten Gabe der nächsten Chemotherapie, insbesondere bei dosisintensivierten oder dosisdichten Protokollen und die Vermeidung unnötiger Therapieverzögerungen oder Dosisreduktionen.

Granulozyten-koloniestimulierender Faktor (G-CSF) steht als Filgrastim, Lenograstim und als Polyethylenglycol (PEG)-Filgrastim (Pegfilgrastim) zur Verfügung. Filgrastim und Lenograstim werden üblicherweise 1-mal täglich subkutan appliziert. Die Gabe der glykosylierten Form (Lenograstim) hat gegenüber der Gabe des nicht glykosylierten Filgrastims keine Vorteile gebracht. Das mit Polyethylenglykol verbundene Pegfilgrastim (Neulasta) muss nur 1-malig pro Chemotherapiezyklus gegeben werden. Es verbleibt im Kreislauf bis zur hämatologischen Regeneration, da es erst nach Bindung an den G-CSF-Rezeptor in die Zelle internalisiert und abgebaut wird [28]. Diese Eigenschaften bieten gegenüber dem konventionellen Filgrastim einige Vorteile:

- Anstelle täglicher subkutaner Injektionen ist nur eine einzelne Gabe erforderlich, was die Behandlung für den Patienten angenehmer macht und somit einerseits die Akzeptanz durch den Patienten verbessert, andererseits aber auch dem Arzt die Sicherheit des gesamten therapeutischen Effektes gibt, da dieser nicht von der Compliance des Patienten abhängt, wie bei der täglichen Gabe von G-CSF.
- Durch die 1-malige Gabe werden versehentliche Überdosierungen und Unterdosierungen mit der Gefahr prolongierter Zytopenien und konsekutiver Therapieverzögerungen vermieden.

Der Stellenwert von Pegfilgrastim ist aber noch nicht klar definiert, so dass die konventionellen Präparate den therapeutischen Standard darstellen [29].

9.4 Implementierung koloniestimulierender Faktoren in aktuellen Studienprotokollen

Aktive Protokolle der DHSG zur Primärbehandlung des Hodgkin-Lymphoms sind die Studien HD13 für frühe, HD14 für intermediäre und HD15 für fortgeschrittene Erkrankungsstadien. Die Sonderform des Nodulär Lymphozyten-prädominanten Hodgkin-Lymphoms wird in der RIPL-Studie therapiert. Für HIV-Patienten mit Hodgkin-Lymphom steht ebenfalls ein besonderes Protokoll zur Verfügung. Patienten >60 Jahre können innerhalb des PVAG-Protokolls therapiert werden, allerdings nur an einer geringen Anzahl von Studienzentren, da es sich um eine oligozentrische Studie handelt. Patienten mit rezidiviertem Hodgkin-Lymphom sollten in ein Hochdosisprotokoll mit nachfolgender autologer Stammzelltransplantation eingeschlossen werden.

Granulozyten-koloniestimulierender Faktor (G-CSF) wird in den aktuellen Protokollen der DHSG in den folgenden Indikationen eingesetzt:

- Sekundärprophylaxe zur Vermeidung zytopeniebedingter Verzögerungen der Chemotherapie in Standarddosis
- Primäre Gabe zur Realisation dosisintensivierter Therapieschemata
- Primäre Gabe zur zeitgerechten Realisation dosisverdichteter Therapieschemata
- Primäre oder sekundäre Gabe zur Vermeidung zytopeniebedingter Therapieverzögerungen oder Dosisreduktionen der Chemotherapie in Standarddosis bei Vorliegen zusätzlicher Risikofaktoren (HIV-Infektion, begleitende HAART)
- Stammzellmobilisation
- Stimulation der Hämatopoese nach hochdosierter Chemotherapie und autologer Stammzelltransplantation

Im Folgenden werden die Indikationen zur Wachstumsfaktorgabe nach Chemotherapie – nach den aktiven Studienprotokollen geordnet – dargestellt:

9.4.1 HD13 – Primärtherapie früher Stadien

Im Protokoll HD13 ist ein Routine-Einsatz von G-CSF nicht vorgesehen. Falls aus klinischer Sicht gemäß den ASCO-Guidelines eine Gabe erforderlich ist, können sowohl Filgrastim als auch Lenograstim in Standarddosis subkutan ab Tag 7 bzw. Tag 21 nach Beginn von ABVD (Adriamycin 25 mg/m^2, Bleomycin 10 mg/m^2, Vinblastin 6 mg/m^2, DTIC 375 mg/m^2 jeweils Tag 1 und 15, Wiederholung an Tag 29) gegeben werden [30]. G-CSF wird abgesetzt, wenn die Leukozyten nach Durchschreiten des Nadirs wieder an 3 konsekutiven Tagen 1000/mm^3 erreicht haben. Die Chemotherapie soll frühestens 48 h nach Beendigung der Wachstumsfaktorgabe fortgesetzt werden.

9.4.2 HD14 – Primärtherapie intermediärer Stadien

In diesem Protokoll kommt G-CSF nach ABVD und nach BEACOPP$_{eskaliert}$ zum Einsatz. Die Indikation und Durchführung der Wachstumsfaktorgabe nach ABVD-Chemotherapie entspricht dem HD13-Protokoll. Nach BEACOPP$_{eskaliert}$ (Cyclophosphamid 1250 mg/m^2 Tag 1, Adriamycin 35 mg/m^2 Tag 1, Etoposid 200 mg/m^2 Tag 1–3, Procarbazin 100 mg/m^2 Tag 1–7, Prednison 40 mg/m^2 Tag 1–14, Vincristin 1,4 mg/m^2 (max. 2 mg) Tag 8, Bleomycin 10 mg/m^2 Tag 8, Wiederholung Tag 22) ist die G-CSF-Gabe ab Tag 8 des Zyklus obligat. Es können sowohl Filgrastim als auch Lenograstim in Standarddosis subkutan eingesetzt werden. Die Beendigung der Wachstumsfaktorgabe und Fortsetzung der Chemotherapie erfolgt analog dem Vorgehen nach ABVD.

9.4.3 HD15 – Primärtherapie fortgeschrittener Stadien

In der HD15-Studie ist die G-CSF-Gabe obligat nach der Chemotherapie BEACOPP$_{eskaliert}$ und BEACOPP$_{14}$ (Cyclophosphamid 650 mg/m^2 Tag 1, Adriamycin 25 mg/m^2 Tag 1, Etoposid 100 mg/m^2 Tag 1–3, Procarbazin 100 mg/m^2 Tag 1–7, Prednison 80 mg/m^2 Tag 1–7, Vincristin

1,4 mg/m² [max. 2 mg] Tag 8, Bleomycin 10 mg/m² Tag 8, Wiederholung Tag 15). Die Gabe erfolgt jeweils ab Tag 8 des Therapiezyklus analog dem Vorgehen nach BEACOPP$_{eskaliert}$ in der HD14-Studie.

9.4.4 PVAG – Phase-I/II-Dosisfindungsstudie für ältere Patienten (>60 Jahren) mit fortgeschrittenem oder intermediärem Stadium

Innerhalb dieser Phase-I/II-Studie erfolgt die Primärtherapie intermediärer und fortgeschrittener Stadien des Hodgkin-Lymphoms bei Patienten >60 Jahre mit dem PVAG-Protokoll (Prednison 40 mg/m² Tag 1–5, Vinblastin 5 mg/m² Tag 1, Doxorubicin 40 mg/m² Tag 1, Gemcitabine 800 mg/m² Tag 1, Wiederholung Tag 22). Die Routine-Gabe von G-CSF ist nicht vorgesehen, bei klinischer Indikation kann G-CSF gegeben werden, eine zweitägige Pause vor erneuter Chemotherapie ist notwendig.

9.4.5 Studie zur Therapieoptimierung des HIV-assoziierten Morbus Hodgkin

In dieser Studie erfolgt die Primärbehandlung des Hodgkin-Lymphoms bei HIV-positiven Patienten je nach Stadium und Risikoprofil mit ABVD (eventuell dosismodifiziert, s. Protokoll) oder mit BEACOPP$_{Basis}$ (Cyclophosphamid 650 mg/m² Tag 1, Doxorubicin 25 mg/m² Tag 1, Etoposid 100 mg/m² Tag 1–3, Procarbazin 100 mg/m² Tag 1–7, Prednison 80 mg/m² Tag 1–7, Vincristin 1,4 mg/m² (max. 2 mg) Tag 8, Bleomycin 10 mg/m² Tag 8, Wiederholung Tag 22). G-CSF wird nach BEACOPP$_{Basis}$ obligat und nach ABVD fakultativ – wie oben dargestellt – gegeben. Bezüglich der Details wird hier auf das Protokoll verwiesen. HIV-Patienten haben ein erhöhtes Risiko für schwere Neutropenien nach antineoplastischer Chemotherapie, u. a. auch aufgrund des Nebenwirkungsprofils einer parallelen HAART (»high activity antiretroviral therapy«). Daher kann die Supportivtherapie mit Wachstumsfaktoren bei HIV⁺-Patienten bereits indiziert sein, wenn sie bei entsprechenden HIV-negativen Patienten noch nicht erforderlich ist.

9.4.6 HD-R2-Protokoll

In dieser randomisierten Studie wird die Hochdosistherapie bei Patienten mit rezidiviertem Hodgkin-Lymphom untersucht. Zunächst werden 2 Zyklen DHAP (Dexamethason 40 mg absolut Tag 1–4, Cytosinarabinosid 2-mal 2 g/m² Tag 2, Cisplatin 100 mg/m² (DI 24 h) Tag 1, Wiederholung Tag 15) gegeben. Eine G-CSF-Gabe folgt obligat in der Dosis 10 µg/kg KG nach dem 1. Zyklus zur Stammzellmobilisation und in einer Dosis von 5 µg/kg KG nach dem 2. Zyklus, jeweils über 8 Tage.

Anschließend wird eine Randomisation in zwei Arme durchgeführt: Patienten in Arm A erhalten unmittelbar eine Hochdosistherapie nach dem BEAM-Protokoll (BCNU 300 mg/m² Tag 1, Etoposid 2-mal 150 mg/m² Tag 1–3, Cytosinarabinosid 2-mal 200 mg/m² Tag 1–3, Melphalan 140 mg/m² Tag 1) mit anschließender autologer Stammzellreinfusion und täglicher G-CSF-Gabe (5 µg/kg KG) bis zur hämatopoetischen Regeneration. Patienten im Arm B erhalten vor der BEAM-Hochdosistherapie noch drei weitere Therapieblöcke: Zunächst werden einmalig 4 g/m² Cyclophosphamid als 8-stündige Dauerinfusion gegeben, anschließend folgt die Gabe von 8 g/m² Methotrexat über 8 h plus 1,4 mg/m² Vincristin und als letzter Block

◻ Tab. 9.3. Gabe koloniestimulierender Faktoren im Rahmen der Studien der DHSG

Protokoll	Studie der DHSG	G-CSF-Gabe
ABVD	HD13, HIV-assoziiertes Hodgkin-Lymphom [a]	Fakultativ
BEACOPP$_{Basis}$	HIV-assoziiertes Hodgkin-Lymphom [a]	Obligat
BEACOPP$_{eskaliert}$	HD14, HD15	Obligat
BEACOPP$_{14}$	HD15	Obligat
PVAG	PVAG (Phase I/II)	Fakultativ
DHAP	HD-R2	Obligat
Cyclophosphamid	HD-R2	Obligat
Etoposid	HD-R2	Obligat
HD-BEAM	HD-R2	Obligat

[a] Die Indikation zur G-CSF-Unterstützung im Rahmen der Studie zur Therapie des HIV-assoziierten Hodgkin-Lymphoms ergibt sich auch aus Charakteristika und Stadien der HIV-Infektion.

folgt eine Gabe von 500 mg/m^2 Etoposid pro Tag über 4 Tage. Nach dem Cyclophosphamid- und Etoposidblock ist jeweils die Gabe von G-CSF in der Dosierung von 5 μg/kg KG bis zur Regeneration vorgesehen.

Eine Übersicht über den Einsatz koloniestimulierender Faktoren in den aktuellen Protokollen der DSHG zeigt ◻ Tab. 9.3.

9.4.7 Koloniestimulierende Faktoren in der Behandlung des Hodgkin-Lymphoms – Synopsis und Ausblick

Die neuen therapeutischen Strategien in der Behandlung der Hodgkin-Lymphome, die zu einer deutlichen Verbesserung der Überlebensraten bei Patienten mit fortgeschrittener Erkrankung geführt haben, erfordern den Einsatz koloniestimulierender Faktoren: Die Dosiseskalation von BEACOPP$_{Basis}$ zu BEACOPP$_{eskaliert}$, die Dosisverdichtung ohne Dosiseskalation von BEACOPP$_{Basis}$ zu BEACOPP$_{14}$ sowie die Durchführung von Stammzellmobilisationen mit nachfolgender Hochdosistherapie und autologer Stammzellreinfusion wären ohne G-CSF nicht möglich gewesen. Die Hochdosistherapie ist eine potentiell kurative Therapieoption für Patienten mit primär refraktärem oder rezidiviertem Hodgkin-Lymphom [12]. Die Prognose von Patienten mit HIV-Infektion hat sich durch die Einführung der HAART entscheidend verbessert, so dass eine suffiziente Therapie eines Hodgkin-Lymphoms bei betroffenen Patienten aus dieser Gruppe entscheidend zur Verbesserung des Langzeitüberlebens beitragen kann. Bei Patienten mit frühem Erkrankungsstadium und bei älteren Patienten kann durch die fakultative Gabe von G-CSF dazu beigetragen werden, die Behandlung zeitgerecht ohne Dosisreduktion fortzusetzen. Hier sind die Resultate der Studien abzuwarten.

Die Bedeutung von Pegfilgrastim und seine Rolle in der Behandlung des Hodgkin-Lymphoms kann derzeit noch nicht abschließend beurteilt werden. Die besonderen Eigenschaften dieses Präparates werden unter ▶ Abschn. 3.3 skizziert. Engert et al. [31] konnten kürzlich in einer Phase-II-Studie bei Hochrisikopatienten demonstrieren, dass die dosisverdichtete BEACOPP$_{14}$-Therapie unter begleitender Pegfilgrastim-Gabe in einem hohen Prozentsatz zeitgerecht und ohne Dosisreduktionen durchgeführt werden konnte, insbesondere bei der Applikation an Tag 4 anstelle von Tag 8. Vose et al. verglichen in einer randomisierten Studie bei Patienten mit refraktärem oder rezidiviertem Hodgkin- oder Non-Hodgkin-Lymphom unter Salvage-Therapie konventionelles Filgrastim (5 µg/kg/Tag) mit einer 1-maligen Gabe von Pegfilgrastim (1-malig 100 µg/kg) in prophylaktischer Indikation bei zu erwartender Neutropenie. Die Resultate in beiden Armen waren vergleichbar, so dass bei Pegfilgrastim die Vorteile der einmaligen Gabe für den Patienten und den Arzt betont werden müssen [32].

In der Zusammenschau spielen koloniestimulierende Faktoren in der Therapie des Hodgkin-Lymphoms eine entscheidende Rolle. Von dem Ersatz der konventionellen G-CSF-Präparate durch das länger wirksame Pegfilgrastim sind weitere Vorteile für die Patienten und die behandelnden Ärzte zu erwarten.

Literatur

1. Yung L, Linch D. Hodgkin's lymphoma. Lancet 2003 Mar 15;361:943–951
2. Küppers R, Rajewsky K. The origin of Hodgkin and Reed/Sternberg cells in Hodgkin's disease. Annu Rev Immunol 1998;16:471–93
3. Stein H, Delsol G, Pileri S, Said J, Mann R, Popperna S, et al. Hodgkin Lymphoma. In: Jaffe ES, Harris NL, Stein H, Vardiman JW (eds) World Health Organization Classification of Tumours. Pathology and Genetics of Tumours of Haematopoietic and Lymphoid Tissues. 1 ed. Lyon: IARC Press; 2001. p. 237–253
4. Baumforth KR, Flavell JR, Reynolds GM, Davies G, Pettit TR, Wei W, et al. Induction of autotaxin by the Epstein-Barr virus promotes the growth and survival of Hodgkin lymphoma cells. Blood 2005 Sep 15;106(6):2138–2146
5. Bechtel D, Kurth J, Unkel C, Küppers R. Transformation of BCR-deficient germinal-center B cells by EBV supports a major role of the virus in the pathogenesis of Hodgkin and posttransplantation lymphomas. Blood 2005 Dec 15;106(13):4345–4350
6. Thomas RK, Re D, Wolf J, Diehl V. Part I: Hodgkin's lymphoma–molecular biology of Hodgkin and Reed-Sternberg cells. Lancet Oncol 2004 Jan;5(1):11–18
7. Rosenberg SA, Boiron M, DeVita VT, Jr., Johnson RE, Lee BJ, Ultmann JE, et al. Report of the Committee on Hodgkin's Disease Staging Procedures. Cancer Res 1971 Nov;31(11):1862–1863
8. Lister TA, Crowther D, Sutcliffe SB, Glatstein E, Canellos GP, Young RC, et al. Report of a committee convened to discuss the evaluation and staging of patients with Hodgkin's disease: Cotswolds meeting. J Clin Oncol 1989 Nov;7(11):1630–1636
9. Diehl V, Thomas RK, Re D. Part II: Hodgkin's lymphoma-diagnosis and treatment. Lancet Oncol 2004 Jan;5(1):19–26
10. Engert A, Schiller P, Josting A, Herrmann R, Koch P, Sieber M, et al. Involved-field radiotherapy is equally effective and less toxic compared with extended-field radiotherapy after four cycles of chemotherapy in patients with early-stage unfavorable Hodgkin's lymphoma: results of the HD8 trial of the German Hodgkin's Lymphoma Study Group. J Clin Oncol 2003 Oct 1;21(19):3601–3608
11. Diehl V, Franklin J, Pfreundschuh M, Lathan B, Paulus U, Hasenclever D, et al. Standard and increased-dose BEACOPP chemotherapy compared with COPP-ABVD for advanced Hodgkin's disease. N Engl J Med 2003 Jun 12;348(24):2386–2395
12. Josting A. Autologous transplantation in relapsed and refractory Hodgkin's disease. Eur J Haematol Suppl 2005 Jul;(66):141–145
13. Anderlini P, Champlin RE. Reduced intensity conditioning for allogeneic stem cell transplantation in relapsed and refractory Hodgkin lymphoma: where do we stand? Biol Blood Marrow Transplant 2006 Jun;12(6):599–602
14. Josting A, Sieniawski M, Glossmann JP, Staak O, Nogova L, Peters N, et al. High-dose sequential chemotherapy followed by autologous stem cell transplantation in relapsed and refractory aggressive non-Hodgkin's lymphoma: results of a multicenter phase II study. Ann Oncol 2005 Aug;16(8):1359–1365

15. Armitage JO. Long-term toxicity of the treatment of Hodgkin's disease. Ann Oncol 1998;9 Suppl 5:S133–136
16. Bredenfeld H, Franklin J, Nogova L, Josting A, Fries S, Mailander V, et al. Severe pulmonary toxicity in patients with advanced-stage Hodgkin's disease treated with a modified bleomycin, doxorubicin, cyclophosphamide, vincristine, procarbazine, prednisone, and gemcitabine (BEACOPP) regimen is probably related to the combination of gemcitabine and bleomycin: a report of the German Hodgkin's Lymphoma Study Group. J Clin Oncol 2004 Jun 15;22(12):2424–2429
17. Mauch PM, Kalish LA, Marcus KC, Coleman CN, Shulman LN, Krill E, et al. Second malignancies after treatment for laparotomy staged IA-IIIB Hodgkin's disease: long-term analysis of risk factors and outcome. Blood 1996 May 1;87(9):3625–3632
18. Teicher BA, Holden SA, Eder JP, Brann TW, Jones SM, Frei E, III. Influence of schedule on alkylating agent cytotoxicity in vitro and in vivo. Cancer Res 1989 Nov 1;49(21):5994–5998
19. Coldman AJ, Goldie JH. Impact of dose-intense chemotherapy on the development of permanent drug resistance. Semin Oncol 1987 Dec;14(4 Suppl 4):29–33
20. Hasenclever D, Loeffler M, Diehl V. Rationale for dose escalation of first line conventional chemotherapy in advanced Hodgkin's disease. German Hodgkin's Lymphoma Study Group. Ann Oncol 1996;7 Suppl 4:95–98
21. Buchheidt D, Böhme A, Cornely OA, Fätkenheuer G, Fuhr HG, Heussel G, et al. Diagnosis and treatment of documented infections in neutropenic patients – recommendations of the Infectious Diseases Working Party (AGIHO) of the German Society of Hematology and Oncology (DGHO). Ann Hematol 2003 Oct;82 Suppl 2:S127–32. Epub %2003 Sep 9.:S127–S132
22. Cornely OA, Böhme A, Buchheidt D, Glasmacher A, Kahl C, Karthaus M, et al. Prophylaxis of invasive fungal infections in patients with hematological malignancies and solid tumors. Guidelines of the Infectious Diseases Working Party (AGIHO) of the German Society of Hematology and Oncology (DGHO). Ann Hematol 2003 Oct;82(Suppl 2):S186–S200
23. Krüger WH, Zöllner B, Kaulfers PM, Zander AR. Effective Protection of Allogeneic Stem Cell Recipients Against Aspergillosis by HEPA Air Filtration During a Period of Construction-A Prospective Survey. J Hematother Stem Cell Res 2003 Jun;12(3):301–307
24. Kern WV, Beyer J, Böhme A, Buchheidt D, Cornely O, Einsele H, et al. [Prophylaxis of infection in neutropenic patients. Guidelines of the Working Party on Infections in Hematology and Oncology]. Dtsch Med Wochenschr 2000 Dec 22;125(51–52):1582–1588
25. Link H, Böhme A, Cornely OA, Höffken K, Kellner O, Kern WV, et al. Antimicrobial therapy of unexplained fever in neutropenic patients-guidelines of the Infectious Diseases Working Party (AGIHO) of the German Society of Hematology and Oncology (DGHO), Study Group Interventional Therapy of Unexplained Fever, Arbeitsgemeinschaft Supportivmassnahmen in der Onkologie (ASO) of the Deutsche Krebsgesellschaft (DKG-German Cancer Society). Ann Hematol 2003 Oct;82 Suppl 2:S105–17
26. Crawford J. Risk assessment and guidelines for first-cycle colony-stimulating factor use in the management of chemotherapy-induced neutropenia. Oncology (Williston Park) 2006 Apr;20 (5 Suppl 4):22–28
27. Smith TJ, Khatcheressian J, Lyman GH, Ozer H, Armitage JO, Balducci L, et al. 2006 update of recommendations for the use of white blood cell growth factors: an evidence-based clinical practice guideline. J Clin Oncol 2006 Jul 1;24(19):3187–3205
28. Curran MP, Goa KL. Pegfilgrastim. Drugs 2002;62(8):1207–1213
29. Lüftner D, Possinger K. Pegfilgrastim – rational drug design for the management of chemotherapy-induced neutropenia. Onkologie 2005 Nov;28(11):595–602
30. Smith TJ, Khatcheressian J, Lyman GH, Ozer H, Armitage JO, Balducci L, et al. 2006 update of recommendations for the use of white blood cell growth factors: an evidence-based clinical practice guideline. J Clin Oncol 2006 Jul 1;24(19):3187–3205
31. Engert A, Bredenfeld H, Döhner H, Ho AD, Schmitz N, Berger D, et al. Pegfilgrastim support for full delivery of BEACOPP-14 chemotherapy for patients with high-risk Hodgkin's lymphoma: results of a phase II study. Haematologica 2006 Apr;91(4):546–549
32. Vose JM, Crump M, Lazarus H, Emmanouilides C, Schenkein D, Moore J, et al. Randomized, multicenter, open-label study of pegfilgrastim compared with daily filgrastim after chemotherapy for lymphoma. J Clin Oncol 2003 Feb 1;21(3):514–519

Stellenwert von G-CSF bei der Behandlung des Multiplen Myeloms (MM)

H. Goldschmidt

10.1   Grundlagen

Das Multiple Myelom (MM) ist mit 10–15% die häufigste B-Zell-Erkrankung innerhalb der malignen hämatologischen Erkrankungen. In Industriestaaten beträgt die Inzidenz des MM ca. 3–4 pro 100.000 Einwohner (Anderson et al. 1998). 1995 wurden 2.947 Sterbefälle durch das MM in der Krebsmortalitätsstatistik der Bundesrepublik Deutschland angegeben (Becker u. Wahrendorf 1998). Das MM ist eine Erkrankung des höheren Lebensalters. In Mitteleuropa liegt das mittlere Patientenalter zum Zeitpunkt der Diagnosestellung zwischen 60 und 70 Jahren. Eine multifaktorielle Genese des MM ist sehr wahrscheinlich. Das MM ist durch eine Akkumulation klonaler, terminal differenzierter B-Zellen (»Myelomzellen«) im Knochenmark gekennzeichnet. Charakteristisch sind das Auftreten rekurrenter chromosomaler Aberrationen, eine niedrige Proliferationsrate und eine enge Interaktion der MMZ (Multiplen Myelomzellen) mit Zellen der Knochenmark-Mikroumgebung, die zu einer Veränderung des physiologischen Knochenumbaus, zur Angiogenese-Induktion und Inhibierung der zellulären Immunität führen.

10.2   Diagnosesicherung, Klassifikation und Prognose

Zur Sicherung der Diagnose eines MM wurden verschiedene Kriterien vorgeschlagen. Die International Myeloma Working Group hat im Jahr 2003 ($\blacksquare$ Tab. 10.1) neue diagnostische Kriterien für Patienten mit MM definiert (International Myeloma Working Group 2003; Durie et al. 2003), die jedoch im Gegensatz zur Diagnosesicherung nach Durie (Durie 1986) eine größere Unschärfe beinhalten.

Die international anerkannte Klassifikation des MM beruht auf der Stadieneinteilung nach Durie und Salmon (Durie u. Salmon 1975). Diese Stadieneinteilung basiert auf Befunden der Projektionsradiographie und Laborergebnissen. Aufgrund der geschätzten Tumormasse werden drei Stadien unterschieden:

Stadium I: Niedrige Tumorzellmasse ($<0,6\times10^{12}$ Zellen/m^2 Körperoberfläche)
Stadium II: Mittlere Tumorzellmasse ($0,6$–$1,2\times10^{12}$ Zellen/m^2 Körperoberfläche)
Stadium III: Hohe Tumorzellmasse ($>1,2\times10^{12}$ Zellen/m^2 Körperoberfläche)
Die Subklassifikation in das Stadium A oder B basiert unabhängig von den Stadien I–III auf den Analyseergebnissen der Nierenfunktion.

$\blacksquare$ **Tab. 10.1.** Stadieneinteilung des Multiplen Myeloms entsprechend der International Myeloma Working Group (ISS-Stadieneinteilung [Greipp et al. 2005])

Stadium	Laborwerte	Medianes Überleben in Monaten
Stadium I	β_2-M <3,5 mg/L und Alb ≥35 g/l	62
Stadium II	β_2-M <3,5 mg/L und Alb <35 g/l oder β_2-M 3,5–<5,5 mg/L	44
Stadium III	β_2-M = 5,5 mg/L	29

Abkürzungen: *Alb* = Albumin; β_2-M = β_2-Mikroglobulin

Da insbesondere die Beurteilung der Befunde der Projektionsradiographie subjektiven Interpretationen unterliegt und die Prognose der Patienten mit Stadium III sehr unterschiedlich ist, dürfte die Klassifikation nach Durie und Salmon (Durie u. Salmon 1975) von der ISS-Stadieneinteilung der International Myeloma Working Group (Greipp et al. 2005) abgelöst werden. Diese Stadieneinteilung beschränkt sich auf die Serumkonzentrationen von β_2-Mikroglobulin (β_2-M) und Albumin (❑ Tab. 10.1) als einfach zu bestimmende Parameter. Diese ISS-Stadieneinteilung ist prognostisch von hoher Trennschärfe. Zytogenetikergebnisse mittels FISH verbessern die Prognoseabschätzung zusätzlich. Die ISS-Stadieneinteilung ist im Gegensatz zur Klassifikation nach Salmon und Durie nicht als Entscheidung hinsichtlich eines Therapiebeginns anwendbar.

10.3 Therapie

Allgemeine Therapiestrategien

Myelom-Patienten mit hoher Tumormasse (Stadium III nach Durie und Salmon) sind systemisch zu behandeln. Bei Patienten mit einer intermediären Tumormasse (Stadium II nach Durie und Salmon) wird die Therapieindikation bei Zunahme der Krankheitsaktivität gestellt. Zunehmend wird die Behandlungsindikation von dem Nachweis myelombedingter Organschädigungen abhängig gemacht. Diese Organschädigungen werden als CRAB-Symptome bezeichnet (❑ Tab. 10.2).

Sobald die Kriterien eines behandlungsbedürftigen MM gesichert sind, ist die Behandlungsstrategie (konventionelle Chemotherapie vs. Hochdosistherapie) festzulegen. Die Hochdosistherapie hat das Ziel eine komplette Remission der Myelomerkrankung zu erreichen. Kontraindikationen für eine Hochdosis-Chemotherapie sind:

— hohes Patientenalter (>75 Jahre),
— schwere Begleiterkrankungen sowie
— Wunsch des Patienten.

❑ **Tab. 10.2.** Kriterien zur Diagnosesicherung des Multiplen Myeloms entsprechend der Empfehlungen der International Myeloma Working Group [Durie et al. 2003]

Multiples Myelom – Diagnostische Kriterien (alle 3 gefordert)
1. Monoklonale Plasmazellen im KM >10% und/oder Präsenz eines histologisch gesicherten Plasmozytoms
2. Monoklonales Protein in Serum und/oder Urin [a]
3. Myelom-assoziierte Organ-Dysfunktion (1 oder mehr) [b]
    [C] Kalzium-Erhöhung im Blut, Serum-Kalzium >10,5 mg/dl oder über oberen Grenzwert
    [R] Renale Insuffizienz, Serum-Kreatinin >2 mg/dl
    [A] Anämie Hämoglobin <10 g/dl oder 2 g/dl <normal
    [B] Lytische Knochenläsion oder Osteoporose [c]

Diese Kriterien definieren Stadium IB und Stadium II und III A/B Myelome nach Durie/Salmon. Das Stadium IA wird als »smouldering myeloma« definiert
[a] Wenn kein monoklonales Protein nachweisbar ist (asekretorisches Myelom), dann sind >30% monoklonale Zellen im KM und/oder ein histologisch gesichertes Plasmozytom gefordert.
[b] Andere Formen der Endorganschäden können auftreten, die zu einer Therapieindikation führen. Diese Dysfunktionen sind ausreichend für die Diagnose Multiples Myelom, wenn der Bezug zur Myelomerkrankung gesichert ist.
[c] Wenn ein histologisch gesichertes Plasmozytom oder eine Osteoporose allein (ohne Frakturen) die definierenden Befunde sind, dann sind >30% Plasmazellen im KM gefordert.

Bei Patienten, die sich für die Hochdosistherapie qualifizieren, werden eine initiale Therapie mit Glukokortikoiden und der Verzicht auf Alkylanzien empfohlen. Neue Substanzen wie Thalidomid, Bortezomib und Lenalidomid werden in die Primärtherapieprotokolle aufgenommen.

Konventionelle Chemotherapie

Die intermittierende Therapie mit Melphalan und Prednis(ol)on (MP) war seit 1962 Standardtherapie des MM. Sie wird gegenwärtig durch die Kombination mit den neuen Substanzen effektiver und zeigt in ersten Studien mit der Kombination MP-neue Substanzen eine Lebensverlängerung. Cyclophosphamid ist beim MM ebenfalls gut therapeutisch wirksam. Ribomustin, eine parenteral applizierbare Substanz aus der Gruppe der bifunktionellen Alkylanzien ist eine Therapiealternative zum Melphalan oder Cyclophosphamid. Glukokortikoide sind beim MM wirksam. Eine therapiebedingte Folge der Toxizität der Alkylanzien ist die Myelosuppression. Die Behandlung der aktiven Myelomerkrankung mit Alkylanzien und Glukokortikoiden korreliert mit einer Häufung von Infektionen, so dass die prophylaktische Gabe von G-CSF notwendig werden kann (▶ Kap. 1).

Durch eine Dexamethason-Monotherapie können in der Erstlinientherapie bei bis zu 40% der Patienten Remissionen erreicht werden (Alexanian et al. 1992). Thalidomid hat in zwei Studien zur Primärtherapie des MM zu einer Verlängerung des Gesamtüberlebens geführt (Palumbo et al. 2006a; Facon et al. 2005). In Nordamerika werden Kombinationen von Thalidomid mit Glukokortikoiden oder Zytostatika bereits häufig zur Primärtherapie eingesetzt (Kyle u. Rajkumar 2004). Da Thalidomid eine Erhöhung der Nebenwirkungen der Initialtherapie bedingt (Rajkumar et al. 2006), sind weitere Ergebnisse hinsichtlich einer Prognoseverbesserung notwendig. Durch die Kombination von Bortezomib mit Melphalan und Prednison wird die Remissionsrate in der initialen Therapie weiter erhöht (Mateos et al. 2006). Lenalidomid, ein Thalidomidderivat, befindet sich in der Phase-III-Prüfung zur Primärtherapie von Myelom-Patienten. Die Hämatotoxizität des Lenalidomid ist im Vergleich zum Thalidomid höher. Kombinationen von Melphalan und Cyclophosphamid mit Lenalidomid haben in Phase-II-Studien bei neudiagnostizierten Myelom-Patienten eine Granulozytopenie induziert, welche die Applikation von G-CSF zur zeitlichen Einhaltung der Therapiezyklen bedingte (Palumbo et al. 2006b; Morgan et al. 2007). Durch die Kombinationstherapie der neuen Substanzen mit Alkylanzien und Glukokortikoiden werden Remissionsraten induziert, welche eine neue Qualität der Myelomtherapie darstellen. Die Toxizität dieser Kombinationstherapien ist höher. Die prophylaktische Gabe von G-CSF reduziert die therapieinduzierte neutropeniebedingte Rate der Infektionen.

Hochdosistherapie mit autologer Stammzelltransplantation

Attal et al. (Attal et al. 1996) haben erstmals die Überlegenheit der Therapie mit hochdosiertem Melphalan gegenüber einer Polychemotherapie gezeigt. Derzeitiger Standard der Hochdosistherapie ist die Gabe von Melphalan in einer Dosierung von 200 mg/m^2. Hochdosistherapien im Sinne von Polychemotherapien oder die Addition einer Ganzkörperbestrahlung sind toxischer und haben keinen Überlebensgewinn erbringen können (Moreau et al. 2002; Goldschmidt et al. 1997). Bei gutem Allgemeinzustand und fehlenden Begleiterkrankungen kann eine hochdosierte Behandlung auch bei Patienten über 70 Jahren erfolgreich durchgeführt werden (Siegel et al. 1999). Die Reduktion der Melphalangabe auf 100–140 mg/m^2 reduziert die Toxizität und wird als Behandlungsstrategie für ältere Patienten geprüft.

Ergebnisse aus den prospektiv randomisierten Studien zeigen, dass durch die zweifache Hochdosistherapie die Rate der kompletten Remissionen erhöht werden kann. Die französische Studie mit dem längsten Follow-up zeigt für die Patienten, welche durch die erste Transplantation eine Tumorreduktion von weniger als 90% erreichten, eine signifikante Prognoseverbesserung durch eine zweite Hochdosistherapie. Patienten, welche bereits nach der ersten Hochdosistherapie eine »very good partial remission« (>90% Tumorreduktion) erreichten, profitierten von der zweiten Transplantation dagegen nicht. Folgt man den Ergebnissen der Little-Rock-Gruppe, so zeigt sich insbesondere für Patienten mit einer günstigen Prognose eine sehr lange Persistenz der Remission nach Doppeltransplantation (Barlogie et al. 2006).

Voraussetzung für eine komplikationsarme Hochdosistherapie ist eine Mindestmenge von $CD34^+$-Blutstammzellen. Diese Mindestmenge wird mit $2,0–2,5×10^6$ $CD34^+$-Blutstammzellen definiert. Unverzichtbar für die Mobilisation und Sammlung der Blutstammzellen ist G-CSF. In Europa erfolgt die Mobilisation der Blutstammzellen überwiegend mit Chemotherapie plus G-CSF. In Nordamerika wird G-CSF oft ohne Chemotherapie zur Mobilisation genutzt. Die Gabe von G-CSF nach der Hochdosistherapie reduziert die Dauer der Granulo-/Neutropenie und verringert die Morbidität.

Allogene Knochenmark- bzw. Blutstammzelltransplantation

Die Transplantation allogener hämatopoetischer Stammzellen sollte beim MM innerhalb prospektiver Studien erfolgen. Durch den Graft-versus-Myelom-Effekt ist eine weitere Erhöhung der Remissionsraten im Vergleich zur Hochdosistherapie gefolgt von autologer Blutstammzelltransplantation nachweisbar (Kroger et al. 2002).

Erhaltungstherapie

Der Stellenwert der Erhaltungstherapie beim MM wird kontrovers diskutiert. Erfahrungen sind insbesondere mit Interferon, Glukokortikoiden und Thalidomid beschrieben.

Behandlung des rezidivierten bzw. refraktären Multiplen Myeloms

Kommt es zu einem Progress während der initialen Therapie, so ist die Prognose der Myelomerkrankung als sehr schlecht einzuschätzen. Bei der rezidivierten Myelomerkrankung ist zwischen Früh- und Spätrezidiven zu unterscheiden. Frührezidive (<6 Monate nach Therapieende) haben eine schlechtere Prognose und das Therapieregime ist zu wechseln. Patienten mit einem späten Rezidiv (>6 Monate nach Therapieende) besitzen eine 50%ige Wahrscheinlichkeit für ein erneutes Ansprechen auf die initiale Chemotherapie. In dieser Situation wird die nochmalige Therapie mit der bereits in der Induktionsbehandlung wirksamen Therapieform empfohlen.

Die Substanzen Thalidomid, Bortezomib und Lenalidomid haben zu einer Verlängerung des ereignisfreien und Gesamtüberlebens bei Patienten mit rezidivierter oder refraktärer Myelomerkrankung geführt.

Thalidomid

Thalidomid modifiziert das Immunsystem und führt unter anderem zu einer Stimulation zytotoxischer T-Zellen. Weitere Wirkmechanismen sind eine Inhibition der Angiogenese und eine Verstärkung der Apoptose. Die Little-Rock-Gruppe um Bart Barlogie (Singhal et al. 1999) beschrieb 1999 erstmals eine Ansprechrate von 32% bei Patienten mit rezidiviertem oder refraktärem Multiplem Myelom (MM) durch eine Monotherapie mit Thalidomid. Die Wirksamkeit von Thalidomid kann durch die Addition von Glukokortikoiden und Zytostatika erhöht werden (Moehler et al. 2006).

Die Kombination von Polychemotherapie mit Thalidomid führt zu Ansprechraten von über 70% bei Patienten mit rezidiviertem oder refraktärem MM. Es besteht ein dosisabhängiger Effekt hinsichtlich der Wirksamkeit des Thalidomids. Die optimale Thalidomiddosis zur Therapie eines Myelomrezidivs ist bisher nicht definiert.

Bortezomib

Bortezomib ist der erste Proteasomeninhibitor, der zur Behandlung des MM zugelassen wurde. Aufgrund der Ergebnisse von Phase-II- und einer sehr großen Phase-III-Studie (Richardson et al. 2005) sind die Indikationen zur Rezidivtherapie gesichert. Im Vergleich zur Dexamethason-Monotherapie führt die Bortezomib-Behandlung zu einer Verzögerung der Krankheitsprogression und zu einer Reduktion des Mortalitätsrisikos. Durch die Kombination mit Glukokortikoiden oder Zytostatika kann die Wirksamkeit des Bortezomibs erhöht werden. Die Kombination Bortezomib, Adriamycin, Dexamethason (PAD-Schema) oder die Kombinationen mit anderen Zytostatika führen zu einer Erhöhung der Remissionsraten und bedingen eine schnelle Tumorreduktion (Dicato et al. 2007). Melphalan/Prednison plus Bortezomib erhöht die Remissionsrate gegenüber Melphalan/Prednison und führt in der Auswertung der Phase-II-Studie von Mateos et al. (Mateos et al. 2006) mit einer historischen Vergleichsgruppe zu einer Verlängerung des Gesamtüberlebens der neudiagnostizierten Myelom-Patienten.

Lenalidomid

Lenalidomid, eine immunmodulierende Substanz, ist in der Kombination mit Dexamethason geprüft und verlängert ebenfalls das ereignisfreie und Gesamtüberleben von Patienten mit rezidiviertem oder refraktärem MM (Weber et al. 2007). Lenalidomid ist im Vergleich zum Thalidomid und Bortezomib mit einer geringeren Rate von Polyneuropathie assoziiert. Die Myelotoxizität von Lenalidomid ist höher einzuschätzen als die von Thalidomid.

Weitere Substanzen werden in Phase-II-Studien geprüft. Es ist zu erwarten, dass insbesondere neue Kombinationstherapien zu einer weiteren Verbesserung der Rezidivtherapiemöglichkeiten führen werden.

Hochdosistherapie

Für Patienten mit MM besteht die Möglichkeit einer Hochdosistherapie im Rezidiv. Voraussetzung für eine Hochdosistherapie ist das Vorhandensein einer ausreichenden Menge von harvestierten hämatopoetischen Stammzellen. Wenn die Remission mehr als 12 Monate nach Hochdosistherapie angehalten hat, so ist eine erneute Hochdosistherapie eine Behandlungsoption.

10.4 Eigene Erfahrungen mit G-CSF bei der Behandlung des Multiplen Myeloms

Die Kombination von Thalidomid, Cyclophosphamid, Etoposid und Dexamethason (TCED) wurde bei Myelom-Patienten im guten AZ prospektiv geprüft (Moehler et al. 2001). Die Remissionsrate dieser Therapie war mit 76% sehr hoch. Es gelang nach dem 1. Zyklus bei 70% der Patienten mit TCED plus G-CSF erfolgreich Stammzellen für eine Rezidivtransplantation zu sammeln (Moehler T, persönliche Mitteilung). Bei erfolgloser Sammlung peripherer

Stammzellen wurde das Thalidomid im 2. CED-Zyklus weggelassen. Der negative Effekt von Thalidomid auf die Stammzellmobilsation wurde von Munshi (Munshi et al. 1999) erstmals beschrieben. Der Effekt von Thalidomid in der Primärtherapie des MM auf die Effektivität der Stammzellmobilisation ist gering. Das Absetzen des Thalidomids vor der Mobilisationstherapie in der GMMG-HD3/HOVON-56-Studie führte zu Stammzellsammlungsergebnissen, welche mit denen von Patienten ohne Thalidomidvortherapie vergleichbar waren (Breitkreutz et al. 2007). Die Studiengruppe »Refraktäres Myelom« (Leitung: Prof. Schmidt-Wolf/Priv.-Doz. A. Glasmacher; Bonn) prüft prospektiv die Therapie mit Thalidomid, Cyclophosphamid, Etoposid und Dexamethason (TCID). Diese orale Therapie ist ebenfalls sehr effektiv und durch die prophylaktische Gabe von G-CSF mit einer geringen Rate von Infektionen gekennzeichnet.

Eine neue Möglichkeit der Stammzellmobilisation bei Patienten mit reduzierter Stammzellreserve ist die Gabe von AMD 310, einem CXCR4-Antagonisten (Fruehauf et al. 2006). Die Kombination von AMD 310 und G-CSF ermöglicht eine erfolgreiche Harvestierung von Stammzellen bei Patienten mit einer großen Zahl von Vortherapien. Die bereits 1993 von Hohaus et al. (Hohaus et al. 1993) beschriebene kritische hämatopoetische Stammzellmenge von mindestens 2,0–2,5 CD34 positiven Stammzellen pro Kilogramm Körpergewicht für eine autologe Transplantation hat sich in einer eigenen Auswertung von 508 Myelom-Patienten hinsichtlich der Vorhersage der hämatopoetischen Rekonstitution bestätigt (Klaus et al. 2007). Die sichere Vorhersage der hämatopoetischen Rekonstitution ermöglicht sogar eine ambulante Betreuung der Patienten nach Hochdosistherapie. Die durch die Hochdosistherapie erreichte Steigerung der Rate der kompletten Remissionen (◘ Abb. 10.1) ist ein wesentliches

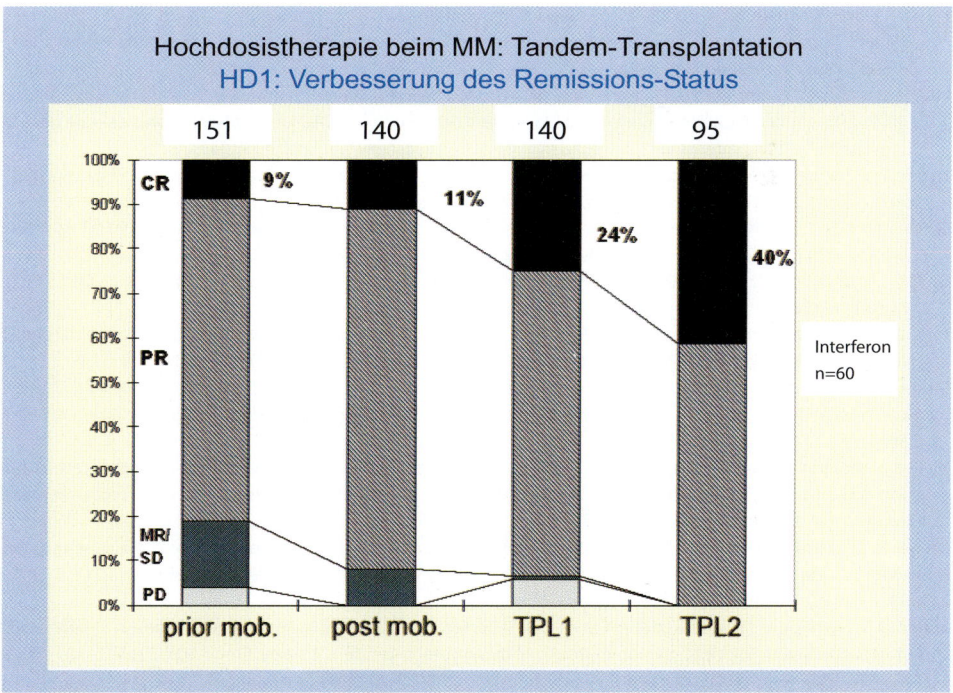

◘ **Abb. 10.1.** Steigerung der Rate der kompletten Remissionen durch Hochdosistherapie. Ergebnisse der HD1-Studie (Hochdosistherapie-Studie 1) der GMMG-Studiengruppe (German-Speaking Myeloma Multicenter Group).

Element der Therapie des MM. Durch die Hereinnahme von neuen Substanzen, wie Thali-domid, Bortezomib oder Lenalidomid, in die Hochdosistherapieprotokolle wird eine weitere Verbesserung der Prognose der Myelom-Patienten erwartet.

Literatur

Alexanian R, Dimopoulos MA, Delasalle K, Barlogie B (1992) Primary dexamethasone treatment of multiple mye-loma. Blood 80, 887–890

Anderson KC, Kyle RA, Berenson JR, Dalton WS (1998) Recent advances in the biology and treatment of multiple myeloma. Education book. ASH-meeting 1998, Miami

Attal M, Harousseau JL, Stoppa AM, Sotto JJ, Fuzibet JG, Rossi JF, Casassus P, MaisonneuveH, Facon T, Ifrah N, Payen C, Bataille R (1996) A prospective, randomized trial of autologous bone marrow transplantation and chemo-therapy in multiple myeloma. Intergroupe Francais du Myelome. N. Engl. J Med. 335, 91–97

Barlogie B, Kyle RA, Anderson KC et al. (2006) Standard chemotherapy compared with high-dose chemoradiothera-py for multiple myeloma: final results of phase III US Intergroup Trial S9321. J. Clin. Oncol. 24, 929–936

Becker N, Wahrendorf J (1998) Krebsatlas der Bundesrepublik Deutschland. Springer, Heidelberg

Breitkreutz I, Lokhorst HM, Raab MS et al. (2007) Thalidomide in newly diagnosed multiple myeloma: influence of thalidomide treatment on peripheral blood stem cell collection yield. Leukemia 21, 1294–1299

Dicato M, Boccadoro M, Cavenagh J, Harousseau JL, Ludwig H, San MJ, Sonneveld P (2007) Management of multi-ple myeloma with bortezomib: experts review the data and debate the issues. Oncology. 70, 474–482

Durie BG (1986) Staging and kinetics of multiple myeloma. Semin Oncol 13, 300–309

Durie BG, Kyle RA, Belch A et al. (2003) Myeloma management guidelines: a consensus report from the Scientific Advisors of the International Myeloma Foundation. Hematol. J. 4, 379–398

Durie BG, Salmon SE (1975) A clinical staging system for multiple myeloma. Correlation of measured myeloma cell mass with presenting clinical features, response to treatment, and survival. Cancer 36, 842–854

Facon T, Mary JY, Hulin C et al. (2005) Major Superiority of Melphalan–Prednisone (MP)+Thalidomide (THAL) over MP and Autologous Stem Cell Transplantation in the Treatment of Newly Diagnosed Elderly Patients with Multiple Myeloma. Blood 106, 230a

Fruehauf S, Klaus J, Huesing J, Veldwijk MR, Buss EC, Topaly J, Seeger T, Zeller LW, Moehler T, Ho AD, Goldschmidt H (2007) Efficient mobilization of peripheral blood stem cells following CAD chemotherapy and a single dose of pegylated G-CSF in patients with multiple myeloma. Bone Marrow Transplant 39, 743–750

Fruehauf S, Seeger T, Maier P et al. (2006) The CXCR4 antagonist AMD3100 releases a subset of G-CSF-primed peri-pheral blood progenitor cells with specific gene expression characteristics. Exp. Hematol. 34, 1052–1059

Goldschmidt H, Hegenbart U, Wallmeier M, Hohaus S, Engenhart R, Wannenmacher M, Haas R (1997) High-dose therapy with peripheral blood progenitor cell transplantation in multiple myeloma. Ann. Oncol. 8, 243–246

Greipp PR, San Miguel J, Durie BG et al. (2005) International staging system for multiple myeloma. J. Clin. Oncol. 23, 3412–3420

Hohaus S, Goldschmidt H, Ehrhardt R, Haas R (1993) Successful autografting following myeloablative conditioning therapy with blood stem cells mobilized by chemotherapy plus rhG-CSF. Exp. Hematol. 21, 508–514

International Myeloma working group (2003) Criteria for the classification of monoclonal gammopathies, multiple myeloma and related disorders: a report of the International Myeloma Working Group. Br J Haematol 121, 749–757

Klaus J, Herrmann D, Breitkreutz I, Hegenbart U et al. (2007) Effect of CD34 cell dose on hematopoietic reconstitu-tion and outcome in 508 patients with multiple myeloma undergoing autologous peripheral blood stem cell transplantation. Eur. J. Haematol. 78, 21–28

Kroger N, Schwerdtfeger R, Kiehl M et al. (2002) Autologous stem cell transplantation followed by a dose-reduced allograft induces high complete remission rate in multiple myeloma. Blood 100, 755–760

Kyle RA, Rajkumar SV (2004) Multiple myeloma. N. Engl. J. Med. 351, 1860–1873

Mateos MV, Hernandez JM, Hernandez MT et al. (2006) Bortezomib plus melphalan and prednisone in elderly untre-ated patients with multiple myeloma: results of a multicenter phase 1/2 study. Blood 108, 2165–2172

Moehler TM, Hillengass J, Glasmacher A, Goldschmidt H (2006) Thalidomide in multiple myeloma. Curr. Pharm. Biotechnol. 7, 431–440

Moehler TM, Neben K, Benner A, Egerer G, Krasniqi F, Ho AD, Goldschmidt H (2001) Salvage therapy for multiple myeloma with thalidomide and CED chemotherapy. Blood 98, 3846–3848

Moreau P, Facon T, Attal M et al. (2002) Comparison of 200 mg/m² melphalan and 8 Gy total body irradiation plus 140 mg/m² melphalan as conditioning regimens for peripheral blood stem cell transplantation in patients with newly diagnosed multiple myeloma: final analysis of the Intergroupe Francophone du Myelome 9502 randomized trial. Blood 99, 731–735

Morgan GJ, Schey SA, Wu P, Srikanth M, Phekoo KJ, Jenner M, Davies FE (2007) Lenalidomide (Revlimid), in combination with cyclophosphamide and dexamethasone (RCD), is an effective and tolerated regimen for myeloma patients. Br. J. Haematol. 137, 268–269

Munshi N, Desikan R, Anaissie E, Zangari M, Badros A, Lim S, Toor A, Morris C, Eddlemon P, Ayers D, Robertson P, Barlogie B (1999) Peripheral blood stem cell collection (PBSC) after CAD + G–CSF as part of total therapy II in newly diagnosed multiple myeloma (MM): influence of thalidomide (Thal) administration. Blood 94, 578a

Palumbo A, Bringhen S, Caravita T et al. (2006a) Oral melphalan and prednisone chemotherapy plus thalidomide compared with melphalan and prednisone alone in elderly patients with multiple myeloma: randomised controlled trial. Lancet. 367, 825–831

Palumbo A, Falco P, Falcone A et al. (2006 b) Oral revlimid plus melphalan and prednisone (R-MP) for newly diagnosed multiple myeloma: results of a multicenter phase I/II study. Blood (ASH Annual meeting abstracts) 108, 800

Rajkumar SV, Blood E, Vesole D, Fonseca R, Greipp PR (2006) Phase III clinical trial of thalidomide plus dexamethasone compared with dexamethasone alone in newly diagnosed multiple myeloma: a clinical trial coordinated by the Eastern Cooperative Oncology Group. J. Clin. Oncol. 24, 431–436

Richardson PG, Sonneveld P, Schuster MW et al. (2005) Bortezomib or high-dose dexamethasone for relapsed multiple myeloma. N. Engl. J. Med. 352, 2487–2498

Siegel DS, Desikan KR, Mehta J et al. (1999) Age is not a prognostic variable with autotransplants for multiple myeloma. Blood 93, 51–54

Singhal S, Mehta J, Desikan R et al. (1999) Antitumor activity of thalidomide in refractory multiple myeloma. N. Engl. J. Med. 341, 1565–1571

Weber D, Wang C, Chen C, Belch A et al. (2007) Lenalidomide plus high–dose dexamethasone provides improved overall survival compared to high-dose dexamethasone alone for relapsed or refractory multiple myeloma (MM): Results of 2 phase III studies (MM–009, MM–010) and subgroup analysis of patients with impaired renal function. Blood 108, 1012a

Pegfilgrastim in der Behandlung der akuten myeloischen Leukämie (AML)

M. Fiegl, W. Hiddemann, J. Braess

11.1   Einleitung

Während zahlreiche Studien zum Einsatz von Pegfilgrastim (Neulasta) bei Patienten mit soliden Tumoren und Lymphomen durchgeführt worden sind, gibt es zu myelodysplastischen Syndromen und der akuten myeloischen Leukämie nur wenige Daten. Der Grund für diese Zurückhaltung liegt am ehesten darin, dass die Befürchtung bestand, durch den Einsatz hämatopoetischer Wachstumsfaktoren die Proliferationsrate der leukämischen Progenitoren ähnlich wie die der gesunden Vorläuferzellen zu stimulieren und damit die Rate an residuellen Leukämien und Rezidiven zu erhöhen. Eine doppelblinde, placebo-kontrollierte Zulassungsstudie bei Patienten mit De-novo-AML zeigte, dass der Einsatz von Filgrastim wirksam und verträglich war und nach zytotoxischer Induktion bzw. Konsolidierung keinen Einfluss auf das Ansprechen oder das Überleben hatte (Heil et al. 1997). Eine Nachbeobachtungsstudie ergab für Filgrastim und Placebo bei einem Follow-up von 7 Jahren vergleichbare Sterberaten, ähnliche Überlebenszeiten und erkrankungsfreie Überlebenszeiten (Heil et al. 2006). Eine Reihe von kontrollierten randomisierten Studien konnte jedoch überzeugend belegen, dass durch den Einsatz von rekombinantem G-CSF (wie Filgrastim) die Rate persistierender und rekurrenter Erkrankungen nicht gesteigert wurde (Ohno et al. 1990, Dombret et al. 1995). So bestanden beispielsweise in den Studien von Ohno et al. und Dombret et al. keine signifikanten Unterschiede hinsichtlich der Raten an kompletten Remissionen (CR).

Leider konnten diese Studien jedoch auch keinen Vorteil im Behandlungsergebnis durch den Einsatz von hämatopoetischen Wachstumsfaktoren erbringen. Obwohl die Rate und auch die Schwere neutropenischer Infektionen durch die Gabe von Filgrastim bei konventionellen Mono- und Doppelinduktionstherapien bei Erstdiagnose reduziert waren, ließ sich hinsichtlich des Gesamtüberlebens kein Vorteil zeigen. Bei rezidivierter Erkrankung ergaben sich jedoch Hinweise auf eine Verbesserung des Überlebens durch den Einsatz von Wachstumsfaktoren nach hochdosierten Rezidivprotokollen. Hierbei setzte sich die Reduktion der Neutropeniedauer von 40 auf 36 Tage in eine Reduktion der Frühtodesrate von 30 auf 21% um, wie im Vergleich zweier sequentieller Studien (d. h. nicht randomisiert) belegt werden konnte (Kern et al. 1998).

Pegfilgrastim unterscheidet sich pharmakologisch von Filgrastim in seiner Halbwertszeit, bedingt durch eine nunmehr überwiegend Neutrophilen-vermittelte Elimination. Dennoch besteht die Notwendigkeit, diese Substanz erneut im Rahmen klinischer Studien in der Behandlung der AML zu prüfen. Denn neben der verringerten Rate an Infektionen konnte ebenfalls gezeigt werden, dass sich durch rekombinante Wachstumsfaktoren auch die Dauer der Hospitalisierung senken ließ. Diese erscheint im Rahmen des aktuellen Kostendruckes sowie des DRG-Vergütungssystems kein unwesentlicher Faktor, zumal die einmalige Gabe von Pegfilgrastim im Vergleich zur täglichen Gabe von Filgrastim bei Patienten mit Neutropenie nach Induktionstherapie, die bis zu 6 oder mehr Wochen dauern kann, der klinischen Wirksamkeit nach equi-effektiv und somit wahrscheinlich kostengünstiger ist.

Eine weitere Option zum Einsatz hämatopoetischer Wachstumsfaktoren liegt im sog. »Priming«, also der Stimulation leukämischer Blasten vor Einsatz der Chemotherapie mit dem Ziel, diese für die Zytostatika empfänglicher zu machen. Jedoch besteht momentan Unklarheit darüber, ob diesem Verfahren, welches in vitro belegt ist, auch klinische Relevanz zukommt. Zwei kürzlich zu diesem Thema publizierte Studien (Löwenberg et al. 2003 und Büchner et al. 2006) kommen zu unterschiedlichen Ergebnissen. Die Studie von Löwenberg et al. konnte hinsichtlich des Gesamtüberlebens einen Vorteil zeigen, Büchner et al. konnten dagegen keinerlei Unterschied zwischen den »geprimten« und den konventionell behandelten Patienten nachweisen. Als mögliche Ursache kommt die unterschiedliche Applikationsweise von Cytarabin in Frage. In der Studie von Löwenberg et al. wurde eine kontinuierliche Infusion durchgeführt, während in der Studie von Büchner et al. eine 2-mal tägliche Kurzinfusion gewählt wurde. Insbesondere für Cytarabin, das seine überwiegende Wirksamkeit in der S-Phase entfaltet, kann postuliert werden, dass durch die kontinuierliche Applikation mehr in die S-Phase rekrutierte leukämische Blasten erreicht werden als durch eine intermittierende Gabe.

Im Folgenden soll eine Übersicht über die vorhandenen Veröffentlichungen zu Pegfilgrastim bei AML vorgestellt werden, um einen Überblick über den klinischen Einsatz, die Pharmakokinetik und die Nebenwirkungen dieser Substanz bei diesen Krankheitsentität zu geben.

11.2 Wirksamkeit, Pharmakokinetik und Nebenwirkungen von Pegfilgrastim bei AML

Zur Pharmakokinetik und Effektivität von Pegfilgrastim bei akuter myeloischer Leukämie liegen mittlerweile vorläufige Daten mehrerer Studien vor, die meist bislang nur in Form von Abstracts veröffentlicht wurden (Becker et al. 2006, Braess et al. 2006, Fiegl et al. 2007, Schlenk et al. 2006, Sierra et al. 2005).

In der Arbeit von Sierra et al. (2005), einer multizentrischen randomisierten Phase-2-Studie (letztes Update auf dem EHA-Kongress 2005 in Stockholm), wurden in insgesamt 27 Zentren 83 Patienten rekrutiert (42 mit Filgrastim und 41 mit Pegfilgrastim; die demographischen Parameter waren in beiden Gruppen gleich verteilt). Die Patienten erhielten die Studienmedikation 24 h nach Ende der Standardinduktionstherapie und Konsolidierung bestehend aus Idarubicin an den Tagen 1–3 und Cytarabin 2-mal täglich an den Tagen 1–7.

Die mediane Dauer bis zur Erholung von schwerer Neutropenie betrug in beiden Gruppen 22 Tage, wobei kein signifikanter Unterschied zwischen beiden Armen bestand (Filgrastim 20 Tage vs. Pegfilgrastim 21 Tage). Hierbei waren in der Filgrastim-Kohorte 16 Injektionen (Median) notwendig gegenüber der einmaligen Gabe von Pegfilgrastim. Unter Pegfilgrastim wurde im Median 12 Tage nach dem Start der Therapie, also 4 Tage nach Injektion von Pegfilgrastim, eine Spitzenkonzentration von 167 ng/ml beobachtet, die ab Tag 22 unter die von Yang als wirksam definierte Serumkonzentration von 2 ng/ml (Yang et al. 2003) absank. Zu diesem Zeitpunkt war es bereits zu einer Erholung der neutrophilen Granulozyten gekommen, so dass auch, wie in anderen Studien, die den Einsatz bei nichtmyeloischen Erkrankungen untersuchten, hier eine signifikante Korrelation zwischen Anstieg der neutrophilen Granulozyten und Abfall der Pegfilgrastim-Plasmaspiegel gezeigt werden konnte (⬛ Abb. 11.1).

Die Rate an infektiösen Komplikationen war in der Filgrastim-Gruppe mit 22% größer als in der Pegfilgrastim-Gruppe (12%), ein Signifikanzniveau wurde jedoch nicht angegeben. Aus dieser Studie konnte somit gefolgert werden, dass die 1-malige Injektion von 6 mg Pegfilgrastim vergleichbar zu einer 16-maligen Verabreichung von Filgrastim bei gleichem Sicherheitsprofil ist.

Keine der weiteren in Abstract-Form vorliegenden Studien beinhaltet einen randomisierten Vergleich zwischen pegyliertem und nichtpegyliertem G-CSF oder zwischen Pegfilgrastim und Placebo. In der Arbeit von Schlenk et al. (zuletzt präsentiert auf dem ASH-Meeting 2006 in Orlando, USA) wurde Pegfilgrastim nach Konsolidierungstherapie bestehend aus hochdosiertem Cytarabin (2-mal 3 g/m^2 an den Tagen 1, 3 und 5) bei insgesamt 127 Patienten untersucht. Als Kontrollgruppe wurde ein historisches Patientenkollektiv gewählt, welches die gleiche

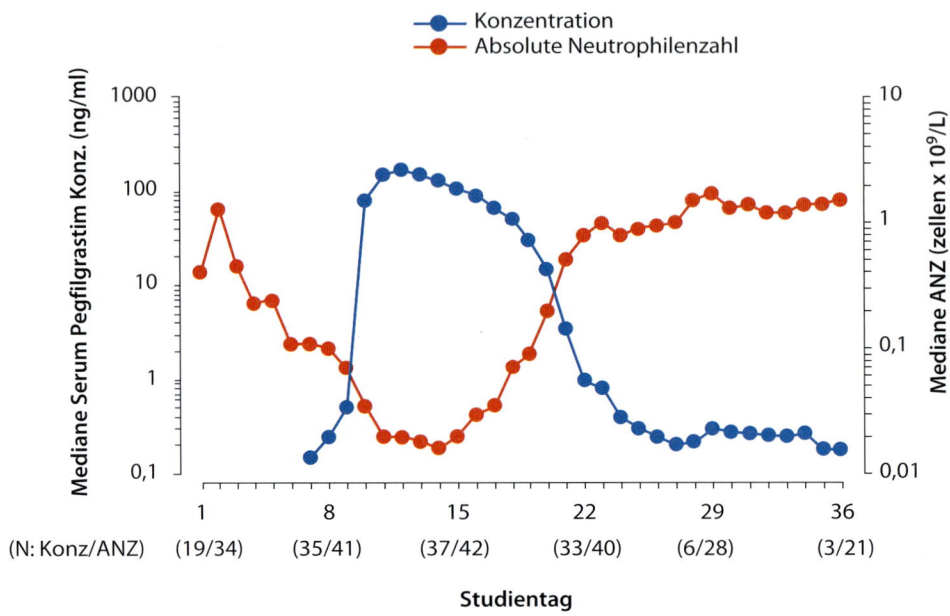

■ **Abb. 11.1.** Pegfilgrastim Serumspiegel und Neutrophilenverlauf nach AML-Induktionstherapie bestehend aus einem »7+3-like«-Regime. (Nach Sierra et al. 2005)

Konsolidierung, jedoch nur intermittierend G-CSF erhalten hatte. Die Untersucher fanden eine signifikante Reduktion an neutropenischem Fieber von 77% mit intermittierendem G-CSF auf 53% bei den Patienten, die prophylaktisch Pegfilgrastim erhalten hatten. Signifikant reduziert wurde auch die Dauer der Leukozyto- und Neutropenie. Einschränkend muss aber betont werden, dass es sich hierbei nicht um einen randomisierten Vergleich handelt. Die Plasmaspiegel, die bei 12 Patienten während 23 Zyklen gemessen wurden, lagen im Median bei 221 ng/ml (und einer Spanne von 57–553 ng/ml) mit einer Halbwertszeit von 5 Tagen.

Ähnliche Ergebnisse erbrachte die Studie von Fiegl et al. (Fiegl et al. 2007). Nach einer dosisdichten Induktionstherapie bestehend aus hochdosiertem Cytarabin und Mitoxantron wurde 1-malig 6 mg Pegfilgrastim 6 Tage nach Ende der Chemotherapie subkutan verabreicht, falls die Kontrollknochenmarkpunktion eine vollständige Blastenclearance gezeigt hatte. Vorgesehen war eine 2. Gabe, falls 10 Tage nach der ersten kein Leukozytenrecovery erreicht worden war. Spiegelmessungen von Pegfilgrastim wurden täglich bei 19 Patienten an zwei Zentren durchgeführt und ergaben mediane Spitzenspiegel von 174 ng/ml 48 h nach subkutaner Injektion (■ Abb. 11.2). Die Halbwertszeit betrug 6 Tage, abhängig von der Leukozytenerholung. 7 Patienten erhielten eine zweite Gabe von Pegfilgrastim, hier wurden erneut Spitzenspiegel von >200 ng/ml erreicht. Effektive Plasmaspiegel von >2 ng/ml waren bei allen Patienten über 14 Tage zu beobachten. Ob die 2. Gabe also notwendig ist, erscheint in Anbetracht dieser Daten fraglich.

Die dritte Studie von Becker et al. (präsentiert auf der gemeinsamen Jahrestagung der DGHO, ÖGHO und SGHO 2006 in Leipzig) bestätigt diese Ergebnisse mit medianen Spitzenspiegeln von 87,6 ng/ml nach Induktions- und Konsolidierungstherapie und wirksamen G-CSF-Spiegeln von >2 ng/ml über 18 Tage nach subkutaner Injektion.

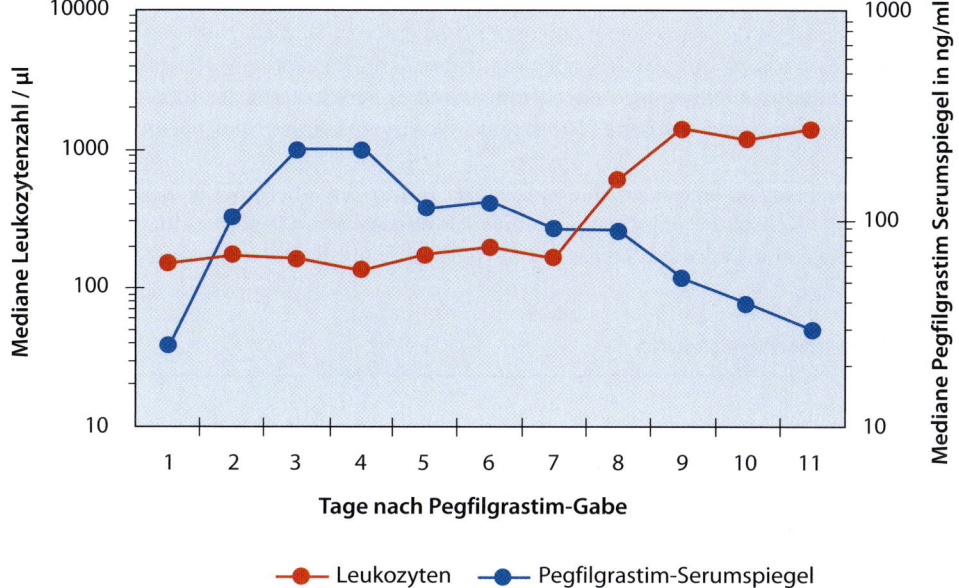

Abb. 11.2. Pegfilgrastim- und Leukozytenverlauf nach sequentiellem Hochdosis-AraC bei 19 Patienten im Rahmen der AML-CG-Pilotstudie

Während diese Arbeiten sich überwiegend mit der Pharmakokinetik von Pegfilgrastim beschäftigen, finden sich in den Studien von Braess et al. und Thomas et al. Ergebnisse zu Induktionsschemata, bei denen im Anschluss an die zytotoxische Chemotherapie pegyliertes G-CSF verabreicht worden war. In der Studie von Braess et al. handelte es sich um ein dosisintensiviertes Induktionsschema mit hochdosiertem Cytarabin und Mitoxantron. Damit konnte bei derzeit 93 auswertbaren Patienten ein Ansprechen (CR und CR ohne Normalisierung der Thrombozyten [=CRp]) bei 86% aller Patienten erreicht werden bei einer gleichzeitigen Verkürzung der Neutropeniedauer um 15 Tage im Vergleich zu einer historischen Kontrollgruppe, die eine konventionelle Doppelinduktion erhalten hatte. In der Studie von Thomas et al. wurde ein in der Vergangenheit etabliertes Induktionsprotokoll bei Hochrisiko-AML mit hochdosiertem Mitoxantron und Cytarabin aufgrund der ausgeprägten Hämatotoxizität um die prophylaktische Gabe von Pegfilgrastim erweitert. Die Dauer bis zur neutrophilen und thrombozytären Erholung wurde damit lediglich um 2 bzw. 4 Tage verkürzt.

Jedoch zeigte sich in der neuen Studie ein besseres »disease free survival und overall survival« (11,5 und 12,5 Monate im Vergleich zu 7,2 und 8,1 Monaten). Die Autoren vermuten aufgrund einer vergleichbaren CR-Rate in der Vergleichsgruppe möglicherweise einen differenzierenden oder immunmodulierenden Effekt von Pegfilgrastim. Dafür gibt es aber derzeit keinerlei Beleg.

Diese Auflistung macht deutlich, dass derzeit nur begrenzte klinische Daten zu Pegfilgrastim bei malignen myeloischen Erkrankungen vorliegen. Jedoch sind neue Ergebnisse zu erwarten, wie weiter unten aufgeführt wird.

Pegfilgrastim ist zugelassen zur Verkürzung der Dauer von Neutropenien sowie zur Verminderung der Häufigkeit neutropenischen Fiebers bei Patienten, die wegen einer malignen Erkrankung mit zytotoxischer Chemotherapie behandelt werden (mit Ausnahme von chronisch-myeloischer Leukämie und myelodysplastischem Syndrom). Bei der akuten myelo-ischen Leukämie ist die Datenlage momentan noch begrenzt. Deshalb sollte Pegfilgrastim bei dieser Patientengruppe mit Vorsicht angewendet werden. Die akute myeloische Leukämie ist jedoch nicht von der Zulassung ausgenommen, und es besteht nach der Induktionstherapie eine deutliche zytostatikassoziierte Neutropenie, die ein wirksames Neutropeniemanagement rechtfertigt.

Angesichts lang andauernder Phasen schwerer Neutropenie bei AML-Patienten unter In-duktions- oder Konsolidierungstherapie kann die Einmalgabe von Pegfilgrastim gegenüber der täglichen Anwendung konventioneller G-CSF-Wirkstoffe für die Patienten vorteilhaft sein.

11.3   Zusammenfassung

Um die Datenlage für den Einsatz von Pegfilgrastim in der AML zu verbessern, wird derzeit Pegfilgrastim im Rahmen der Induktions- oder Konsolidierungstherapie in mehreren Studi-en eingesetzt. Obwohl die endgültigen Auswertungen dieser Studien noch ausstehen, liegen nach den Zwischenauswertungen ausreichend Daten vor, um einen ersten Eindruck von Pegfilgrastim während der Behandlung der AML zu erhalten. Zuverlässige Daten liegen nun somit sicherlich die Pharmakokinetik betreffend vor. Hinsichtlich des Einflusses auf den The-rapieerfolg kann derzeit, auch aufgrund des Designs der Studien, jedoch noch keine definitive Aussage getroffen werden.

Zusammenfassend lässt sich sagen, dass die Datenlage zu Pegfilgrastim bei malignen myeloischen Erkrankungen zwar noch recht begrenzt ist; es haben sich jedoch einige Studi-engruppen dieser Fragestellung angenommen. Somit ist zu erwarten, dass in absehbarer Zeit eine realistische Einschätzung der Wertigkeit dieser Substanz im klinischen Alltag möglich sein wird.

Literatur

Becker C, Junghanss C, Al Ali H et al. Pharmacokinetics of pegfilgrastim in patients with AML after intensive chemo-therapy. Onkologie 2006; 29(suppl 3):1–236

Braess J, Staib P, Ludwig W et al. Dose-dense Induction (Sequential-HAM) in primary acute myeloid leukemia – A pilot study of the AML-CG. Poster presented at the 48th Annual Meeting of the American Society of Hemato-logy 2006, Abstract N. 1997

Buchner T, Berdel W, Schoch C et al. Double induction containing either two courses or one course of high-dose cytarabine plus mitoxantron and postremission therapy by either autologous stem-cell transplantation or by prolonged maintenance for acute myeloid leukemia. J Clin Oncol (2006); 24:2480–2489

Dombret H, Chastang C, Fenaux P et al. A controlled study of recombinant human granulocyte colony-forming factor in elderly patients after treatment for acute myelogenous leukaemia (for the AML cooperative study group). N Engl J Med (1995);332:1678–1683

Fiegl M, Hiddemann W, Braess J. Use of pegylated recombinant filgrastim (Pegfilgrastim) in patients with acute myeloid leukemia: pharmacokinetics and impact on leukocyte recovery. Leukemia. 2007 Nov 22; [Epub ahead of print]

Kern W, Aul C, Maschmeyer G et al. Granulocyte colony-stimulating factor shortens duration of critical neutropenia and prolongs disease-free survival after sequential high-dose cytosine arabinoside and mitoxantrone (S-HAM) salvage therapy for refractory and relapsed acute myeloid leukaemia German AML Cooperative Group. Ann Hematol (1998);77:115–122

Löwenberg B, van Putten W, Theobald M et al.; Durch-Belgian Hemato-Oncology Cooperative Group; Swiss Group for Clinical Cancer Research. Effect of priming with granulocyte colony-stimulating factor on the outcome of chemotherapy for acute myeloid leukaemia. N Eng J Med (2003);349:743–752.

11

Ohno R, Tomonaga M, Kobayashi T et al. Effect of granulocyte colony-stimulating factor after intensive induction therapy in relapsed or refractory acute leukemia. N Engl J Med (1990);323:871–877

Schlenk R, Dohner K, Groner S, Hartmann P, Krauter J, Ganser A, Dohner H. Impact of Pegfilgrastim on hematological reconstitution and incidence of neutropenic fever after consolidation therapy with high-dose cytarabine in acute myeloid leukemia: comparative analysis between AMLSG 07–04 and the German AML Intergroup Trial. Poster presented at the 48th Annual Meeting of the American Society of Hematology 2006, Abstract N. 2020

Sierra J, Bosi A, Szer J, Kassis J, Yang BB, Kido A, Baker N, Palmer M. A Single Dose of Pegfilgrastim Successfully Supports Recovery from Prolonged Neutropenia Following Induction Chemotherapy for Acute Meyloid Leukemia. Poster presented at the 10th Congress of the European Hematology Association 2005, Stockholm, Sweden, Abstract N. 0438

Thomas X, Chelgouhm Y, Thiebaut A, Elhamri M, Tavernier E, Jaff N, Le Q. M. Intensive timed sequential chemotherapy followed by a single pegfilgrastim (Neulasta) administration in patients with high-risk acute myeloid leukemia (AML): preliminary results of the EMA-2000/Neu Trial. Published at the 48th Annual Meeting of the American Society of Hematology 2006, Abstract N. 4558

Yang BB, Hill RL, Hollifield AM, Green M, Holmes FA, Sheridan WP, Baynes RD. Pegfilgrastim Serum Concentrations on the Twelfth Day after Dosing Are Unlikely to Stimulate Granulopoesis: A Retrospective Analysis of 6 Clinical Trials in a Variety of Cancer Populations. Poster presented at the 45th Annual Meeting of the American Society of Hematology 2003, Abstract N. 1918

Neue Aspekte zur Rolle von G-CSF bei der Stammzelltransplantation

H.-J. Kolb, R. Buhmann, D. Prevalsek, J. Tischer, G. Ledderose

Die Einführung hämatopoetischer Wachstumsfaktoren bei der Stammzelltransplantation hat neue Wege in der Behandlung von Blut- und Krebskrankheiten eröffnet. Insbesondere der Einsatz von Granulozyten-koloniestimulierenden Faktoren (G-CSF) führt zu einem Anstieg der Zahl neutrophiler Granulozyten im Blut und damit zur Verhütung und Behandlung schwerer Neutropenien, die häufig als Nebenwirkung intensiver Chemotherapie vorkommen. Richtlinien und Empfehlungen zum Einsatz von G-CSF wurden sowohl von der American Society of Clinical Oncology (ASCO) [1] als auch von der European Organisation for Research and Treatment of Cancer (EORTC) [2] veröffentlicht. Beide Kommissionen empfehlen den prophylaktischen Einsatz von G-CSF bei Chemotherapie-Protokollen, die mit einer Rate von mehr als 20% fieberhafter Neutropenie einhergehen, und bei älteren Patienten, d. h. im Alter von >65 Jahren, insbesondere wenn es sich um potenziell kurativ behandelbare Krankheiten wie hochmaligne Lymphome handelt. Bei autologer Transplantation wird der prophylaktische Einsatz von G-CSF nach Stammzellgabe von der ASCO-Kommission als Standard empfohlen; bei allogener Transplantation bestehen Vorbehalte. Diese gründen sich auf eine Auswertung der EBMT mit 1789 Patienten mit akuter Leukämie, bei der sich eine Verschlechterung des leukämiefreien Überlebens bei Patienten ergab, die mit Knochenmark transplantiert waren und G-CSF erhalten hatten. Die Verschlechterung war auf eine höhere transplantationsbedingte Mortalität infolge schwererer Graft-versus-Host-Krankheit in dieser Gruppe zurückzuführen [3].

Diese Ergebnisse konnten aber in einer Studie des internationalen Knochenmarktransplantationsregisters (International Bone Marrow Transplant Registry, IBMTR) nicht bestätigt werden [4]. Die frühzeitige Gabe von G-CSF hatte keinen Einfluss auf den Ausgang des Transplantates mit Ausnahme eines früheren Anstiegs der Neutrophilenwerte im Blut. Anders als bei der europäischen Studie wurden nur Zentren berücksichtigt, in denen G-CSF routinemäßig gegeben wurde. Damit wurde die Selektion von Patienten mit besonderen Risiken ausgeschlossen.

Größere Bedeutung für die Stammzelltransplantation hat G-CSF zur Mobilisierung von Stammzellen aus dem Knochenmark in das Blut gewonnen. Nach der Entdeckung und Charakterisierung von G-CSF [5] dauerte es noch einige Jahre, bis die Transplantation G-CSF-mobilisierter Stammzellen bei Tier [6] und Mensch [7] durchgeführt werden konnte. Damit wurde die Transplantation von Stammzellen aus dem Blut ermöglicht, die zuvor vor allem von T.M. Fliedner und M. Körbling beim Hund entwickelt [8] und in die autologe [9] und allogene [10] Transplantation eingeführt worden war. Seither hat sich die Transplantation von Blutstammzellen mehr und mehr gegenüber der Knochenmarktransplantation durchgesetzt [11]. Bei der autologen Stammzelltransplantation werden fast nur noch Blutstammzellen verwendet, bei der allogenen Transplantation werden vorwiegend Blutstammzellen von freiwilligen Spendern vorgezogen.

Die Behandlung mit G-CSF nach Transplantation kann die Dauer der Neutropenie verkürzen, gegebenenfalls Tage mit Fieber vermindern [1]. Allerdings ist bislang nicht erwiesen, dass mit der Verkürzung der Neutropenie auch eine Verbesserung des Überlebens erreicht wird. Gründe hierfür können zahlreich sein, vor allem kommt die gute Wirkung moderner antimikrobieller Therapien in Frage. Die größte Bedeutung kommt der Mobilisierung von Stammzellen zu, die seit der Einführung von G-CSF möglich ist. Der Nachweis von Stammzellen im Blut war schon lange erbracht, die Konzentration war aber gering. Die ersten Transplantate wurden von M. Koerbling nach ausführlichen Versuchen beim Hund [8] durchgeführt, der noch viele Apheresen benötigte, um eine ausreichende Anzahl von Stammzellen für ein Transplantat zu haben. Erst mit der Einführung von G-CSF konnte die Gruppe von M. Dexter zeigen, dass ausreichende Mengen Stammzellen mobilisiert werden konnten [6], um Transplantate durchzuführen. Seither haben bei der autologen Transplantation G-CSF-mobilisierte Blutzellen Knochenmark fast vollständig ersetzt, bei der allogenen Transplantation, insbesondere der von unverwandten Spendern, hat die Verwendung G-CSF-mobilisierter Blutzellen erheblich zugenommen.

Da die meisten Rahmenbedingungen der Transplantation von G-CSF mobilisierten Stammzellen bekannt sind, soll hier nur kurz auf die neueren Erkenntnisse der letzten Jahre eingegangen werden. In der autologen Transplantation soll die Problematik der schlechten Mobilisierung behandelt werden. In der allogenen Transplantation sollen neben der Mobilisierung bei normalen Spendern und möglichen Nebenwirkungen und Risiken vor allem immunologische Effekte diskutiert werden.

12.1 Autologe Transplantation

Bei der autologen Transplantation wurde die Mobilisation zunächst mit Chemotherapie, insbesondere mit einer Cyclophosphamidbehandlung durchgeführt. Cyclophosphamid führt zunächst zu einer Knochenmarkaplasie, in der Erholung kommt es zu einem Überschuss an Leukozyten und gleichzeitig zu einer Mobilisierung von Stammzellen in das Blut. Diese Zellen lassen sich im Blut finden und mittels Zellapherese gewinnen. Auch andere Chemotherapeutika können Stammzellen mobilisieren, solange sie nicht selbst toxisch auf Stammzellen wirken. Solche Stammzell-toxischen Chemotherapeutika sind Busulfan, Melphalan, BCNU und andere. Die kombinierte Behandlung mit Cyclophosphamid und anschließend G-CSF ist höchst effektiv in der Mobilisation von hämatopoetischen Stammzellen.

Anders als in Aspiraten von Knochenmark besteht in G-CSF-mobilisierten Blutzellen eine gute Korrelation von CD34-positiven Zellen und Kolonie-bildenden Zellen (CFU-C) in semisoliden Medien [12]. Daher kann die Qualität der Transplantate am Gehalt an CD34-positiven Zellen abgeschätzt werden. Die minimale Zahl ist die, die noch eine hämatopoetische Erholung ermöglicht. Sie beträgt etwa 1- bis2-mal 10^6/kg Körpergewicht (KG) des Empfängers. Die optimale Zahl ist die Mindestzahl, die die rascheste Erholung ermöglicht. In der Regel wird das Anwachsen (»take«) festgestellt, sobald der Neutrophilenwert über 500/µl steigt. Die Thrombozytenerholung wird allgemein auf den Tag festgelegt, an dem die Thrombozytenzahl im Blut Werte über 20.000/µl ohne Transfusion erreichen, ohne an den folgenden Tagen wieder abzufallen; Retikulozytenwerte über 2% zeigen eine aktive Produktion von Erythrozyten an. Eine Anzahl von 5-mal 10^6/kg KG und höher wird als optimale Zellzahl angesehen, die zur frühesten Erholung von Neutrophilen und Thrombozyten führt [13].

Eine schlechte Mobilisierung liegt vor, wenn die Anzahl an CD34-positiven Zellen von 2–4/µl Blut mit der G-CSF-Behandlung nicht auf über 10/µl angehoben werden kann. Besondere Risikofaktoren für eine schlechte Mobilisierung sind Art und Dauer der vorangegangenen Chemotherapie und Alter des Patienten. Insbesondere bei Myelom-Patienten, die eine Chemotherapie mit Melphalan erhalten haben, muss mit einer schlechten Mobilisierung gerechnet werden. Grundsätzlich sollte bei Patienten, bei denen eine autologe Transplantation in Frage kommt, eine Behandlung mit Melphalan und anderen stammzelltoxischen Chemotherapeutika vermieden werden. Eine Chemotherapie sollte nicht länger als 1 Jahr durchgeführt worden sein, bis die Sammlung von Blutstammzellen mit G-CSF-Mobilisierung durchgeführt wird. Insbesondere bei älteren Patienten, im Alter von >65 Jahren muss mit einer verminderten Mobilisierung von Stammzellen gerechnet werden. Anhaltspunkt für eine schlechte Mobilisierung ist auch ein Thrombozytenwert unter 200.000/µl [14]. Mögliche Maßnahmen bei schlechter Mobilisierung bestehen in der Mobilisierung nach einer Chemotherapie, wie z. B. Cyclophosphamid, und einer erneuten Stimulation mit G-CSF. Bei einem älteren Patienten sollte natürlich die Gesamtsituation abgeschätzt und eine alleinige Stimulation ohne Chemotherapie vorgezogen werden. Andere Möglichkeiten der Stimulation bestehen in der Verwendung von GM-CSF oder der Kombination von G-CSF mit GM-CSF oder Flt3-Ligand. Diese Zytokine haben jedoch ein ungünstigeres Nebenwirkungsprofil als G-CSF und sind in Deutschland nicht zur Stammzellmobilisierung zugelassen oder verfügbar.

AMD3100 ist eine neue Substanz, die eine rasche Mobilisierung erbringt. Sie wird derzeit in klinischen Studien getestet. Nebenwirkungen sind noch nicht gut definiert. Ferner wurde bei Mäusen beobachtet, dass das Bisphosphonat Pamidronat die Mobilisierung durch G-CSF verbessert [15]. Dieser Befund kann bei Myelompatienten berücksichtigt werden.

12.2   Allogene Transplantation

Bei der allogenen Transplantation werden hämatopoetische Stammzellen von gesunden Spendern mobilisiert. Dass es sich dabei um langfristig repopulierende Stammzellen handelt, wurde bereits bei Hunden durch Chimärismusstudien bestätigt [16]. Bei den meisten gesunden Spendern genügt eine 4-bis 5-tägige Behandlung mit G-CSF (10 µg/kg KG täglich), um die erforderliche Zahl von 2- bis 5-mal 10^6/kg KG CD34-positive Zellen zu bekommen. Die Sammlung sollte frühestens 1–2 h nach der letzten Dosis erfolgen, um ausreichend Stammzellen für die Transplantation zu gewinnen. Nur etwa 2% der gesunden Spender erreichen nicht die Zahl von 2-mal 10^6/kg KG CD34-positive Zellen. Über 75% erreichen mehr als 5-mal 10^6/kg KG [17]. In einer Untersuchung waren Spender mit ≤2/µl CD34 vor Mobilisation schlechte Stammzellspender, während solche mit ≥4/µl gute Spender waren [17].

Mehrere randomisierte Studien zeigten keinen Nachteil peripherer Blutstammzellen gegenüber Knochenmark (◙ Tab. 12.1). Im Gegenteil, Blutstammzellen zeigten eine frühere Erholung von neutrophilen Granulozyten- und Thrombozytenwerten. Die akute Graft-versus-Host-Krankheit (GvHD) war in beiden Gruppen etwa gleich, die chronische GVHD meist stärker ausgeprägt. Das Gesamtüberleben war vor allem bei Patienten in fortgeschrittenen Krankheitsstadien besser als nach Knochenmarktransplantation [18–21]. Grundsätzlich ist eine hohe Zahl von Stammzellen für das Überleben von Vorteil [22]. Allerdings wurden auch Studien berichtet, bei denen CD34-Werte über 8-mal 10^6/kg KG bzw. 10-mal 10^6/kg KG nachteilig waren [21; 23]. Vermutlich spielt die Intensität der Konditionierung und die Verwendung T-Zell-depletierender Maßnahmen eine Rolle [24].

Die Zusammensetzung von Blutstammzellen, also G-CSF-mobilisierten Blutzellen, unterscheidet sich von Knochenmark erheblich [19, 25] (◙ Tab. 12.2). Der Gehalt an immunkompetenten Zellen, also T-Zellen, B-Zellen, NK-Zellen und Monozyten ist um das 6- bis 24-Fache höher als im Knochenmark. Damit ist eine bessere Rekonstitution des Immunsystems, gleichzeitig aber auch ein erhöhtes Risiko an GvHD möglich. Es ist daher verwunderlich, dass in den meisten Studien kein erhöhtes Risiko akuter GvHD berichtet wurde. Als mögliche Erklärungen wurde die Polarisierung von T-Helferzellen vom inflammatorischen Typ 1 zu Typ 2 postuliert, wie es im Tierversuch bei der Maus gezeigt worden war [26]. Diese Polarisierung kann durch dendritische Zellen bewirkt werden, die selbst TH2-Zellen induzieren sog. DC2 [27].

◼Tab. 12.1. Übersicht randomisierter Studien zum Vergleich peripherer Blutstammzellen und Knochenmark. (Mod. nach [17])

Studie	n	ANC[a]		PLT[b]		TRM		AGvHD		CGvHD		Gesamt-überleben	
		PB	KM	PB	KM	PB, %	KM, %	PB, %	KM, %	PB, %	KM, %	PB, %	KM, %
Vigirito	37	16	18	12	17	78	63	27	19	100	50	47	51
Blaise	101	15	21	13	21	23	21	44	42	50	28	61	61
Powles	39	17,5	23	11	18	31	35	68	58	44	40	70	68
Heldal	61	17	23	13	21	17	10	21	10	56	27	80	73
Schmitz	350	12	15	15	20	ND	ND	52	39	74	53	ND	ND
Couban	228	19	22	16	22	7,5	16	40	40	71	55	68	55
Rensinger	172	16	21	13	19	21	30	64	57	46	35	66	54

[a] Anwachsen (Tage) ANC >500/mm^3
[b] Anwachsen (Tage) PLT >25.000/mm^3
ANC=Absolute Zahl der neutrophilen Granulozyten; PLT=Thrombozyten; TRM=Therapie-bezogene Mortalität; aGVHD=akute Graft-versus-Host-Krankheit; cGVHD=chronische Graft-versus-Host-Krankheit; PB=Peripheres Blut; KM=Knochenmark.

◼Tab. 12.2. Immunkompetente Zellen bei allogener Blutstammzell- und Knochenmarktransplantation. (Mod. nach [25])

Zellen×10^6/kg	Allogene Blutstamm-zelltransplantation (n=10)	Allogene Knochen-marktransplantation (n=10)	Blutstammzell: Knochenmark Allogene Transplantation
CD2$^+$	760 (383–1155)	54 (20–98)	14
CD3$^+$	701 (291–1082)	49 (19–95)	14
TCR$_{α/β}$	663 (240–1064)	42 (18–86)	16
TCR$_{γ/δ}$	26 (6–85)	2 (0–6)	13
CD3$^+$CD4$^+$	393 (145–587)	26 (9–51)	15
CD4$^+$CD45RA$^+$	188 (44–280)	11 (4–24)	17
CD4$^+$CD45RO$^+$	169 (18–296)	10 (1–22)	17
CD3$^+$CD8$^+$	236 (44–472)	18 (7–37)	13
CD3$^+$CD4$^-$CD8$^-$	45 (9–138)	5 (0–11)	9
CD19$^+$	93 (37–193)	15 (6–26)	6
CD45$^+$CD14$^+$	599 (216–1053)	25 (11–46)	24
CD16$^+$CD56$^+$CD3$^-$	77 (5–129)	6 (1–13)	13

Weitere immunmodulatorische Wirkungen von G-CSF wurden in einer Übersicht zusammengestellt [28]. Die Proliferation von T-Zellen gesunder Spender nach G-CSF-Behandlung ist vermindert [29]. Diese Hemmung ist vermutlich nur vorübergehend und kann durch Entfernung von Monozyten aufgehoben werden [30]. Während die Aktivierung von T-Zellen mit Expression von CD69, CD25, CD71 und HLA-DR nicht beeinflusst ist, können T-Zellen von G-CSF behandelten Spendern auch autologe T-Zellen in ihrer allogenen Proliferationsantwort hemmen [31]. Unter G-CSF-Behandlung kommt es nach allogener Stimulation in vitro zu einer erhöhten Produktion von TGF-β [32] und IL-10 [31], was für die regulatorische Wirkung von T-Zellen von Bedeutung sein kann. Diese Zytokin-induzierten regulatorischen T-Zellen unterscheiden sich möglicherweise in vielen Aspekten von den genuinen regulatorischen T-Zellen, sie sind aber ebenso suppressiv wirksam. Andererseits gibt es auch Befunde für die Mobilisierung von genuinen regulatorischen T-Zellen, die im Knochenmark über CXCR4 und SDF1 gebunden sind [33].

Einen suppressiven Einfluss auf GVHD können nicht nur T-Zellen, sondern auch dendritische Zellen [27], Monozyten [34; 35], NK-Zellen [36] und NK-T-Zellen [37] ausüben, die unter G-CSF vermehrt mobilisiert werden. In einem Tiermodell war dadurch die GVHD verhütet, ohne die Graft-versus-Leukämie-Reaktion zu verhindern, die von Perforin-positiven Lymphozyten verursacht wurde [38].

Diese Eigenschaften lassen der Behandlung mit G-CSF eine Bedeutung zukommen, die weit über die Anhebung des Wertes der neutrophilen Granulozyten im Blut und die Mobilisierung von Stammzellen zur autologen und allogenen Transplantation hinausgeht.

Positive Einflüsse von G-CSF auf die Entwicklung und den Verlauf von Autoimmunkrankheiten wurden in Tiermodellen und einzelnen klinischen Studien beschrieben [28, 39–41]. Diese könnten auf erhöhte Werte von Interleukin-1-Rezeptorantagonisten (IL1RA) und die Hemmung von Tumornekrose-Faktor α durch eine erhöhte Produktion an löslichem TNF-α-Rezeptor zurückgeführt werden.

Beim autoimmunen Diabetes Typ I gibt es seit kurzem auch beim menschlichen Patienten ermutigende Resultate mit der autologen Transplantation von G-CSF mobilisierten Blutstammzellen [42]. Allerdings kommt es unter der G-CSF-Mobilisierung bei Patienten mit Autoimmunkrankheiten häufig zu einem Aufflammen der Krankheit. Im Tiermodell der Maus ist die Blockade von G-CSF so effektiv wie die TNF-Blockade [43]. Die Effekte von G-CSF konnten allerdings mit Antikörper übertragen werden [44], was für einen Effekt mit Antikörper-vermittelten zellulären Reaktionen spricht. Die Hochregulierung von Fcg-Rezeptoren auf den neutrophilen Granulozyten und Monozyten kann zu einer verstärkten zellulären Reaktion mit Zytokinfreisetzung führen.

Die immunmodulierende Wirkung sollte auch bei der G-CSF-Behandlung nach autologer Transplantation bedacht werden. Es ist nicht ausgeschlossen, dass die Hochdosistherapie durch eine nachfolgende Immunreaktion gegen den Tumor unterstützt wird. Die Behandlung mit G-CSF nach der autologen Transplantation wird zur Verkürzung der Neutropeniedauer und des damit oft verbundenen Fiebers während der Neutropenie durchgeführt. Vergleichende Studien zum Zeitpunkt des Beginns der G-CSF-Behandlung nach Transplantation haben keinen Überlebensvorteil ergeben [45]. Auch die Unterlassung der G-CSF-Prophylaxe ist vertretbar. Vorteile liegen in der früheren Erholung der Neutrophilen und der damit verbundenen kürzeren Zeit der stationären Behandlung. Offensichtlich ist bei hohen Krankenhauskosten damit auch ein wirtschaftlicher Nutzen verbunden. Eine mögliche Auswirkung auf die Tumorkontrolle wurde bislang in keiner berichteten Studie untersucht.

12.3   Risiken der G-CSF-Behandlung im Rahmen der Stammzelltransplantation

Während beim Patienten das Risiko von Nebenwirkungen immer mit den Vorteilen der Behandlung abgewogen werden kann, besteht das Risiko für den gesunden Spender ohne einen möglichen Vorteil für seine Gesundheit. Der gesunde Spender muss daher ausführlich auch über sehr seltene und leichte Nebenwirkungen aufgeklärt werden. Dennoch soll hier nur über schwere Nebenwirkungen berichtet werden. Bei gesunden Spendern treten Milzvergrößerungen häufig auf [46; 47]. Diese verlaufen allerdings im Allgemeinen asymptomatisch. Dennoch kam es in sehr seltenen Fällen zu einer Milzruptur [48]. In einzelnen Fällen nahm die Milzruptur einen tödlichen Verlauf. Die Häufigkeit von Milzrupturen im Rahmen der G-CSF-stimulierten Mobilisierung ist nach Angaben des Nationalen Spanischen Spender Registers 1 in 1240 Spendern [49]. Aufgrund von Ex-vivo-Untersuchungen sind andere Nebenwirkungen bei gesunden Spendern theoretisch möglich, diese betreffen möglicherweise von G-CSF beeinflusste vaskuläre Ereignisse [50]. Insbesondere können vaskuläre Krisen bei Sichelzellanämie ausgelöst werden [52]. Auch Patienten mit dem Merkmal für Sichelzellanämie sollten mit Zurückhaltung und ggf. mit besonderer Sorgfalt behandelt werden, falls eine G-CSF-Behandlung notwendig wäre [53].

Bei Patienten mit Autoimmunkrankheiten wie multipler Sklerose, rheumatoider Arthritis und anderen sollte bei der G-CSF-Gabe mit einem Aufflammen des Krankheitsprozesses unter der Behandlung gerechnet werden [54]. Die G-CSF-Stimulation nach einer Vorbehandlung mit Cyclophosphamid kann ein Aufflammen verhindern. Daneben sind natürlich auch Begleitkrankheiten zu berücksichtigen, die während der Stimulation auftreten können.

Das größte potenzielle Risiko stellt sicher die Möglichkeit dar, dass eine Leukämie entsteht. Nach autologer Transplantation von Stammzellen bei malignen Lymphomen kommt es in etwa 5% zu myelodysplastischen Veränderungen und akuter myeloischer Leukämie [55; 56]. Die sekundären Veränderungen waren bei retrospektiver Auswertung häufiger nach Transplantation G-CSF-mobilisierter Blutstammzellen als nach Knochenmarktransplantation; allerdings kann die Möglichkeit anderer Faktoren wie intensivere Chemotherapie nicht ausgeschlossen werden. Mittlerweile wurden auch einzelne Fälle akuter Leukämie nach G-CSF-Stimulation gesunder Spender berichtet [59]. Es kann jedoch kein statistisch signifikanter oder kausaler Zusammenhang postuliert werden. Eine Übersicht über hämatologische Malignome bringt das RADAR-Projekt (Research on Adverse Drug Events and Reports) [60]. Eine akute myeloische Leukämie wurde in 2 von 200 Spendern diagnostiziert, die 4 und 5 Jahre zuvor G-CSF-stimulierte Blutstammzellen gespendet hatten. Diese Beobachtungen sprechen für eine Nachbeobachtung der Stammzellspender nach G-CSF-Stimulation für mindestens 5–10 Jahre.

12.4   Ausblick

G-CSF und andere Wachstumsfaktoren mobilisieren nicht nur hämatopoetische Stammzellen, sondern auch T-Zellen, B-Zellen, NK-Zellen und dendritische Zellen [19]. Allerdings können auch Tumor- bzw. Leukämiestammzellen mobilisiert werden, die bei der autologen Transplantation zu einem Rückfall führen können [63]. Thierfelder et al. [64] zeigten bei der spontanen T-Lymphoblasten-Leukämie der AKR-Maus, dass eine Behandlung des Transplantates mit T-Antikörpern die Übertragung von Leukämie verhindern kann. Bei Kindern mit akuter lymphatischer Leukämie konnte die autologe Transplantation mit Antikörper-»purging« Remissionen induzieren, die allerdings nur vorübergehend waren [65]. Eine autologe Transplantation mit nachfolgender Immuntherapie mit T-Zell-aktivierenden bispezifischen Antikörpern [66] war beim Mammakarzinom erfolgreich eingesetzt worden, in einzelnen Fällen sogar mit dauerhaftem Erfolg [67]. Auch bei der allogenen Transplantation sind immuntherapeutische Ansätze denkbar, wie sie zur Behandlung von Rezidiven von akuter myeloischer Leukämie bereits gezeigt wurden [68]. Langzeitremissionen konnten durch G-CSF-mobilisierte Stammzellen und dendritische Zellen induziert werden. Dabei wurde GM-CSF nach der Transfusion gegeben, um dendritische Zellen zu aktivieren. Die Zelltherapie mit mobilisierten Zellen steht erst am Anfang einer Entwicklung.

Die Mobilisierung betrifft auch endotheliale Progenitorzellen [69], die im Tiermodell Neoangiogenese machen können. Die Sammlung der Vorläuferzellen ist besser mit dem Antikörper AC 133 als mit CD34 erreichbar. Allerdings entsprechen die immunologischen Charakteristika nicht unbedingt den Funktionen. Die genauere Definition der endothelialen Vorläuferzellen wird noch gesucht, da nicht alle Zellen mit dem »vascular endothelial growth factor receptor« (VEGHFR) unbedingt Gefäße bilden können. Der anfängliche Enthusiasmus über die Stammzelltherapie bei Koronarinsuffizienz ist mittlerweile einer nüchterneren Betrachtung gewichen [51].

Die Rückschläge in der Zelltherapie mit mobilisierten Stammzellen führen aber nicht zu verminderter Aktivität auf dem Gebiet des zellulären Engineerings. Im Gegenteil, die Definition von mesenchymalen Stammzellen [70] hat bereits bei der Knochenmarktransplantation Erfolge gezeigt, indem GVHD moduliert werden konnte und bei Osteogenesis imperfecta eine zumindest vorübergehende Besserung eingetreten ist. Mit weiteren Untersuchungen zur Kultur dieser Zellen, zum immunologischen Phänotyp und ihrer entsprechenden Funktion wird es gelingen, sie auch zielgerichtet und für längere Dauer einzusetzen. Grundsätzlich sind diese Zellen in der Lage, Knochen, Knorpel und Fettgewebe zu bilden, was ihnen fast unbegrenzte Einsatzmöglichkeiten zukommen lässt. Diese Zellen sind mit G-CSF aus dem Knochenmark mobilisierbar [71] und damit leicht zugänglich.

Es besteht berechtigte Hoffnung, dass Hämatologen mit ihrer langjährigen Erfahrung in der Mobilisierung und Transplantation von Stammzellen dabei auch segensreichen Einsatz finden.

Literatur

1. Smith TJ, Khatcheressian J, Lyman GH et al. 2006 update of recommendations for the use of white blood cell growth factors: an evidence-based clinical practice guideline, 4. J Clin Oncol 2006; 24(19):3187–3205
2. Aapro MS, Cameron DA, Pettengell R et al. EORTC guidelines for the use of granulocyte-colony stimulating factor to reduce the incidence of chemotherapy-induced febrile neutropenia in adult patients with lymphomas and solid tumours Eur J Cancer 2006; 42(15):2433–2453
3. Ringden O, Labopin M, Gorin NC et al. Treatment with granulocyte colony-stimulating factor after allogeneic bone marrow transplantation for acute leukemia increases the risk of graft-versus-host disease and death: a study from the Acute Leukemia Working Party of the European Group for Blood and Marrow Transplantation J Clin Oncol 2004; 22(3):416–423
4. Khoury HJ, Loberiza FR, Jr., Ringden O et al. Impact of posttransplantation G-CSF on outcomes of allogeneic hematopoietic stem cell transplantation Blood 2006; 107(4):1712–1716
5. Welte K, Platzer E, Gabrilove JL, Lu L, Levi E, Polivka A, Mertelsmann R, Moore MA. Purification to apparent homogeneity and biochemical characterization of human pluripotent hematopoietic colony-stimulating factor Haematol Blood Transfus 1985; 29:398–401

6. Molineux G, Pojda Z, Hampson IN, Lord BI, Dexter TM. Transplantation potential of peripheral blood stem cells induced by granulocyte colony-stimulating factor. BLOOD 1990; 76:2153–2158

7. Sheridan WP, Begley CG, Juttner CA, Szer J, To LB, Maher D, McGrath KM, Morstyn G, Fox RM. Effect of peripheral-blood progenitor cells mobilised by filgrastim (G-CSF) on platelet recovery after high-dose chemotherapy [see comments]. Lancet 1992; 339:640–644

8. Korbling M, Fliedner TM, Calvo W, Nothdurft W, Ross WM. In-vitro and in-vivo properties of canine blood mononuclear leukocytes separated by discontinuous albumin density gradient centrifugation 3. Biomedicine 1977; 26(4):275–283

9. Körbling M, Dörken B, Ho AD, Pezzuto A, Hunstein W, Fliedner TM. Autologous transplantation of blood derived hemopoietic stem cells after myeloablative therapy in a patients with Burkitt' s lymphoma. Blood 1986; 67:629

10. Körbling M, Burke PJ, Braine HG, Elfenbein GJ, Santos GW. Successful engraftment of blood derived normal hemopoietic stem cells in chronic myeloid leukemia. Exp Hematol 9, 684. 1981 Ref Type: Abstract

11. Gratwohl A, Hermans J, Baldomero H. Hematopoietic precursor cell transplants in Europe: Activity in 1994. Report from the European Group for Blood and Marrow Transplantation (EBMT). Bone Marrow Transplant 1996; 17:137–148

12. Sowala H, Wunder E, Henon P. Purification and characterisation of the CD34+ hematopoietic precursor cell population by flow cytometry. Bone Marrow Transplant 1990; 5 Suppl 1:9–10

13. To LB, Haylock DN, Simmons PJ, Juttner CA. The biology and clinical uses of blood stem cells. Blood 1997; 89:2233–2258

14. Cottler-Fox M. Stem Cell Mobilisation – Mobilizing the older patient with myeloma. In: Michele H.Cottler-Fox, Tsvee Lapidot, John F.DiPersio, Isabelle Petit, Orit Kollet, Dan Link, Steven Devine, editors. American Society of Hematology Educational Book 2003. American Society of Hematology, 2003: 424–427

15. Takamatsu Y, Simmons PJ, Moore RJ, Morris HA, To LB, Levesque JP. Osteoclast-mediated bone resorption is stimulated during short-term administration of granulocyte colony-stimulating factor but is not responsible for hematopoietic progenitor cell mobilization 2. Blood 1998; 92(9):3465–3473

16. Carbonell F, Calvo W, Fliedner TM, Kratt E, Gerhartz HH, Körbling M, Nothdurft W, Ross WM. Cytogenetic studies in dogs after total body irradiation and allogeneic transfusion with cryopreserved blood mononuclear cells. Int J Cell Cloning 1984; 2:81

17. DiPersio JF, Link D, Devine S. III.Mobilization of allogeneis stem cells. Hematology 2003. American Society of Hematology, 2003: 427–437

18. Bensinger WI, Martin PJ, Storer B et al. Transplantation of bone marrow as compared with peripheral-blood cells from HLA-identical relatives in patients with hematologic cancers. N Engl J Med 2001; 344(3):175–181

19. Korbling M, Anderlini P. Peripheral blood stem cell versus bone marrow allotransplantation: does the source of hematopoietic stem cells matter? 5. Blood 2001; 98(10):2900–2908

20. Champlin RE, Schmitz N, Horowitz MM. Blood stem cells compared with bone marrow as a source of hematopoietic cells for allogeneic transplantation. IBMTR Histocompatibility and Stem Cell Sources Working Committee and the European Group for Blood and Marrow Transplantation (EBMT). Blood 2000; 95:3702–3709

21. Mohty M, Kuentz M, Michallet M, Societe Francaise deGreffe de Moelle et de Therapie Cellulaire (SFGM-TC). Chronic graft-versus-host disease after allogeneic blood stem cell transplantation: long-term results of a randomized study. Blood 2002; 100:3128–3134

22. Schmid C, Schleuning M, Ledderose G, Tischer J, Kolb HJ. Sequential regimen of chemotherapy, reduced-intensity conditioning for allogeneic stem-cell transplantation, and prophylactic donor lymphocyte transfusion in high-risk acute myeloid leukemia and myelodysplastic syndrome. J Clin Oncol 2005; 23(24):5675–5687

23. Przepiorka D, Smith TL, Folloder J, Khouri I, Ueno N, Mehra R. Risk factors for acute graft-versus-host disease after allogeneic blood stem cell transplantation. Blood 1999; 94:1465–1470

24. Heimfeld S. HLA-identical stem cell transplantation: is there an optimal CD34 cell dose? Bone Marrow Transplant 2003; 31:839–845

25. Ottinger HD, Beelen DW, Scheulen B, Schaefer UW, Grosse-Wilde H. Improved immune reconstitution after allotransplantation of peripheral blood stem cells instead of bone marrow 11. Blood 1996; 88(7):2775–2779

26. Pan L, Delmonte J, Jr., Jalonen CK, Ferrara JL. Pretreatment of donor mice with granulocyte colony-stimulating factor polarizes donor T lymphocytes toward type-2 cytokine production and reduces severity of experimental graft-versus-host disease. Blood 1995; 86(12):4422–4429

27. Arpinati M, Green CL, Heimfeld S, Heuser JE, Anasetti C. Granulocyte-colony stimulating factor mobilizes T helper 2–inducing dendritic cells [see comments]. Blood 2000; 95(8):2484–2490

28. Franzke A. The role of G-CSF in adaptive immunity. Cytokine & Growth Factor Reviews 2006; 17:235–244

29. Mielcarek M, Martin PJ, Torok-Storb B. Suppression of alloantigen-induced T cell proliferation by CD14 + cells derived form granulocyte colony factor-mobilized peripheral blood mononuclear cells. Blood 1997; 89:1629–1634

30. Nawa Y, Teshima T, Sunami K, Horamatsu Y, Maeda Y, Yanu T. G-CSF reduces IFN-gamma and IL-4 production by T cells after allogeneic stimulation by indirectly modulating monocyte function. Bone Marrow Tansplant 2000; 25:1035–1040

31. Rutella S, Pierelli L, Bonanno G, Sica S, Ameglio F, Capoluongo E. Role for granulocyte colony factor stimulating factor in the generation of human T regulatory type 1 cells. Blood 2002; 100:2562–2571

32. Hirayama Y, Sakamaki S, Matsunaga T, Kuroda H, Kusakabe T, Akiyama T. Granulocyte colony stimulating factor enhances the expression of transforming growth factor-beta mRNA in CD4+ peripheral blood lymphocytes in the donor for allogeneic peripheral blood stem cell transplantation. Am J Hematol 2002; 69:138–140

33. Zou L, Barnett B, Safah H, LaRussa VF, Evdemon-Hogan M, Mottram P. Bone marrow is a reservoir for CD4+CD25+ regulatory T cells that traffic through CXCL12/CXCR4 signals. Cancer Res 2004; 64:8451–8455

34. Mielcarek M, Graf L, Johnson G, Torok-Storb B. Production of interleukin-10 by granulocyte colony-formingfac-tor-mobilized blood products: a mechanism for monocyte-mediated suppression of T cell proliferation. Blood 1998; 92:215–222

35. Boneberg EM, Hareng L, Gantner F, Wendel A, Hartung T. Human monocytes express functional receptors for granulocyte colony stimulating-factor that mediate suppression of monokines and interferon-gamma. Blood 2000; 95:270–276

36. Zeng D, Dejbakhsh-Jones S, Strober S. Granulocyte colony stimulating factor reduces the capacity of blood mononuclear cells to induce graft-versus-host disease: impact on blood progenitor cell transplantation. Blood 1997; 90:453–463

37. Morris ES, MacDonald KP, Rowe V, Banovic T, Kuns RD, Don AL. NKT cell-dependent leukemia eradication fol-lowing stem cell mobilisation with potent G-CSF analogs. J Clin Invest 2005; 115:3093–3103

38. Pan L, Teshima H, Hill GR, Bungard D, Brinson YS, Reddy P, Ferrara J. Granuocyte colony-stimulating factor -mobilized allogeneic stem cell transplantation maintains graft-versus-leukemia efects through perforin-dependent pathway while preventing graft-versus-host disease. Blood 1999; 93:4071–4078

39. Melis D, Parenti G, Della Casa R, Sibilio M, Berri Canani R, Terin G. Crohn's like ileocolitis in patients affected by glykogen storage disease Ib: two years follow up of patients with a wide spectrum of gastroinestinal signs. Acta Paediatr 2003; 92:1415–1421

40. Dejaco C, Lichtenberger C, Miesler W, Oberhuber G, Herbst F, Vogelsang H. An open pilot study of granulocyte colony-stimulating factor for the treatment of severe endoscopic postoperative recurrence in Crohn's disease. Digestion 2003; 68:63–70

41. Korzenik JR, Dieckgraefe BK. An open-labeled study of granulocyte colony-stimulating factor in the treatment of Crohn's disease. Aliment Pharmakol Ther 2005; 68:63–70

42. Voltarelli JC, Couri CEB, Straceri ABPL et al. Autologous Nonmyeloablative Hematopoietic Stem Cell Transplan-tation in Newly Diagnosed Type 1 Diabetes Mellitus. JAMA 2007; 297:1568–1576

43. Lawlor KF, Campbell IK, Metcalf K, O'Donell A, van Nieuwenhuijze A, Roberts AW. Critical role of G-CSF in in-flammatory arthritis. Proc Natl Acad Sci USA 2004; 101:11398–11403

44. Miyahata H, Horekobuchi T, Saikawa I, Arita C, Takagishi K, Sugioka Y. The effects of recombinant human granu-locyte stimulating factor on passive collagen-induced arthritis transferred with anti-type II collagen antibody. Clin J Immunol Immunopathol 1993; 69:69–76

45. Canales MA, Hernandez-Navarro F. G-CSF or not G-CSF? That is the question. Bone Marrow Transplant 2004; 34(6):557

46. Stroncek D, Shawker T, Follmann D, Leitman SF. G-CSF-induced spleen size changes in peripheral blood proge-nitor cell donors. Transfusion 2003; 43:609–613

47. Fachinformation Neupogen (Filgrastim)

48. Falzetti F, Aversa F, Minelli O, Tabilio A. Spontaneous rupture of spleen during peripheral blood stem cell mo-bilisation in a healthy donor. Lancet 1999; 353:555

49. de la Rubia J, Martinez C, Solano C, Brunet S, Cascon P, Arrieta R. Administration of recombinant human granulocyte colony-stimulating factor to normal donors: results of the Spanish National Donor registry. Bone Marrow Tansplant 1999; 24:723–728

50. Dagia NM, Gadhoum SZ, Knoblauch CA, Spencer JA, Zamiri P, Lin CP. G-CSF induces E-selectin ligand expressi-on on human myeloid cells. Nat Med 2006; 12:1185–1190

51. Hill JM, Syed MA, Arai AE, Powell TM, Paul JD, Zalos G. Outcomes and risks of granulocyte colony-stimulating factor in patients with coronary artery disease. J Am Coll Cardiol 2005; 46:1643–1648

52. Adler BK, Salzman DE, Carabasi MH, Vaughan WP, Reddy VVB, Prchal JT. Fatal sickle cell crisis after granulocyte colony-stimulating factor administration. Blood 2001; 97:3313–3314

53. Kang EM, Areman EM, David-Ocampo V, Fitzhugh C, Link E, Read EJ. Moilization, collection, and processing of eripheral blood stem cells in individuals with sickle cell trait. Blood 2002; 99:850–855

12

54. Burt RK, Fassas A, Snowden J et al. Collection of hematopoietic stem cells from patients with autoimmune diseases. Bone Marrow Transplant 2001; 28(1):1–12
55. Milligan DW, Ruiz DEM, Kolb HJ, Goldstone AH, Meloni G, Rohatiner AZ, Colombat P, Schmitz N. Secondary leukaemia and myelodysplasia after autografting for lymphoma: results from the EBMT. EBMT Lymphoma and Late Effects Working Parties. European Group for Blood and Marrow Transplantation. Br J Haematol 1999; 106(4):1020–1026
56. Darrington DL, Vose JM, Anderson JR et al. Incidence and characterization of secondary myelodysplastic syndrome and acute myelogenous leukemia following high-dose chemoradiotherapy and autologous stem cell transplantation for lymphoid malignancies. J Clin Oncol 1994; 12:2527–2562
57. Nagler A, Korenstein-Ilan A, Amiel A, Avivi L. Granulocyte colony-stimulating factor generates epigenetic and genetic alterations in lymphocytes of normal volunteer donors of stem cells. Exp Hematol 2004; 32(1):122–130
58. Mahmud N, Devine SM, Weller KP, Parmar S, Sturgeon C, Nelson MC, Hewett T, Hoffman R. The relative quiescence of hematopoietic stem cells in nonhuman primates. Blood 2001; 97(10):3061–3068
59. Makita K, Ohta K, Mugitani A, Hagihara K, Ohta T, Yamane T, Hino M. Acute myelogenous leukemia in a donor after granulocyte colony-stimulating factor-primed peripheral blood stem cell harvest. Bone Marrow Transplant 2004; 33(6):661–665
60. Bennett CL, Evens AM, Andritsos LA et al. Haematological malignancies developing in previously healthy individuals who received haematopoietic growth factors: report from the Research on Adverse Drug Events and Reports (RADAR) project. Br J Haematol 2006; 135(5):642–650
61. Welte K, Zeidler C, Dale DC. Severe congenital neutropenia. Semin Hematol 2006; 43(3):189–195
62. Takahashi T, Wada T, Mori M, Kokai Y, Ishii S. Overexpression of the granulocyte colony-stimulating factor gene leads to osteoporosis in mice. Lab Invest 1996; 74(4):827–834
63. Brenner MK, Rill DR, Moen RC, Krance RA, Mirro J, Anderson WF, Ihle JN. Gene-marking to trace origin of relapse after autologous bone marrow transplantation. Lancet 1993; 341:85–886
64. Thierfelder S, Rodt H, Netzel B. Transplantation of syngeneic bone marrow incubated with leucocyte antibodies. I. Suppression of lymphatic leukemia of syngeneic donor mice 14. Transplantation 1977; 23(6):459–463
65. Netzel B, Haas RJ, Rodt HV, Kolb HJ, Thierfelder S. Immunological conditioning of bone marrow for autotransplantation in childhood acute lymphoblastic leukemia. Lancet 1980; 1:1330
66. Stemmler HJ, Salat C, Lindhofer H et al. Combined treatment of metastatic breast cancer (MBC) by high-dose chemotherapy (HDCT) and bispecific antibodies: a pilot study. Anticancer Res 2005; 25(4):3047–3054
67. Stemmler HJ, Menzel H, Salat C, Lindhofer H, Kahlert S, Heinemann V, Kolb HJ. Lasting remission following multimodal treatment in a patient with metastatic breast cancer. Anticancer Drugs 2005; 16(10):1135–1137
68. Schmid C, Schleuning M, Aschan J et al. Low dose ara-c, donor cells and GM-CSF for treatment of recurrent acute myeloid leukemia after allogeneic stem cell transplantation: A pilot study. Leukemia 2004; in press
69. Shepherd RM, Capoccia BJ, Devine SM, DiPersio J, Trinkaus KM, Ingram D, Link DC. Angiogenic cells can be rapidly mobilized and efficiently harvested from the blood following treatment with AMD3100. Blood 2006; 108(12):3662–3667
70. Le BK, Ringden O. Mesenchymal stem cells: properties and role in clinical bone marrow transplantation. Curr Opin Immunol 2006; 18(5):586–591
71. Fox JM, Chamberlain G, Ashton BA, Middleton J. Recent advances into the understanding of mesenchymal stem cell trafficking. Br J Haematol 2007; 137(6):491–502

Kongenitale Neutropenien

C. Zeidler, K. Welte

Der Begriff »schwere kongenitale Neutropenie« wurde in der Vergangenheit verstärkt für eine Gruppe hämatologischer Erkrankungen mit gemeinsamen klinischen Manifestationen benutzt. Sie sind durch einen Ausreifungsstopp der Myelopoese auf der Stufe der Promyelozyten oder Myelozyten bei normaler Zellularität des übrigen Knochenmarks und daraus resultierender schwerer Neutropenie mit absoluten Neutrophilenzahlen <200/µl charakterisiert. Schwere, zum Teil lebensbedrohliche bakterielle Infektionen treten meist bereits im frühen Kindesalter auf. Rolf Kostmann beschrieb 1956 erstmals Patienten mit autosomal rezessiver schwerer Neutropenie ohne zusätzliche hämatologische Veränderungen oder weitere angeborene Fehlbildungen (Kostmann 1956). Eine schwere angeborene Neutropenie ist auch gehäuft bei Kindern konsanguiner Eltern zu beobachten. Zusätzlich gibt es Patienten mit eindeutigem autosomal dominantem Erbgang. Der Begriff »kongenitale Neutropenie« beschreibt daher eine sehr heterogene Patientengruppe mit unterschiedlichen genetischen Defekten. Die geschätzte Häufigkeit dieser Erkrankungen liegt bei 2–4 Erkrankungen pro Millionen Einwohner bei identischem Geschlechterverhältnis. Wichtige Erkrankungen aus dieser Gruppe sind, neben dem Kostmann-Syndrom, die zyklische Neutropenie, aber auch das Schwachman-Diamond-Syndrom. Hierbei bestehen neben der Neutropenie eine Pankreasinsuffizienz und Gedeihstörung mit einer Vielzahl weiterer unterschiedlich häufiger Zusatzsymptome. Hinzu kommt das Barth-Syndrom, das neben der Neutropenie durch eine dilatative Kardiomyopathie gekennzeichnet ist.

Die Krankheitssymptome eines Patienten hängen vom Schweregrad und der Dauer der Neutropenie ab. Je niedriger die Neutrophilenzahl ist, desto höher ist das Risiko für eine Infektion, wenn die Neutropenie über mehr als 3 Tage andauert. Zu den Infektionen, die häufig bei einer Neutropenie auftreten, gehören Gingivitiden und Ulzerationen der Mundschleimhaut, Mittelohrentzündungen, Tonsillitiden und Hautabszesse. Seltener treten Pneumonien und Abszesse der inneren Organe, wie Leberabszesse, auf.

Die Entdeckung hämatopoetischer Wachstumsfaktoren in den 80er-Jahren und ihre pharmakologische Verfügbarkeit, insbesondere des Granulozyten-koloniestimulierenden Faktors (G-CSF), veränderten die Prognose für Patienten mit Neutropenien maßgeblich. Während für die angeborenen Neutropenien vor der Zytokin-Ära die einzige Therapieoption in einer Knochenmarktransplantation bestand, können diese Patienten heute mit einer G-CSF-Dauertherapie erfolgreich behandelt werden.

13.1 Therapie

Bis in die 80er-Jahre starben die meisten Kinder mit kongenitaler Neutropenie trotz Antibiotikatherapie bereits im frühen Kindesalter an den Folgen bakterieller Infektionen. Die einzige Therapieoption war eine Knochenmarktransplantation (Rappeport et al. 1980). Seit Ende 1987 kann G-CSF gentechnisch hergestellt werden und ist seither für den klinischen Einsatz bei kongenitaler Neutropenie verfügbar (Souza et al. 1986, Nagata et al. 1986). G-CSF wirkt überwiegend stimulierend auf die Proliferation und Differenzierung der Myelopoese. In klinischen Studien konnte gezeigt werden, dass individuell unterschiedliche pharmakologische Dosen von G-CSF (1–80 µg/kg/Tag) bei mehr als 90% der Patienten einen signifikanten Anstieg der absoluten Neutrophilenzahl auf Werte über 1000/µl induzieren (Bonilla et al. 1989, Welte et al. 1990). Durch die G-CSF-Therapie haben die meisten dieser Patienten eine Lebenserwartung weit über das 2. Lebensjahrzehnt hinaus und eine entscheidend verbesserte Lebensqualität: Patienten, die auf G-CSF ansprechen, erleiden signifikant weniger schwere bakterielle Infektionen. Krankenhausaufenthalte sind daher kaum mehr erforderlich. Patienten können am alltäglichen Leben nahezu ohne Einschränkungen teilnehmen. Dies schließt im Kindesalter den Besuch von Kindergarten und Schule und später eine freie Berufswahl ein. (Dale et al. 1993, Zeidler et al. 1993, Bonilla et al. 1994, Welte u. Dale 1996, Welte u. Boxer 1997). Das Ansprechen auf G-CSF, gemessen an der Zahl der neutrophilen Granulozyten im Blut, ist jedoch sehr heterogen. Etwa zwei Drittel der Patienten benötigen Dosen zwischen 3 und 10 µg/kg/Tag, während ein Drittel zwischen 20 und 60 µg/kg/Tag benötigt, um mehr als 1000 neutrophile Granulozyten/µl im Blut aufzuweisen. Die mediane Dosis liegt bei 12,5 µg/kg/Tag. Die Therapie mit G-CSF wird von der Mehrzahl der Patienten gut vertragen, lokale Reaktionen an der Einstichstelle sind selten (Zeidler u. Welte 2002).

13.2   Das Register für schwere chronische Neutropenien

Bei der geringen Inzidenz der einzelnen Erkrankungen sind die heutigen Erkenntnisse zu Pathophysiologie und klinischem Verlauf vor allem dem Aufbau eines internationalen Erkrankungsregisters für Neutropenie zu verdanken: Seit 1994 sammelte das »Severe Chronic Neutropenia International Registry (SCNIR)« mit Sitz in Seattle/USA (University of Washington) und Hannover (Medizinische Hochschule Hannover) weltweit Longitudinaldaten von Patienten mit angeborenen und erworbenen schweren chronischen Neutropenien zu Erkrankungsverlauf, sekundären Erkrankungen, Therapieansprechen und Nebenwirkungen der Therapie mit G-CSF. Das Register wurde bis zum Jahr 2000 von der pharmazeutischen Industrie finanziert, um einen jährlichen Sicherheitsbericht für die FDA in den USA zu erstellen. Seit 2000 ist das Europäische Register unabhängig und hat mit finanzieller Unterstützung der Europäischen Kommission ein europäisches Netzwerk aufgebaut, an dem mittlerweile 22 EU-Mitgliedsstaaten und assoziierte Länder, wie Israel, teilnehmen. Mit Hilfe dieses Netzwerkes ist es gelungen, auch die Langzeitverläufe weiterer seltener angeborener Erkrankungen zu dokumentieren, die mit einer chronischen Neutropenie einhergehen. Hierzu zählen das Schwachman-Diamond-Syndrom, der Glykogenose Typ 1b, das Barth-Syndrom etc. Derzeit umfasst die Datenbank des Europäischen SCN-Registers (SCNER) Informationen zu mehr als 500 Patienten mit verschiedenen angeborenen Neutropenien. Die Registerdaten zeigen, dass es im Verlauf nicht zur Erschöpfung der Myelopoese und Reduktion der Neutrophilenzahlen kommt. Die regelmäßige Analyse dieser Daten hat nicht zuletzt zu den heutigen Erkenntnissen über Leukämierisiko, Osteoporoseinzidenz und andere Krankheitsspätfolgen geführt. In Deutschland ist das Neutropenie-Register seit 2004 Teil eines vom BMBF geförderten nationalen Netzwerkes zu angeborenen Störungen der Blutbildung, in dem Patientenregister zu den verschiedenen Blutbildungsstörungen wie Anämien, Neutropenien, Thrombozytopenien und Knochenmarkaplasie sowie Forschungsprojekte zu den jeweiligen Störungen zusammengeschlossen sind. Ziele dieses Netzwerkes sind die vergleichende Analyse von Risikofaktoren der Leukämieentstehung, der Häufigkeit von Skelett- und Organdysplasien und dem Verlauf von Schwangerschaften der mittlerweile erwachsenen Patienten.

13.3   Langzeitprognose

Bereits in der Zeit bevor eine G-CSF-Therapie verfügbar war, gab es einzelne Berichte über Leukämien bei Patienten mit chronischer Neutropenie, die ihre Infekte überlebten (Gilman et al. 1970, Rosen et al. 1979). Wegen der kurzen Lebensdauer der meisten Patienten konnte das tatsächliche Leukämierisiko jedoch nicht bestimmt werden. Es bleibt daher unklar, ob die heute verlängerte Lebenserwartung das erhöhte Leukämierisiko nur offen legt und somit den natürlichen Verlauf der Grunderkrankung darstellt, oder ob G-CSF einen zusätzlichen Einfluss auf die maligne Transformation ausübt, beispielsweise durch den Wachstumsvorteil eines malignen Klons unter G-CSF.

Die statistische Auswertung von Langzeitverläufen bei 374 Patienten (1987 bis 2000) unter G-CSF-Langzeittherapie durch das Internationale SCN-Register (SCNIR) identifizierte erstmals das statistische Leukämierisiko dieser Patientengruppe (Rosenberg et al. 2005). Das Leukämierisiko stieg mit der Behandlungsdauer signifikant an, von 2,9%/Jahr nach 6 Jahren auf 8,0%/Jahr nach 12 Jahren unter G-CSF-Therapie. Nach 10 Jahren lag die kumulative Inzidenz bei 21% für MDS/AML. Interessanterweise zeigte sich auch ein Einfluss der G-CSF-Dosis auf die Leukämiehäufigkeit. Es erhielten 22% der Patienten G-CSF-Dosen oberhalb der Mediandosis (8 µg/kg/Tag). Damit wurde ein Neutrophilenanstieg erzielt, der unterhalb des medianen Neutrophilenwertes lag (medianer Neutrophilenwert 2188 Zellen/µl nach 6–18 Monaten Behandlung). Bei diesen weniger gut ansprechenden Patienten war die kumulative Inzidenz von Leukämien am höchsten: nach 10 Jahren entwickelten 40% der Patienten ein MDS/AML verglichen mit 11% der besser ansprechenden Patienten, deren Neutrophilenwerte oberhalb des Medians mit geringeren G-CSF-Dosen (unterhalb des Dosismedians) lagen. Vergleichbare Daten wurden auch von der französischen Neutropenie-Studiengruppe veröffentlicht.

Die exakte Diagnosestellung und Kenntnis von Risikofaktoren und Langzeitprognose ist für die adäquate Therapie und Aufklärung des Patienten von größter Bedeutung. Bei seltenen Erkrankungen sind aussagefähige und statistisch fundierte Daten nur durch Langzeitdokumentation im Zusammenschluss europäischer oder internationaler Netzwerke zu erhalten. Die Langzeitförderung dieser Datenbanken ist daher unablässlich. Ein weiteres Beispiel für die Nutzung dieser Datenbanken ist die Identifikation von Indexfamilien bei der Suche nach neuen genetischen Defekten.

Neue molekularbiologische Techniken und die Grundlagenforschung in den letzten Jahren haben gerade bei diesen seltenen Erkrankungen neue Einblicke in die Mechanismen der Erkrankungsentstehung eröffnet. Derzeitiger Forschungsschwerpunkt der Arbeitsgruppe in Hannover ist neben der Detektion genetischer Ursachen für bislang unbekannte Gendefekte die Aufklärung von Faktoren, die eine maligne Transformation bei Neutropeniepatienten hervorrufen.

13.4 Genetische Grundlagen

Bereits 1999 fanden Horwitz und Dale aus Seattle Mutationen im Gen der Neutrophilen-Elastase (ELA2) mit Hilfe von Kopplungsanalysen bei Patienten mit zyklischer Neutropenie, bei der es in einem regelmäßigen 21-Tage-Intervall zu einem Abfall der Granulozytenwerte mit nachfolgendem Anstieg kommt. Diese über nahezu alle Genabschnitte verstreuten Mutationen sind bei der Mehrzahl der Patienten mit zyklischer Neutropenie und bei etwa 50% der Patienten mit kongenitaler Neutropenie nachzuweisen. Familienuntersuchungen zeigten, dass es sich hierbei um eine autosomal dominante Vererbung oder ein spontanes Auftreten der heterozygoten Mutationen handelt. Im Gegensatz dazu konnten Elastase-Mutationen nicht bei Familien mit Verwandtenehen zwischen Cousins 1. oder 2. Grades gefunden werden. Durch eine genaue klinische Charakterisierung betroffener Patienten im Europäischen Neutropenie-Register war es möglich, Familien mit rezessivem Erbgang für eine erneute Kopplungsanalyse zu identifizieren. So konnte erst kürzlich durch erneute Kopplungsanalysen von Familien mit kurdischer Ethnizität das Gen für die autosomal rezessiv vererbte Form der kongenitalen Neutropenie identifiziert werden. Die von Klein und Welte aus Hannover gefundenen homozygoten Mutationen im Hax1-Gen ließen sich interessanterweise auch bei den verbliebenen Patienten des von Rolf Kostmann beschriebenen schwedischen Familienstammbaums nachweisen (Klein et al. 2007).

Mit der Aufklärung genetischer Defekte ist die Erforschung der seltenen Erkrankungen jedoch bei weitem nicht abgeschlossen. Erst jetzt kann gezielt nach charakteristischen klinischen Merkmalen und Besonderheiten der genetischen Untergruppen gesucht werden. Eine solche Genotyp-Phänotyp-Analyse benötigt jedoch erneut die Kooperation von Patienten, klinischen Experten und Wissenschaftlern in einem Netzwerk, das über die nationalen Grenzen hinaus tätig ist und in der Lage ist, die Datensammlung und Gewinnung von biologischem Material den jeweils neuen Erkenntnissen umgehend anzupassen.

Literatur

Aprikyan AA, Liles WC, Boxer LA, Dale DC. Mutant elastase in pathogenesis of cyclic and se-vere congenital neutropenia. J Pediatr Hematol Oncol 24(9):784–786. Review, 2002

Bonilla M, Gillio A, Ruggeiro M, et al.: Effects of recombinant human granulocyte colony-stimulating factor on neutropenia in patients with congenital agranulocytosis. N Engl J Med 320:1574–1580, 1989

Bonilla M, Dale D, Zeidler C, et al.: Long-term safety of treatment with recombinant human granulocyte colony-stimulating factor (r-metHuG-CSF) in patients with severe congential neu-tropenias. Br J Hematol 88:723–730, 1994

Donadieu J, Leblanc T, Meunier B B, Barkaoui M, Fenneteau O, Bertrand Y, Maier-Redelsperger M, Micheau M, Stephan J L, Phillipe N, Bordigoni P, Badin-Boilletot A, Bensaid P, Manel A M, Vilmer E, Thuret I, Blanche S, Gluckman E, Fischer A, Mechinaud F, Joly B, Lamy T, Hermine O, Cassinat B, Bellanné-Chantelot and Christine Chomienne on behalf of the French Severe Chronic Neutropenia study group: Analysis of risk factors for myelodyspla-sia/leukemia and infectious death among patients with congenital neutropenia: experience of the French Severe Chronic Neutropenia Study Group. Haematologica. 90(1):45–53, 2005

Dale D, Bonilla M, Davis M, et al.: A randomized controlled phase III trial of recombinant hu-man granulocyte colony-stimulating factor (Filgrastim) for treatment of severe chronic neutro-penia. Blood 81:2496–2502, 1993

Dale DC, Person RE, Bolyard AA, et al.: Mutations in the gene encoding neutrophil elastase in congenital and cyclic neutropenia. Blood 96:2317–22, 2000

Dong F, Russel KB, Tidow N, et al.: Mutations in the gene for the granulocyte-colony stimulat-ing factor receptor in patients with acute myeloid leukemia preceded by severe congenital neutropenia. N Engl J Med 333:487–493, 1995

Germeshausen M, Ballmaier M, Welte K: Incidence of CSF3R mutations in severe congenital neutropenia and relevance for leukemogenesis: Results of a long-term survey. Blood 109(1):93–99, 2007. Epub 2006 Sep 19

Gilman P, Jackson D, Guild H: Congenital agranulocytosis: prolonged survival and terminal acute leukemia. Blood 36:576–585, 1970

Horwitz, M., K.F. Benson, R.E. Person, et al.: Mutations in ELA2, encoding neutrophil elastase, define a 21-day biological clock in cyclic haematopoesis. Nature genetics 23:433–436, 199911

Klein C, Grudzien M, Appaswamy G, Germeshausen M, Sandrock I, Schaffer AA, Rathinam C, Boztug K, Schwinzer B, Rezaei N, Bohn G, Melin M, Carlsson G, Fadeel B, Dahl N, Palmblad J, Henter JI, Zeidler C, Grimbacher B, Welte K: HAX1 deficiency causes autosomal recessive severe congenital neutropenia (Kostmann disease). Nat Genet. 39(1):86–92, 2007

Kostmann R: Infantile genetic agranulocytosis. Acta Pediatr Scand 45:1–78, 1956

Kostmann R: Infantile genetic agranulocytosis: a review with presentation of ten new cases. Acta Pediatr Scand 64,362–368, 1975

Rappeport J, Parkman R, Newburger P, Camitta B, Chusid M: Correction of infantile agranu-locytosis (Kostmann's syndrome) by allogeneic bone marrow transplantation. Am J Med 68, 605–609, 1980

Rosen R, Kang S: Congenital agranulocytosis terminating in acute myelomonocytic leukemia. J Pediatr 94:406–408, 1979

Rosenberg PS, Alter BP, Bolyard AA et al.: The incidence of leukemia and mortality from sep-sis in patients with severe congenital neutropenia receiving long-term G-CSF therapy. Blood 2005

Skokowa J, Cario G, Uenalan M, Schambach A, Germeshausen M, Battmer K, Zeidler C, Lehmann U, Eder M, Baum C, Grosschedl R, Stanulla M, Scherr M, Welte K: LEF-1 is crucial for neutrophil granulocytopoiesis and its expressi-on is severely reduced in congenital neutro-penia. Nat Med. 12(10):1191–1197, 2006

Souza L, Boone T, Gabrilove J, et al.: Recombinant human granulocyte colony-stimulating fac-tor: effects on normal and leukemic myeloid cells. Science 232:61–65, 1986

Welte K, Zeidler C, Reiter A, et al.: Differential effects of granulocyte-macrophage colony-stimulating factor and granulocyte colony-stimulating factor in children with severe congenital neutropenia. Blood 75:1056–1063, 1990

Welte K, Zeidler C, Dale DC: Severe congenital neutropenia. Semin Hematol.43(3):189–195, 2006

Zeidler C, Vogel R, Wyres M, et al.: Beneficial effects of stem cell factor (SCF) in children with severe congenital neutropenias refractory to G-CSF. Blood 92:380a, 1998 (abstract)

Zeidler C, Welte K, Barak Y, et al.: Stem cell transplantation in patients with severe congenital neutropenia without evidence of leukemic transformation. Blood 95:1195–1198, 2000

Zeidler C, Boxer L, Dale DC, et al.: Management of Kostmann syndrome in the G-CSF era. Br J Haematol 109:490–495

13

Der ältere Patient

G. F. Kolb

14.1   Einleitung

Die Anzahl älterer Tumorpatienten nimmt in Deutschland entsprechend der demografischen Entwicklung der Gesamtbevölkerung eindeutig zu. Bis vor kurzem haben ältere Tumorpatienten nicht im gleichen Ausmaß wie jüngere Patienten von den aktuellen Entwicklungen der medikamentösen Tumortherapie profitiert. Das lag zum einen daran, dass Risiken und mögliche Erfolge einer Chemotherapie in dieser Altergruppe nur wenig untersucht waren, und zum anderen, dass höheres Lebensalter, eingeschränkter Allgemeinzustand oder Komorbidität häufig Ausschlusskriterien klinischer Studien darstellten. Interdisziplinäre Zusammenarbeit auf dem Gebiet der »Geriatrischen Onkologie« hat zur Erarbeitung von Therapieempfehlungen zur Tumortherapie bei älteren Patienten geführt, sowie die klinisch-wissenschaftliche Auseinandersetzung mit den Besonderheiten der Tumortherapie im höheren Lebensalter stimuliert (Balducci 2001, Kolb 2002).

Die interdisziplinäre Arbeitsgruppe »Geriatrische Onkologie« der Deutschen Gesellschaft für Geriatrie und der Deutschen Gesellschaft für Hämatologie und Onkologie hat in einer Reihe von Übersichtsarbeiten zu einzelnen Tumorentitäten, sowie zu Aspekten der Supportivtherapie, insbesondere dem Einsatz hämatopoetischer Wachstumsfaktoren, den derzeitigen Stand der klinisch-wissenschaftlichen Forschung zusammengefasst und Therapieempfehlungen ausgesprochen (Honecker 2001, Bokemeyer 2002, Genvrese 2002, Wedding 2003).

14.2   Chemotherapie und Toxizität bei älteren Tumorpatienten

In vielen Fällen wird bei älteren Tumorpatienten aufgrund physiologischer, kognitiver, emotionaler und sozioökonomischer Veränderungen auf die Durchführung einer zytostatischen Therapie verzichtet. So weisen viele Chemotherapeutika eine geringe therapeutische Breite auf, und es kann bei einer Verminderung der hepatischen und renalen Clearance zu einer gefährlichen Kumulation der Substanzen oder ihrer Metaboliten kommen. Altersbedingte Änderungen pharmakokinetischer Parameter können somit bei der Wahl der Arzneimitteldosis bedeutsam werden (Bokemeyer et al. 1998, Balducci 2000, Lichtman 2000). Ältere Patienten können unter einer Chemotherapie eine signifikante Verschlechterung ihres Allgemeinzustands, der Bewältigung instrumenteller Aktivitäten des täglichen Lebens (und somit ihrer Abhängigkeit) sowie ihrer Gemütslage erfahren, insbesondere wenn es zum Auftreten schwerer Toxizitäten kommt. Auf der anderen Seite erleben ältere Patienten, die eine effektive Therapie erhalten und keine schweren Nebenwirkungen erleiden, eine messbare Verbesserung ihres Allgemeinzustands (Chen 2003). Daten, die bei älteren NHL-Patienten erhoben wurden, weisen sogar darauf hin, dass ein vergleichbarer Überlebenszeitgewinn wie bei jüngeren Patienten erreichbar ist, wenn eine wirksame, also adäquat dosierte Chemotherapie durchgeführt wird. Eine unnötige Reduktion von Zytostatika-Dosierungen allein aufgrund des Alters verschlechterte in dieser Studie das Behandlungsergebnis signifikant (Lee 2003).

Im fortgeschrittenen Alter ist somit eine sorgfältige Nutzen-Risiko-Abwägung besonders wichtig (Extermann 2002). Eine optimierte Tumortherapie beginnt bereits bei der Auswahl der in Frage kommenden Substanz(en) unter Berücksichtigung der individuellen Risikosituation des Patienten. Weitere Komponenten einer auf Patientensicherheit bedachten Therapie sind ein intensiviertes Monitoring von Patienten mit erhöhtem Toxizitätsrisiko und Maßnahmen, um eine adäquate Begleittherapie sowie eine frühzeitige Detektion von schwerwiegender

◻ Tab. 14.1. Möglichkeiten zur supportiven Therapie und der frühen Detektion von Toxizitäten bei der Chemotherapie älterer Patienten

Organsystem	Supportive Maßnahmen und Monitoring
Nieren	– Regelmäßige Bestimmung der glomerulären Filtrationsrate (GFR) – Sicherstellung der Diurese durch Hyperhydratation und Flüssigkeitsbilanzierung – Vermeidung der gleichzeitigen Gabe nephrotoxischer Substanzen unter Chemotherapie (cave: nichtsteroidale Antiphlogistika!) – Nephroprotektion mit Theophyllin oder Amifostin, insbesondere bei platinhaltiger Therapie
Herz	– Echokardiographische Bestimmung der linksventrikulären Auswurffraktion, eventuell Bestimmung von Troponin vor und unter Anthrazyklintherapie – Verlängerte Infusionsdauer von Anthrazyklinen – Beachtung der kumulativen Gesamtdosis – Einsatz liposomaler Anthrazykline – Organprotektive Pharmaka (Dexrazoxan) zur Prävention der Anthrazyklin-induzierten Kardiomyopathie
Gastrointestinaltrakt	– Beachtung von Therapiekontrollen mit geringerem Toxizitätsprofil: z. B. Dauerinfusion statt Bolusgabe von 5-FU, dreiwöchentliche statt wöchentlicher Gabe von Irinotecan – Monitoring der Stuhlfrequenz, Einsatz von Loperamid in der Frühphase bei Irinotecan-induzierter Diarrhö, aggressiver Ausgleich von Wasserhaushalts- und Elektrolytstörungen bei schwerer Diarrhö – Mukositisprophylaxe mit Eiswürfeln bei 5-FU Bolusgaben, penible orale Hygiene und topischer Einsatz von Antimykotika – Möglicherweise intravenöser Einsatz von Keratinozyten-Wachstumsfaktor bei 5-FU induzierter Mukositis
Nervensystem	– Klinische Untersuchung auf Anzeichen einer zunehmenden Polyneuropathie vor und während einer potentiell neurotoxischen Therapie und frühes Aussetzen bei Anzeichen von Neurotoxizität – Limitierung der Gesamtdosis von Vincristin auf 2 mg absolut alle 14 Tage, Verlängerung der Applikationsdauer von Vincaalkaoiden – Ileusprophylaxe bei Neigung zu Vincaalkaoid-induzierter Obstipation – Versuch einer Prophylaxe mit Amifostin bei platinhaltiger Therapie

Toxizität sicherzustellen (◻ Tab. 14.1). Aus diesen Gründen gehört die Tumortherapie älterer Patienten in die Hände eines speziell geschulten Personals mit Erfahrung im Umgang mit diesen Behandlungen, die zum Teil unversehens letale Risiken bergen können. So muss bei älteren Patienten mit einer höheren Inzidenz folgender Toxizitäten unter Chemotherapie gerechnet werden:

- Schleimhauttoxizität (Mukositis und Diarrhö),
- Kardiotoxizität,
- Neurotoxizität,
- Myelosuppression und
- schwere Infektionen.

In den aktuellen EORTC-Leitlinien zum Einsatz von G-CSF ist ein erhöhtes Patientenalter ≥65 Jahre als Risikofaktor für das Auftreten von febriler Neutropenie aufgeführt, dem besondere Bedeutung zukommt (Aapro 2006).

Als Ursache hierfür werden verschiedene Mechanismen diskutiert:
- Abnahme des Stammzell-Pools, aus dem eine Regeneration insbesondere schnell proliferierender Gewebe erfolgt,
- reduzierte Verstoffwechselung und Ausscheidung zytotoxischer Substanzen,
- verringerte Reparaturmechanismen nach Zellschädigung,
- kritische Reduktion des funktionellen Gewebes, potentiell mit der Folge, dass zusätzliche Zellschädigung zu Organversagen führen kann.

14.3   Veränderungen biologischer Funktionen im Alter

Eine Übersicht über eine Reihe von biologischen Veränderungen im Alter bietet ◘ Tab. 14.2. Diese können mit einer großen interindividuellen Variabilität bei älteren Menschen angetroffen werden und haben bei starker Ausprägung Konsequenzen für eine medikamentöse Tumortherapie. Mit zunehmendem Alter kommt es u. a. zu einer Einschränkung der Organfunktionen von Nieren (Abnahme der GFR), Leber (Abnahme der Phase-I-Stoffwechselvorgänge und verminderter hepatischer Blutfluss), Lunge (Abnahme der Elastizität und der Gasaustauschfläche), Herz (Verlust an kardialem Muskelgewebe) und Knochenmark (abnehmende Plastizität und reduzierte Kompensationsfähigkeit in Situationen erhöhten Bedarfs wie unter einer Chemotherapie). Möglicherweise aufgrund einer reduzierten Regenerationsfähigkeit und Aktivität der neutrophilen Granulozyten sowie einer eingeschränkten Lymphozytenfunktion ist außerdem eine Abnahme der Infektabwehr im Alter postuliert worden. Diese können neben der bei älteren Patienten gehäuft auftretenden Myelosuppression ein Grund für septische Komplikationen in der Neutropenie sein.

14.4   Myelotoxizität und Granulozytenfunktion im Alter – Der Einsatz von myelopoetischen Wachstumsfaktoren

Ein besonderes Problem im Alter ist die Hämatotoxizität vieler antitumoröser Therapien. Die Veränderungen oder Nichtveränderungen, die das hämatopoetische Organ im Laufe des Alterns aufweist, sind seit längerem Gegenstand einer kontrovers geführten Debatte (Lipschitz 1986). Es fällt auf, dass die Zahl aplastischer und dysplastischer Störungen exponentiell mit dem Alter anwächst. Dabei liegt der eigentliche Anstieg deutlich jenseits des 75. Lebensjahres. Das funktionelle Knochenmarkgewebe, das sog. Stroma, erfährt im Alter einen deutlichen Umbau mit Vermehrung von Fasern und Fettmarksanteilen. Die Zahl der hämatopoetischen Stammzellen hingegen fällt gegenüber den jüngeren Individuen zunächst nicht signifikant ab. Gleichwohl lässt die Kompensationsfähigkeit gegenüber »hämatopoetischem Stress« nach, insbesondere wenn dieser Stress anhaltend oder repetitiv auftritt (Rothstein 1993). Wir wissen heute, dass hämatopoetischer Stress im Sinne einer Sepsisepisode, aber auch im Rahmen einer Chemotherapie, zunächst auf eine gegenüber Jüngeren nicht verminderte Anzahl von pluripotenten hämatopoetischen Stammzellen (PHSC) trifft. Wir wissen aber auch, dass Sepsisepisoden und auch Chemotherapie die Zahl der funktionellen Stammzellen bei den Älteren mindern (Lipschitz 1995).

Granulozytenzahl und Granulozytenfunktion spielen eine zentrale Rolle sowohl hinsichtlich des Erfolgs als auch der Komplikationsträchtigkeit einer zytoreduktiven Tumortherapie. Daher ist die Frage wichtig, ob altersbedingte Veränderungen existieren und ob sie entsprechend kompensiert werden können. Betrachtet man die Reaktion des Knochenmarks auf »hämato-

◼ **Tab. 14.2.** Veränderungen körperlicher Funktionen im Alter mit möglicher Relevanz bei Durchführung einer Chemotherapie

Parameter	Veränderung beim alten Patienten	Auswirkungen für eine zytostatische Therapie
Renale Funktion	Abnahme der Anzahl funktioneller Nephrone, glomeruläre Filtrationsrate geht zurück	Verlängerte Halbwertszeit und Gefahr der Akkumulation renal eliminierter Substanzen
Leberfunktion	Reduzierter hepatischer Blutfluss, quantitativ verminderte Phase-I-Reaktion der Metabolisierung von Substanzen	Nur bei ausgeprägter Leberfunktionsstörung unmittelbare Auswirkungen auf Zytostatikagabe
Lungenfunktion	Abnahme der Lungenkapazität aufgrund Abnahme von Elastizität und Gasaustauschfläche der Lunge	Gefahr einer kritischen Lungenschädigung durch potentiell pulmotoxische Zytostatika
Herzfunktion	Herabgesetzte Überleitungsgeschwindigkeit der Reizleitung, Abnahme der Myozytenzahl, Lipidablagerungen intermyokardial und in Arterien	Erhöhte Ischämiegefahr und gesteigertes Risiko einer Kardiomyopathie durch potentiell kardiotoxische Zytostatika
Knochenmark	Verringerte Plastizität der Blutbildung, Abnahme der hämatopoetischen Reservekapazität	Potentiell schwere Neutro- oder Thrombopenie, höheres Anämierisiko unter Chemotherapie
Immunsystem	Abnahme der zellulären und humoralen Immunantwort, reduzierte Aktivität von Granulozyten	Erhöhtes Infektrisiko unter Chemotherapie
Gastrointestinaltrakt	Reduktion der intestinalen Mukosaoberfläche, reduzierte Regenerationsfähigkeit der Mukosa nach Schädigung	Verringerte orale Bioverfügbarkeit bestimmter Pharmaka, höheres Risiko für Schleimhauttoxizität (Diarrhö, Obstipation)
Fettanteil	Zunahme des Fettanteils an der Gesamtkörpermasse	Verlängerte Halbwertszeit und Gefahr der Akkumulation lipophiler Substanzen aufgrund des größeren Verteilungsvolumens
Gesamtkörperwasser	Abnahme des Gesamtkörperwassers	Abnahme des Verteilungsvolumens hydrophiler Wirkstoffe
Serumalbumin	Abnahme der Serumalbuminkonzentration	Zunahme frei verfügbarer Zytostatika mit hoher Plasmaeiweißbildung

poetischen Stress« wie etwa eine Sepsis oder jede ausgeprägte zytoreduktive Chemotherapie, so findet man bei den Älteren im Vergleich zu den Jüngeren eine reduzierte Stammzellenzahl (Lippschitz 1995). Diese Veränderungen sind etwa ab dem 70. Lebensjahr relevant und somit Ausdruck einer verminderten Kompensationsfähigkeit zum Ausgleich solcher Stresszustände.

Daneben finden sich aber auch Störungen der eigentlichen Granulozytenfunktion, i. e. Phagozytose und Bakterizidie, oxidativer Metabolismus und intrazelluläre Kalziumkonzentration sowie Hexosemonophosphatshunt, aber auch Chemotaxis und Chemokinese. In jüngsten

Untersuchungen konnte gezeigt werden, dass sich die Phagozytose, aber auch der Hexosemonophospattransport signifikant in Abhängigkeit vom Lebensalter verändern, d. h. im Alter reduziert sind. So haben die Granulozyten eines 80-jährigen Menschen nunmehr etwa die Hälfte der phagozytischen Kompetenz wie die eines jugendlichen, etwa 20-jährigen Menschen (Wenisch 2000). Der intrazelluläre Kalziumgehalt, von dem ein negativer Effekt auf die phagozytische Aktivität bekannt ist, steigt hingegen in Abhängigkeit vom Lebensalter kontinuierlich an. Andere Funktionen wie die Chemotaxis zeigen ebenfalls eine Altersabhängigkeit, jedoch mit geringerer statistischer Signifikanz. Ähnliches gilt für die Bakterizidie (i. e. »bacterial killing«). Die geschilderten Veränderungen zeigen durchaus Parallelen zu Befunden, wie man sie in früheren Untersuchungen bei Patienten mit Diabetes mellitus und/oder chronischer Niereninsuffizienz unter Hämodialysebehandlung messen konnte (Kolb 1993). Die klinische Relevanz dieser Ex-vivo-Daten, d. h. im Sinne einer zunehmenden Sepsisgefährdung während einer Chemotherapie, ist bislang nicht bewiesen, aber Evidenz-trächtig, zumal speziell im Fall der chronischen Hämodialyse bekannt ist, dass repetitive Stimulation kompromittierter Granulozyten sowohl mit akuten Komplikationen im Sinne einer »Schocklunge« (Kolb 1991, Kolb 1996) u. a. als auch mit einem schlechten klinischen Ausgang korreliert sind. Es ist daher überlegenwert, ob neben den proliferationsfördernden, auch die funktionsstimulierenden Eigenschaften von Wachstumsfaktoren im Fall der älteren Patienten wirken.

Neben den beschriebenen biologischen Mechanismen, die bei älteren Tumorpatienten eine erhöhte Toxizität myelosuppressiver Chemotherapie bedingen, existieren jedoch auch Daten, dass in diesem Patientenkollektiv durchaus intensive Regime durchführbar sind. So berichten Loibl et al., dass eine taxanhaltige Chemotherapie, einschließlich dosisdichte Regime mit 2-wöchigem Intervall bei älteren Patienten mit Mammakarzinom durchführbar war ohne wesentliche Toxizitätsunterschiede im Vergleich zu jüngeren Patienten (Loibl 2006).

Die Wirksamkeit von G-CSF bzw. Pegfilgrastim bei älteren Patienten mit soliden oder hämatologischen Malignomen ist durch mehrere Studien belegt und kann wesentlich dazu beitragen, dass wirksame Chemotherapie-Protokolle auch bei fortgeschrittenem Patientenalter anwendbar sind (Repetto 2003, Ershler 2005).

Für die Praxis: Ältere bedürfen dringender der Supportion mit Wachstumsfaktoren als Jüngere, da ihr Knochenmark eine verminderte Reserve an stimulierbaren Stammzellen aufweist (Chatta 1994). Insgesamt resultiert für Patienten ab dem 70./75. Lebensjahr die Empfehlung, zumindest in den ersten beiden Zyklen Chemotherapeutika vorsichtig zu dosieren. Insbesondere bei einer mehrzyklischen und kombinierten Zytostatikabehandlung gilt der Grundsatz: »start low, go slow«; anders ausgedrückt ist es die Aufforderung zur Nadir-adaptierten Chemotherapie.

Zusammengefasst: Granulozytenzahl und Granulozytenfunktion spielen eine zentrale Rolle sowohl hinsichtlich des Erfolges als auch der Komplikationsträchtigkeit einer zytoreduktiven Tumortherapie. Diese Veränderungen sind etwa ab dem 65. Lebensjahr relevant und somit Ausdruck einer verminderten Kompensationsfähigkeit zum Ausgleich hämatologischer Stresszustände. Von Wichtigkeit ist daher die Frage, ob sie entsprechend kompensiert werden können.

14.5   Resultierende Therapieempfehlung

Die aktuellen Leitlinien von EORTC und ASCO empfehlen den prophylaktischen Einsatz von Granulozyten-stimulierenden Wachstumsfaktoren bei Patienten mit einem Risiko für febrile Neutropenie von mind. 20%. Beide Leitlinien deuten ausdrücklich darauf hin, dass fortgeschrittenes Alter ein wichtiger und mit hoher Evidenz nachgewiesener Risikofaktor für neutropenische Komplikationen myelosuppressiver Chemotherapie ist (Aapro, Smith 2006).

14.6   Wer soll die geriatrischen Tumorpatienten behandeln?

Die Zusammenarbeit zwischen Onkologen und Geriatern ist bislang völlig unterentwickelt. Dabei ist aus US-amerikanischen Untersuchungen bekannt, dass ein interdisziplinäres Training beider Fachgruppen die rechtzeitige Diagnosestellung, die Therapieentscheidung und den Behandlungserfolg nachhaltig beeinflussen (Grilli 1998, Kennedy 1997, Kleeberg 1998). Interdisziplinarität und Wissenstransfer von Geriatrie zur Onkologie und vice versa sind gefragt (Reuben 1997). Trotz erster Ansätze für ein derartiges, standardisiertes geriatrisch-onkologisches Training (Cohen 1997) bleibt festzustellen, dass die klassische Onkologie sich nur viel zu selten mit geriatrischen Tumorpatienten beschäftigt. Die Gründe hierfür sind vielfältiger Natur. Jedenfalls ist die systematische Erarbeitung von Therapiestandards anhand klinischer Studien bei jüngeren Patienten Routine, bei älteren jedoch die rare Ausnahme. Im Endergebnis führt die mangelhafte Datenlage, die aus der weitgehenden Unterrepräsentanz von älteren Tumorpatienten in klinischen Studien herrührt, dazu, dass es keine für höhere Lebensalter spezifische Diagnose- und Behandlungsstandards gibt.

Aus diesem Grunde hat sich eine interdisziplinäre Arbeitsgruppe* aus den Bereichen Onkologie und Geriatrie formiert, die seit Ende 1999 offiziell durch die beiden wissenschaftlichen Gesellschaften, Deutsche Gesellschaft für Geriatrie und Deutsche Gesellschaft für Hämatologie und Onkologie, autorisiert wurden.

Selbstgesetzte Aufgaben dieser Arbeitsgruppe sind: Sichtung und Auswertung der aktuellen Datenlage hinsichtlich Aussagefähigkeit bezüglich älterer Krebspatienten (Bokemeyer 1998, Lipp 2000, Kolb 2000, Honecker 2001) und daraus abgeleitet die Feststellung von Defiziten und eine aktuelle Darlegung des klinischen Forschungsbedarfs. In Zusammenarbeit mit der deutschen Krebsgesellschaft ist es die Formulierung von Empfehlungen für die zukünftige Ausgestaltung klinisch-onkologischer Studien durch Aufnahme einer ausreichenden Zahl von älteren Patienten, wann immer es möglich ist, und die Ausrichtung des Studiendesigns auf die Situation der alten Tumorpatienten; des Weiteren die Empfehlung zur Anwendung validierter geriatrischer Assessmentinstrumente in der Routinesituation der Behandlung und in der Studiensituation (Friedrich 2003). Weitere wichtige Aufgaben sind die Information und Weiterbildung, speziell auch der jungen, nachrückenden Ärztegeneration (Wilsede 2001).

Es bleibt zu hoffen, dass der geriatrisch-onkologisch erfahrene Arzt, der zurzeit einer in Deutschland ausgesprochen seltenen Spezies angehört, in Zukunft häufiger anzutreffen sein wird. Bislang allerdings werden ältere Tumorpatienten oftmals immer noch zögerlich und inadäquat diagnostiziert und therapiert. Behandlungsversuche im Alter fallen schlechter aus, als sie es unter günstigen Bedingungen müssten. Die defizitäre Situation und der daraus resultierende Auftrag sind hingegen klar.

---

* Mitglieder der Arbeitsgruppe Geriatrische Onkologie DGG/DGHO sind: C. Bokemeyer, Hamburg; T. Beinert, Wartenberg; C. Friedrich, Bochum; M. Freund, Rostock; M. Görner, Bielefeld; M. Graubner, Schotten; K.P. Hellriegel, Berlin; F. Honecker, Hamburg; K.-M. Koeppen, Berlin; G. Kolb, Lingen (Ems); J. Meran, Wien; H.-G. Mergenthaler, Stuttgart; L. Pientka, Bochum; H. Schmidt, Hameln; S. Schmitz, Köln; Schröder M, Duisburg; E. Spät-Schwalbe, Berlin; R. Stauder, Innsbruck; U. Wedding, Jena; G. Wendt, Jena

Wollen wir erfolgreiche Sachwalter unserer älteren Tumorpatienten sein, so müssen wir die Datenlage zur Wirksamkeit und Effektivität der Tumorbehandlung älterer Patienten verbessern. Dies wird in Zukunft der beste Schutz vor einem scheinbar gesundheits-ökonomisch, in Wirklichkeit aber monetär begründeten ethischen Utilarismus (Bailes 1997, Jorke 1998) sein. Der beste Weg, hin zu einer gesundheitspolitisch und ethisch gleichermaßen vertretbaren Behandlung älterer Tumorpatienten, führt deshalb unabdingbar über kontrollierte prospektive Studien zur Wirksamkeit und Effizienz der Diagnose- und Behandlungsmaßnahmen beim älteren Tumorpatienten.

Literatur

Aapro MS, Cameron DA, Pettengell R, Bohlius J, Crawford J, Ellis M, Kearney N, Lyman GH, Tjan-Heijnen VC, Walewski J, Weber DC, Zielinski C, European Organisation for Research and Treatment of Cancer (EORTC) Granulocyte Colony-Stimulating Factor (G-CSF) Guidelines Working Party (2006) EORTC guidelines for the use of granulocyte-colony stimulating factor to reduce the incidence of chemotherapy-induced febrile neutropenia in adult patients with lymphomas and solid tumours. Eur J Cancer 42:2433–2453

Smith TJ, Khatcheressian J, Lyman GH, Ozer H, Armitage JO, Balducci Bennett CL, Cantor SB, Crawford J, Cross SJ, Demetri G, Desch CE, Pizzo PA, Schiffer CA, Schwartzberg L, Somerfield MR, Somlo G, Wade JC, Wade JL, Winn RJ, Wozniak AJ, Wolff AC (2006) J Clin Oncol 24:3187–3205

Bailes JS (1997) Health care economics of cancer in the elderly. Cancer 80: 1348–1350

Balducci L, Corcoran MB (2000). Antineoplastic chemotherapy of the older cancer patient. Hematol Oncol Clin Noth Am 14:193–212

Balducci L (2000) Geriatric oncology: challenges for the new century. Euro J of Can 36: 1741–1754

Balducci L (2000) The assessment of the older cancer patient. Schwerpunktheft Geriatische Onkologie. Euro J Ger 4: 168–172

Balducci L (2001) Equal benefit from equal treatment. Cancer Control 8:2–28 (Supplement)

Bokemeyer C, Lipp HP, Mayer F, Kanz L (1998) Supportive Maßnahmen bei der Chemotherapie älterer Patienten. Arzneimitteltherapie 16:140–146

Bokemeyer C, Honecker F, Wedding U, Späth-Schwalbe E, Lipp HP, Kolb G (2002) Use of hematopoietic growth factors in elderly patients receiving cytotoxic chemotherapy. Onkologie 25:32–39

Chatta GS, Price Th, Allen RC (1994) Effects of in vivo recombinant methionyl human granulocyte colony-stimulating factor on the neutrophil response and peripheral blood colony-forming cells in healthy young and elderly adult volunteers. Blood 84: 2923–2929

Chen H, Cantor A, Meyer J, Corcoran MB, Grendys E, Cavanaugh D, Antonek S, Camarata A, Haley W, Balducci L, Exterman M (2003) Can older cancer patients tolerate chemotherapy? Cancer 97:1107–1114

Cohen HJ (1997) The oncology geriatric education retreat. Commentary and conclusions. Cancer 80: 1354–1356

Ershler W, Tam J, Charu V, Ben-Jacob A, Shahin S, Green J, Dansey R, Balducci L (2005) First-Cycle Pegfilgrastim Reduces Chemotherapy-Induced Febrile Neutropenia among Older Patients with NHL Treated in Community Practice: Results from a Large, Randomized, Controlled Trial. Blood, Volume 106(11): 4286

Extermann M, Chen H, Cantor A, Corcoran MB, Meyer J, Grendys E, Cavanaugh D, Antonek S, Camarata A, Haley WE, Balducci L (2002). Predictors of tolerance to chemotherapy in older cancer patients: a prospective study. Eur J Cancer 38:1466–1473

Friedrich C, Kolb G, Wedding U, Pientka L (2003) Comprehensive Geriatric Assessment in the Elderly Cancer Patient. Onkologie 26:355–360

Genvresse I, Wedding U, Bokemeyer C, Späth-Schwalbe E (2002) Treatment of multiple myeloma in elderly patients: consensus of the Geriatric Oncology Working Group of the German Society of Hematologic Oncology and the German Society of Geriatrics. Onkologie 24:386–390

Grilli R, Minozzi S, Tinazzi A, Labianca R, Sheldon TA, Liberati A (1998) Do specialists do it better? The impact of specialization on the processes and outcomes of care for cancer patients. Ann Oncol 9: 365–375

Honecker F, Wedding U, Kolb G, Bokemeyer C (2001) Chemotherapie des kolorektalen Karzinoms – welche Therapie ist bei älteren Menschen gerechtfertigt? Chemotherapy in colorectal cancer – which therapy is justified in elderly patients? Onkologie 24:87–94

Honecker F, Wedding U, Späth-Schwalbe E, Lipp HP, Kolb G, Bokemeyer C (2001) Einsatz hämatopoetischer Wachstumsfaktoren bei der Chemotherapie älterer Tumorpatienten. Arzneimitteltherapie 12:386–393

14

Jackson DV, Wells HB, Atkins JN (1988) Amelioration of vincristine neurotoxicity by glutamic acid. Am J Med 84: 1016–1022

Jorke D (1998) Ethische Dimension der geriatrischen Onkologie. Onkologie 4: 61–65

Kennedy BJ. (1997) Aging and cancer. Geriatric oncology – Keynote address to integrating geriatrics into oncology education. Cancer 80: 1270–1272

Kleeberg UR (1998) Ergebnisqualität in der internistischen Onkologie. Onkologe 4: 414–419

Kolb G, Nolting C, Eckle I, Müller T, Lange H, Havemann K (1991) The role of membrane contact in hemodialysis induced granulocyte activation. Nephron 57:64–68

Kolb G (1993) Granulozytäre Unverträglichkeitsreaktionen unter der Hämodialysebehandlung Fortschr Med 111: 130–131

Kolb G (1996) Pulmonale (Neben)Wirkungen extrakorporaler Therapieverfahren. Wien Klin Wochschr 108: 15–20

Kolb G (2000) Geriatrische Onkologie als Herausforderung. Euro J Ger 2: 155–162

Kolb G, Bokemeyer C (2002) Aktivitäten der AG »Geriatrische Onkologie DGG/DGHO«. Euro J Ger 4:19

Lee KW, Kim DY, Yun T, Kim DW, Kim TY, Yoon SS, Heo DS, Bang YJ, Park S, Kim BK, Kim NK (2003) Doxorubicin-based chemotherapy for diffuse large B-cell lymphoma in elderly patients: comparison of treatment outcomes between young and elderly patients and the significance of doxorubicin dosage. Cancer 15;98(12):2651–2656

Lichtman SM, Villani G (2000) Chemotherapy in the elderly: Pharmacologic considerations. Cancer Control 7:548–556

Lipp HP, Bokemeyer C (2000) Supportivtherapie in der klinischen Onkologie. Krankenhauspharmazie 21: 559–575

Lipschitz DA, Udupa KB (1986) Age and the hematopoetic system. J Am Geriatr Soc 34: 448–454

Lipschitz DA (1995) Age related decline in hematopetic reserve capacity. Semin Oncol Suppl 1, 22: 3–6

Loibl S, von Minckwitz G, Elling D, Janni W, Kaufmann M, Vescia S, Eggemann H, Harbeck N, Nekljudova V, Kuemmel S (2006) Toxicity in elderly breast cancer patients treated by a taxane based chemotherapy as adjuvant or neoadjuvant therapy for primary breast cancer. Journal of Clinical Oncology, 2006 ASCO Annual Meeting Proceedings Part I. Vol 24, No. 18S (June 20 Supplement), 2006:18509

Repetto L, Biganzoli L, Koehne CH, Luebbe AS, Soubeyran P, Tjan-Heijnen VC, Aapro MS (2003) EORTC Cancer in the Elderly Task Force guidelines for the use of colony-stimulating factors in elderly patients with cancer. Eur J Cancer 39(16):2264–2272

Reuben DB (1997) Geriatric assessment in oncology. Cancer 80: 1311–1316

Rothstein G (1993) Hematopoiesis in the aged: a model of hematopoeitic dysregulation? Blood 82: 2601–2604

Wenisch C, Patruta S, Daxböck F, Krause R, Hörl W (2000) Effect of age on human neutrophil function. J Leuk Biol 67: 40–41

Wedding U, Bokemeyer C, Meran J (2003) Elderly patients with acute myeloid leukaemia: charateristics in biology, patients, and treatment. Med Klinik 98:193–207

Wilsede Schule für Onkologie und Hämatologie (2001) 33. Seminar der Wilsede Schule 21.03.-24.03.2001. Teil I: Geriatrische Onkologie. Reader erhältlich über Prof. Dr. Illiger, Klinik für Innere Medizin II, Städt. Kliniken Oldenburg, Dr. Eden-Str. 10, 26133 Oldenburg

Gesundheitsökonomische Überlegungen zum Einsatz von hämatopoetischen Wachstumsfaktoren

U. Schuler

Im Kontext der nationalen und internationalen Diskussion über die Finanzierung des Gesundheitswesens spielen Aspekte der Bewertung einzelner Interventionen unter gesundheitsökonomischen Gesichtspunkten eine zunehmende Rolle. Eine ökonomische Betrachtung des Einsatzes von Granulopoese-stimulierenden Faktoren (CSF) muss zunächst die unterschiedlichen Indikationen der Substanzen differenzieren. Die ursprüngliche prophylaktische Anwendung bestand darin, (a) in Protokollen repetitiver Chemotherapien das Ausmaß und die Dauer einer Chemotherapie-assoziierten Neutropenie und hierdurch die Inzidenz und Schwere des neutropenischen Fiebers (febrile Neutropenie, FN) zu reduzieren. In diesem Kontext liegen in der Regel Erfahrungen mit der identischen Therapie ohne CSF vor, die eine vergleichende ökonomische Betrachtung möglich machen. Daneben werden (b) CSF verstärkt bereits in der Entwicklung von Protokollen hoher Dosisintensität (z. B. CHOP-14) eingesetzt, für die ein direkter Vergleich nicht in entsprechender Weise möglich ist, in denen vielmehr der ökonomische Aufwand und Nutzen im Vergleich zu anderen Therapiestrategien (hier z. B. R-CHOP-21) analysiert werden müsste. Ein drittes Einsatzgebiet beschränkt sich auf (c) die interventionelle Gabe von CSF bei manifester febriler Neutropenie. Eine weitere Indikation besteht (d) in der Mobilisierung von hämatopoetischen Stammzellen zum Zweck der autologen oder allogenen Transplantation. Die letztgenannte Indikation wäre ökonomisch nur komplex analysierbar, wobei die Einbeziehung von Variablen des Therapieerfolges beim Empfänger notwendig wäre.

In Hinblick auf die interventionelle Gabe (c) sei auf die Metaanalyse von Clark et al. sowie ohne weitere Diskussion der Details auf die vor kurzem publizierte ökonomische Analyse von Cosler und Mitautoren verwiesen, die für US-amerikanische Kostenverhältnisse einen betriebswirtschaftlichen Nutzen für das Krankenhaus nahe legen (Clark et al. 2005, Cosler et al. 2007). Dies ist insofern bemerkenswert, da in den Leitlinien der EORTC und ASCO die therapeutische Gabe bei bestehender afebriler Neutropenie ausdrücklich nicht empfohlen wird (Aapro et al. 2006, Smith et al. 2006). In dem Bewusstsein einer unzureichenden Datenlage gestehen die Autoren den Klinikern jedoch zu, den Einsatz bei Patienten mit hohem Risiko für infektionsassoziierten Komplikationen zu erwägen (ASCO: Erwartung einer besonders langen und tiefen Neutropenie, Alter >65 Jahre, unkontrollierte Grundkrankheit, Hypotension, invasive Pilzinfektion, Multiorganversagen).

Nachfolgende Überlegungen beziehen sich, wie die Mehrzahl bisher publizierter Arbeiten, ausschließlich auf die erstgenannte Situation (a) der prophylaktischen Gabe, die auch eine wesentliche Grundlage der Empfehlungen der Amerikanischen Gesellschaft für klinische Onkologie (ASCO, 1994) darstellten. Die damals durchgeführten ökonomischen Analysen betrachteten im Wesentlichen die unmittelbaren Kosten mit und ohne CSF und legten nahe, dass die Prophylaxe unter bestimmten Bedingungen preiswerter als eine Therapie des manifesten neutropenischen Fiebers sei.

Weitergehende Überlegungen zum Gewinn an Lebensqualität oder Lebenszeit (Qualitätsadjustierte Lebensjahre, QALY) spielten keine Rolle. In den primären Studien waren Daten in Hinblick auf das längerfristige Überleben meist nicht erfasst worden. Die Betrachtung des Zugewinns an Lebenszeit würde auch eine weitere Aufteilung in der prophylaktischen Indikation in die Subgruppen der kurativen Chemotherapie-Indikationen (primär kurativ: z. B. Lymphome, Keimzelltumoren, adjuvant: z. B. Mammakarzinom) und der rein palliativen Therapien (z. B. metastasiertes Mammakarzinom, Bronchialkarzinom) zweckmäßig erscheinen lassen, da in der zweiten Gruppe ein annehmbarer Vorteil der infektionsassoziierten Mortalität wegen der erwartbaren Progression der malignen Grunderkrankung nicht längerfristig wirksam werden kann. ◻ Tab. 15.1 stellt die Faktoren dar, die in einer ökonomischen Analyse erfasst werden können. Prinzipiell können Analysen unterschieden werden, in denen zum einen unter Bedingungen der randomisierten Studie die Kosten direkt erfasst werden, zum anderen Studien, in denen z. B. die Kosten einer FN kalkuliert und mit den in randomisierten Studien ermittelten Inzidenzen multipliziert werden.

◘ Tab. 15.1. Relevante Faktoren einer gesundheitsökonomischen Analyse von Wachstumsfaktoren

	Folge der CSF-Therapie	Kostenrelevanz/Nutzen
A	Verminderte Inzidenz und/ oder Dauer der Neutropenie	Weniger bzw. kürzere Krankenhausaufenthalte? Lebensqualität
B	Verminderte Inzidenz und/ oder Dauer der febrilen Neutropenie	Behandlungskosten: – Krankenhauskosten ohne Medikation (Personal, Diagnostik, Räume etc.) – Medikation (z. B. Antibiotika, Antimykotika, Virostatika) – Dialyse, ITS-Therapie etc. (Krankenhaus- und Kostenträgerperspektive)
		Weniger Verlust an Lebensqualität, siehe I
C	Steigerung der Dosisintensität der Chemotherapie	Höhere Therapieeffektivität mit möglichen Auswirkungen auf F
D	Reduktion der infektionsbedingten Mortalität	Bereits mit B erfasst, weitere Relevanz, wenn Auswirkungen auf E und F gegeben
E	Reduktion der Frühmortalität	Fassbarer Gewinn an qualitätsadjustierten Lebensjahren (QALY) ggf. Kosten der weiteren Behandlung
F	Reduktion der Gesamtmortalität, verbessertes langfristiges Überleben	
G	Reduzierte Arbeitsunfähigkeit	Bedeutung abhängig von Altersstruktur, Arbeitsverhältnis und Versicherungsstruktur sowie Perspektive der Analyse (Perspektive Kostenträger oder Volkswirtschaft)
H	Denkbare nachteilige indirekte Folgen und Spätfolgen	Bisher kaum erfasst, bisher nicht Gegenstand von Kostenanalysen
	Gesteigerte Thrombopenie, Anämie?	Geringe Auswirkungen auf direkte Krankenhauskosten denkbar
I	Lebensqualität – positiv: Vermeidung von FN (s. oben) – negativ: subjektive Belastung durch s.c.-Injektionen, Gliederschmerzen u.a.m.	Auch ohne Lebenszeitgewinn Einfluss auf QALY möglich durch veränderten »Utility-Faktor« in der Zeit der Therapie
J	Notwendigkeit der häuslichen Pflege	Kosten der Behandlung Indirekte gesellschaftliche Kosten Lebensqualität

15.1   Analysen der frühen 1990er Jahre

In den Empfehlungen der ASCO von 1994 wurde die Gabe von CSF aus ökonomischen Grün-den als indiziert dargestellt, wenn während der gesamten Therapiedauer einer sequentiellen Chemotherapie mit einer Wahrscheinlichkeit von >40% davon auszugehen ist, dass eine febrile Neutropenie (FN) auftritt (ASCO 1994). Bei punktuell genauerer Betrachtung bleibt fraglich, ob die Begründung dieses Schwellenwertes auf deutsche Verhältnisse übertragbar war sowohl aufgrund der im Vergleich zu Deutschland höheren Kosten der Behandlung der febrilen Neutropenie als auch der Prophylaxe mit G-CSF (Lyman et al. 1993). Eine weitere Annahme des damaligen Modells ist nicht validiert: Basierend auf lediglich 3 Studien wurde die Entscheidung an die Höhe der Inzidenz der FN im Kontrollarm angebunden und nicht an die absolute Reduktion der Inzidenz im Vergleich der beiden Strategien. Letztere wäre ökono-misch primär logischer, da sich hieraus die »number needed to treat« (NNT) ableiten lässt.

15.2   Neuere Analysen

Andere Modelle und neuere Studien gehen von wesentlich geringeren Kosten für eine FN aus, was den Nutzen einer Prophylaxe ökonomisch weniger sinnvoll erscheinen lässt. In einer prospektiv randomisierten Studie konnten Timmer-Bonte et al. den zusätzlichen Nutzen von G-CSF in der Prophylaxe während einer Chemotherapie von 4 Zyklen beim kleinzelligen Bronchialkarzinom klar etablieren (Timmer-Bonte et al. 2005), die Inzidenz der FN konnte von 32% auf 18% reduziert werden. Eine begleitende Kostenanalyse (Timmer-Bonte et al. 2006) zeigte, dass die Prophylaxe zwar nicht als kostensenkend, aber als kosteneffektiv be-zeichnet werden kann, wenn man bereit ist, für diesen Unterschied von 14% den Betrag von 3360 € pro Patient zu investieren. Über die gesamte Therapie ergaben sich Mehrkosten von etwa 5000 € für die Patienten mit G-CSF, die FN bedingten Kosten schlugen mit etwa 3300€ pro Episode zu Buche. Die Evidenz-basierte Medizin legt nahe, eine absolute Risikoreduktion unter dem Blickwinkel der »number needed to treat« (NNT) zu betrachten. Diese Darstellung zeigt, wie viele Patienten behandelt werden müssen, um ein zusätzlich positives Outcome zu erzielen. Dieses Outcome muss klar definiert sein (z. B. eine vermiedene FN, ein gewonnenes Lebensjahr). Da in oben genannter Situation von 100 hypothetisch behandelten Patienten von der Prophylaxe lediglich 14 profitieren, liegt hier die NNT bei etwa 7, um eine zusätzliche FN-freie Gesamttherapie zu erreichen. Daraus ergibt sich, dass unter Kostengesichtspunkten eine vermiedene FN etwa mit 35.000 € (=NNT*Preisdifferenz) abzuschätzen wäre. Interessant wäre die Strategie, lediglich im 1. Zyklus G-CSF einzusetzen, da hier ebenfalls eine 14%ige Differenz der Inzidenz (24 vs. 10%) bestand. Da die Kostendifferenz pro Patient aber geringer war (681 €), würde eine vermiedene FN somit lediglich mit etwa 4800 € zu Buche schlagen. Es ist zu bedenken, dass der Kostenberechnung mit NNT noch keine ökonomische Theorie zugrunde liegt. Dementsprechend fehlen eine Definition und Grenzwerte, die festlegen, ab welchem Kostenbetrag von Wirtschaftlichkeit gesprochen werden kann. Diese ökonomische Bewertung ist eine davon unabhängige gesellschaftlich-politische Entscheidung.

 Obwohl im deutschen DRG-System Kosten für unterschiedlichste Indikationen von Krankenhausaufenthalten kalkuliert werden, erlaubt dies bisher keine Abschätzung der FN-Kosten. Dies ist darin begründet, dass die Zusammenlegung der Fälle bei Infektion nach vo-rausgehender Chemotherapie uneinheitlich gehandhabt wurde. Aus diesem Grund liegen die Relativgewichte für die reine Zytopenie und die Zytopenie mit Infektion praktisch auf gleicher

Höhe, erst bei Kodierung z. B. einer Pneumonie oder Sepsis wird ein signifikanter Mehraufwand erkennbar. Die Relativgewichte der DRGs liegen aktuell (mit Ausnahme des Zustandes nach Stammzelltransplantation bzw. der Aspergillusinfektion) aber bei einer Größenordnung von 1,07–1,19, damit also einer Vergütung (multipliziert mit dem Basisfallwert) etwa in der Größenordnung der Kalkulation von Timmer-Bonte et al. von etwas über 3000 €. Sehr nahe an diesem Betrag liegt auch eine Abschätzung von Herold et al. auf Kostenbasis von 1998, die 28 deutsche Patienten mit Lymphomen analysierte. Für eine FN ergab sich ein mittlerer Mehraufwand von 3192 €, nach Geldwert von 2007 also etwa 3700 € (Herold u. Hieke 2002). Bei aller Unschärfe dieser Betrachtung wird ersichtlich, wie weit entfernt vom Punkt der Kostenneutralität sich diese Strategie einer etwa 10-tägigen G-CSF-Gabe mit Kosten von ~1600 € (Timmer-Bonte et al. 2006) auch für deutsche Verhältnisse befindet. Überschlagsmäßig wäre zur Kostenneutralität gefordert, dass auf etwa 2–3 prophylaktisch Behandelte eine vermiedene FN kommt. In diesem Zusammenhang ist zu berücksichtigen, dass frühere US-amerikanische Publikationen die Erwartungshaltung geschürt haben, dass auch in anderen Gesundheitssystemen die Gesamtbehandlungskosten durch den Einsatz von G-CSF gesenkt werden könnten. Bei neuen therapeutischen Ansätzen mit besserem Behandlungsergebnis für den Patienten sind Kostenneutralität oder gar Kostensenkung das bestmögliche gesundheitsökonomische Ergebnis, allerdings in realiter selten. In der ökonomischen Theorie und Praxis wird jedoch auch ein ausgewogenes Verhältnis zwischen entstehenden Mehrkosten und therapeutischem Zusatznutzen als wirtschaftlich bzw. kosteneffektiv angesehen.

Da eine einfache Übertragbarkeit der Wirtschaftlichkeitsanalyse aus anderen Ländern wie dargestellt nicht ohne weiteres gegeben ist, sollten in Deutschland entsprechende Projekte zur Erhebung der Kosten von febriler Neutropenie sowie zur Bewertung des wirtschaftlichen Einsatzes von G-CSF initiiert werden.

Dabei könnte auch überprüft werden, ob für unterschiedliche Therapieprotokolle ein Zusammenhang zwischen der Inzidenz der FN und den im Einzelfall resultierenden Kosten besteht. So werden z. B. kostenintensive Pilzinfektionen fast ausschließlich in Therapiesituationen mit langer Aplasie und damit hoher FN-Inzidenz beobachtet, während neuere Überlegungen zur preiswerten ambulanten FN-Therapie ausschließlich bei Protokollen üblich sind, die wegen einer zu erwartenden kürzeren Neutropeniedauer eine geringe Inzidenz an FN aufweisen. Entsprechend dieser Annahme konnten in einer epidemiologischen Studie Caggiano et al. (Caggiano et al. 2005) bei soliden Tumoren deutlich geringere Kosten für eine Hospitalisierung bei FN (<10.000 US$) als bei Leukämiepatienten dokumentiert werden. Vor diesem Hintergrund ist anzunehmen, dass eine Inzidenzreduktion von 50 auf 40% rentabler sein könnte als eine Reduktion von 20 auf 10%. Ein gegenläufiger Trend in den kalkulatorischen Überlegungen könnte dadurch entstehen, dass G-CSF bei niedriger Inzidenz der FN effektiver sein könnten. Bei Studien mit FN-Inzidenzen von 30–60% im Kontrollarm (Crawford et al. 1991, Pettengell et al. 1992, Trillet-Lenoir et al. 1993) konnte in der Regel eine Reduktion auf etwa die Hälfte erreicht werden, während in der Studie von Vogel et al. (Vogel et al. 2005) eine Reduktion von 17% auf 1% möglich war.

In anderen Untersuchungen (Cosler et al. 2004) wird suggeriert, dass durch weitere Kostensteigerungen die Tageskosten einer FN im Krankenhaus inzwischen bis auf 1675–1892 US$ angestiegen seien (Lyman et al. 1998b), was ebenfalls eine Absenkung der ökonomischen Grenz-Inzidenz auf Werte deutlich unter 40% rechtfertigen würde. Aus den bereits genannten Gründen müssten diese Kalkulationen für deutsche Verhältnisse wiederholt werden, um eine lokal glaubwürdige Entscheidungsgrundlage darzustellen. Die Analyse aus dem Moffitt Cancer Center in Tampa (Lyman et al. 1998a) arbeitet nicht mit einer patientennahen

Prozesskostenanalyse, sondern berücksichtigt z. B. sehr globale, nicht näher differenzierte indirekte Kosten von »non-revenue-generating support centers«, die fast die Hälfte der Kosten ausmachen. Ferner werden indirekte Kosten (Arbeitsausfall des Patienten 2422 US\$, Arbeitsausfall einer Pflegeperson 711 US\$, Bezahlung von Pflegepersonen 702 US\$) in einem Kollektiv von Patientinnen mit Ovarialkarzinom zur Begründung der Indikation herangezogen und damit sowohl die betriebswirtschaftliche Perspektive als auch die Perspektive des Kostenträgers verlassen und gesamtwirtschaftliche Kosten analysiert. Auch diese Annahmen sind aus zwei Gründen wenig plausibel bzw. nicht generalisierbar. Für deutsche Patienten wird wohl nur in Ausnahmefällen die Arbeitsfähigkeit zwischen Therapiezyklen vom Ausbleiben einer FN abhängen bzw. auch für US-amerikanische Verhältnisse müsste berücksichtigt werden, in welch hohem Prozentsatz Tumorpatienten sich im Rentenalter befinden.

15.3   Gewinn von QALYs unter CSF durch Verbesserung der QOL

Wenn durch eine Intervention nicht Einsparungen an anderer Stelle entstehen, die im Idealfall eine Kostenneutralität oder gar Einsparung nach sich ziehen, so müssen die aus der Intervention resultierenden Mehrkosten abgeschätzt und der daraus resultierende nichtmaterielle Nutzen objektiviert werden. In gesundheitsökonomischen Analysen wird diese orientierende Abschätzung über den Gewinn von sog. qualitätsadjustierten Lebensjahren (»qualitiy adjusted life-years«, QALY) durchgeführt. Dieser utilitaristische Ansatz ist in der ethischen Diskussion nicht unumstritten. Verschiedene Autoren haben Argumente angeführt, die die Schwächen dieser Entscheidungsgrundlage aufzeigen konnten (Schöffski u. Schumann 2007, Sulmasy 2007). Sie haben auch mögliche aber ungewollte logische Konsequenzen, etwa Therapielimitierungen z. B. bei betagten Patienten, als Probleme benannt. Ein Problem QALY-basierter Abwägungen besteht in der Begründung von Grenzwerten oder Orientierungswerten, die für den Zugewinn an einem QALY nicht überschritten werden sollten. Das britische Gesundheitssystem ist seit 1999 mit dem National Institute for Clinical Excellence (NICE) ein Vorreiter dieser Entwicklung. Obwohl ein strikter Grenzwert nicht existiert, hat NICE durch seine bisherigen Entscheidungen gezeigt, dass eine Situation, in der für ein QALY mehr als 20.000 £ (~29.000 €; 37.000 US\$) an Kosten entstehen, einer kritischeren Prüfung unterzogen werden soll. Argumente für die Innovation (».. the innovative nature of the technology, the particular features of the condition and population receiving the technology, and where appropriate the wider societal costs and benefits«) müssen besonders belastbar und stark sein, wenn die zusätzlichen Kosten 30.000 £/QALY (~43.500 €) übersteigen (Raftery 2006).

Ein Gewinn an QALYs kann sich prinzipiell in zwei Situationen ergeben. Zum einen (und dies ist in der Mehrzahl der Berechnungen von QALYs die Regel), wenn sich durch eine Therapie eine reale Lebensverlängerung ergibt. Wird diese mit der damit einhergehenden Lebensqualität bewertet, ergibt sich als Maß die sog. »utility« oder »Nutzwert«. Wenn z. B. eine Therapie massive und anhaltende Nebenwirkungen nach sich zieht, wird der resultierende Gewinn an Überlebenszeit sozusagen weniger wertvoll, ein im statistischen Mittel gewonnenes Lebensjahr reduziert sich z. B. von 1 auf 0,7 QALY. Zum anderen kann auch bei unveränderter Überlebensdauer der Gewinn an QALYs vorliegen, wenn für eine gegebene Behandlungsperiode die Lebensqualität (und damit die »utility«) deutlich steigt. Überlegungen von dieser Art vermögen bei aller Störanfälligkeit der Einzelfaktoren z. B. die Anwendung von Antiemetika durch Reduktion der Beeinträchtigung der Lebensqualität während der Phase der Übelkeit zu begründen (Lordick et al. 2007). Man könnte die Grundannahme dieser Studie paraphrasieren, dass im Mittel pro Zyklus 15 h völligen »asymptomatisch-Seins« durch Vermeidung von Übelkeit und Erbrechen gewonnen werden.

Unter explizitem Bezug auf QALYs sind Überlegungen dieser Art bisher für CSF kaum angestellt worden. Legt man die von Timmer-Bonte et al. für niederländische Verhältnisse errechneten Mehrkosten für die Gesamttherapie von etwa 5000 € zugrunde, so ist rasch ersichtlich, dass NICE-Kostenkriterien über die Verbesserung der Lebensqualität alleine kaum erreicht werden können. Die individuellen Mehrkosten liegen bei einem Sechstel (bis einem Neuntel) der NICE-Schwellenwerte, müssten also mindestens 1/9–1/6 QALY an Nutzen erbringen. Dies entspräche im individuellen Durchschnitt mindestens 40–60 Tage Zugewinn an QALYs, also je nach Bewertung des Utility-Unterschiedes zwischen fieberfreien Tagen und Tagen mit FN u. U. einem doppelt bis dreifach so großen Zeitraum der spürbaren symptomatischen Besserung. Neutropenie scheint auch ohne FN mit nachteiligen Einflüssen auf die QOL assoziiert (Fortner et al. 2006). Ob dieser Effekt allerdings durch CSF beeinflusst wird, ist derzeit nicht klar evaluiert. Aus einem nichtrandomisierten Vergleich (Martin et al. 2006) liegen Lebensqualitätsdaten für eine adjuvante TAC-Therapie (Docetaxel, Doxorubicin, Cyclophosphamid) mit und ohne G-CSF vor, die einen positiven Trend zeigen. Dieser erreicht allerdings nicht die statistische Signifikanz. Der Unterschied liegt über die Therapiezeit von 18 Wochen variierend im Mittel bei etwa 5% auf der EORTC-QLQ-C30-Skala und würde vermutlich eine Differenz in ähnlicher Größenordnung in der Utility-Bewertung nach sich ziehen. Überschlagsweise handelt es sich um eine 5%ige Besserung für etwa ein Drittel eines Jahres, was mit weniger als 10 Tagen eines QALY zu Buche schlagen würde.

15.4 Gewinn von QALYs unter CSF durch Zugewinn an Überleben

In der Mehrzahl der bisherigen Studien war ein Zugewinn an Überleben nicht signifikant dokumentierbar. Meist beschränkte sich der Effekt in Hinblick auf die Sterblichkeit auf eine Reduktion der infektionsbedingten Mortalität, nicht der Gesamtmortalität. In einer kürzlich publizierten Metaanalyse (Kuderer et al. 2007) wurde nun versucht, den Mangel vieler Studien, dass sie eine Aussage zum längerfristigen Überleben nicht anstrebten, durch die Betrachtung zumindest der Frühmortalität auszugleichen. In Studien mit Patienten mit Lymphomen und soliden Tumoren belegten die Autoren eine Reduktion der Gesamtmortalität während der jeweiligen Chemotherapiedauer um 40% (RR=0,60; 95% CI, 0,43–0,83; P <0,002). Diese Beobachtung basiert auf 13 Studien (◘ Tab. 15.2) mit 3122 Patienten, bei denen die Frühmortalität von 5,7% auf 3,4% unter CSF reduziert werden konnte. Diese absolute Reduktion von 2,3% entspricht somit einer NNT von etwa 43. ◘ Tab. 15.2 zeigt die Frühtodesraten der in der Metaanalyse ausgewerteten Einzelstudien (Kuderer et al. 2007).

Es ist schwer abzuschätzen, inwieweit sich dieser initiale Mortalitätsunterschied auf das langfristige Überleben auswirkt. Für die Definition eines Gewinns an QALYs sind bestmöglich begründete Annahmen hierzu notwendig. Vier Argumentationslinien spielen eine Rolle.

Erstens wurden die Daten zum Teil bei Patienten mit metastasierten soliden Tumoren gewonnen, bei denen ein mehrjähriges Überleben nach der nicht kurativ intendierten Chemotherapie primär wenig wahrscheinlich ist.

Zweitens zeigen Beispiele aus Einzelstudien, wie komplex die jeweiligen Verhältnisse sind. Die Studie von Fossa et al. trägt wesentlich zur Signifikanz der Metaanalyse von Kuderer in Hinblick auf die reduzierte Frühmortalität bei und zeigt einen durchaus anhaltenden, wenn auch nicht signifikanten Überlebensvorteil nach 3 Jahren von etwa 4%. Allerdings liegt bereits

◘ **Tab. 15.2.** Studien mit reduzierter Frühmortalität. (Mod. nach Kuderer et al. 2007)

	N=		Frühtodesrate				
			CSF	Kontrolle	RR	95%-CI	P
Filgrastim							
Crawford et al. 1991	199	SCLC	0,084	0,087	0,973	0,391–2,42	0,953
Pettengell et al. 1992	80	Lymphom	0,146	0,103	1,427	0,435–4,675	0,554
Trillet-Lenoir et al. 1993	129	SCLC	0,015	0,047	0,328	0,035–3,073	0,302
Zinzani et al. 1997	149	Lymphom	0	0	0,936	0,019–46,56	0,973
Fossa et al. 1998	259	Keimzelltumore	0,038	0,116	0,331	0,124–0,883	0,019
Doorduijn et al. 2003	389	Lymphom	0,056	0,094	0,596	0,289–1,228	0,155
Osby et al. 2003	205	Lymphom	0,01	0,048	0,206	0,024–1,732	0,105
Timmer-Bonte et al. 2005	174	SCLC	0,067	0,106	0,637	0,237–1,712	0,366
Alle Filgrastim					0,603	0,410–0,887	0,01
Lenograstim							
Chevallier et al. 1995	120	Inflammatorisches Mammakarzinom	0	0	0,968	0,020–47,99	0,987
Bui et al. 1995	48	Weichteilsarkom	0	0	1,174	0,024–56,86	0,935
Gisselbrecht et al. 1997	162	Lymphom	0,037	0,038	0,976	0,203–4,691	0,975
Gatzemeier et al. 2000	280	Solid tumor	0,05	0,065	0,767	0,294–2,002	0,586
Alle Lenograstim			0,837			0,383–1,833	0,657
Pegfilgrastim							
Vogel et al. 2005	928	Mammakarzinom	0,011	0,03	0,359	0,130–0,988	0,038
Alle G-CSF	3122				0,599	0,433–0,83	0,002

15

> ◘ **Tab. 15.3.** Abhängigkeit der Kosten pro QALY in Abhängigkeit vom Reduktionsgrad der Frühmortalität und der angenommenen Dauer des Überlebensvorteils

Absoluter Prozentsatz der Redukti- on der Früh- mortalität [%]	NNT	Dauer des Überlebensvorteils					
		6 Monate	12 Monate	1,5 Jahre	2 Jahre	3 Jahre	5 Jahre
2,1	47,6	476	238	159	119	79	48
2,3	43,5	435	217	145	109	72	43
2,5	40,0	400	200	133	100	67	40
3	33,3	333	167	111	83	56	33
4	25,0	250	125	83	63	42	25
5	20,0	200	100	67	50	33	20

Angaben in tausend €.

nach weniger als 1 Jahr die Kurve für das ereignisfreie Überleben im G-CSF-Arm unter dem Placebo-Arm, so dass das Anhalten dieses Vorteiles durch Folgetherapie bedingt sein muss. Der signifikante Vorteil in der Frühmortalität in der Studie von Vogel et al. (Vogel et al. 2005) wird in der ursprünglichen Publikation nicht thematisiert, da er zum größeren Teil nicht durch infektionsbedingte Mortalität (2 vs. 0), sondern durch vermehrte Tumorprogression im Kontrollarm bedingt ist, was nicht einmal die Autoren selbst der CSF-Wirkung zuzuschreiben scheinen. Eine Überlebenskurve ist nicht publiziert. Aus der Studie von Osby et al. werden nur die CHOP-Daten zitiert, da hier ein Unterschied vorlag, der in der Studie quantifiziert wurde. In der ebenso großen CNOP-Gruppe lag ein Unterschied in der Frühmortalität nicht vor. In einer zweiten Publikation zur Studie von Trillet-Lenoir et al. wird ein längerfristiger Überlebensvorteil explizit verneint (Trillet-Lenoir et al. 1995).

Drittens bedarf die Frage einer möglicherweise geringgradig vermehrten Inzidenz von myelodysplatischen Syndromen und sekundärer akuter myeloischer Leukämien weiterer Untersuchungen (Le Deley et al. 2007, Smith et al. 2003). Insbesondere für ältere Patienten könnte dies den langfristigen Nutzen im statistischen Mittel um etwa 0,7% reduzieren (Hershman et al. 2007). Allerdings konnte eine kürzlich publizierte Arbeit (Patt et al. 2007) eine Abhängigkeit der Rate von Sekundärleukämien von der G-CSF-Gabe nicht bestätigen.

Viertens ist in anderen Metaanalysen die Frage nach einem anhaltenden Überlebensvorteil gestellt worden. Dieser wurde bisher in allen Analysen negativ beantwortet, was insbesondere auch für die Therapie maligner Lymphome gilt (Bohlius et al. 2004). Allerdings ist möglicherweise auch in Metaanalysen die Fallzahl zu gering, um ein langfristiges Persistieren eines Unterschiedes der Frühmortalität im Gesamtüberleben von nur 2–3% zu erfassen.

Als erste grobe Orientierung scheint es deshalb angemessen, den Überlebensvorteil von 2,3% durch CSF-Gabe als überwiegend zeitlich limitiert in der Größenordnung von 6–12–24 Monaten anzusehen. Legt man in erster Annährung nun die Mehrkosten durch Wachstumsfaktoren aus der niederländischen Studie von Timmer-Bonte zugrunde (~5000 € für die gesamte Therapiedauer), so sind in ◘ Tab. 15.3 erste Schätzungen für die Kosten (in tausend €) eines durch Reduktion der Frühmortalität gewonnenen QALYs unter Annahme unterschiedlicher Dauern des Überlebensvorteils sowie unterschiedlichen Raten der Reduktion der Frühmortalität angegeben. Die realen Werte aus der Studie von Kuderer et al. entsprechen der fett gedruckten Zeile, dabei bleibt ein reduzierter Utility-Faktor zur Berechnung der QALYs noch unberücksichtigt. Auch hinsichtlich einer Bewertung der Utility der gewonnenen Lebenszeit wäre man auf Schätzungen angewiesen. Da der Gewinn unter laufender Chemotherapie erfolgt bzw. von deren Nachwirkungen geprägt ist, wird man von einem hundertprozentigen Wohlbefinden nicht ausgehen können, was in ◘ Tab. 15.3 vernachlässigt bleibt.

Lediglich der grau schraffierte Bereich würde in Bereiche der bisherigen NICE-Richtwerte kommen, d. h. es bedürfte weiterer Argumente, um entweder eine noch größere Reduktion der Frühmortalität aufzuzeigen oder das Anhalten dieses Effektes über längere Zeit zu belegen. Legt man für die Kosten einer FN statt der Daten von Timmer-Bonte die etwa doppelt so hohen Kosten aus der Studie von Caggiano zugrunde, führt dies in etwa zu einer Halbierung der Werte (Caggiano et al. 2005), was die Situation nur gering günstiger darstellt.

15.5   Schlussfolgerungen

In der prophylaktischen Indikation von CSF liegen bisher nur wenige valide gesundheitsökonomische Daten für deutsche Verhältnisse vor. Daten aus den USA sind hinsichtlich der angenommenen Kosten für eine FN uneinheitlich und z. T. untereinander schwer vereinbar (z. B. Lyman et al. 1998a vs. Caggiano et al. 2005). Es gibt Hinweise, dass Kosten einer FN in Europa und speziell in Deutschland geringer sind, ebenso die Preise für CSF, so dass die Frage der Wirtschaftlichkeit einer Prophylaxe für Deutschland noch durch geeignete Projekte zu untersuchen wäre. Kosten der FN sollten für lokale Verhältnisse kalkuliert und nicht unkritisch z. B. von Leukämien auf solide Tumoren übertragen werden. Überlegungen, den Gewinn an Lebensqualität oder Lebenszeit durch Reduktion der Frühmortalität in QALY zu quantifizieren, führen zu Kosten-Nutzen-Relationen, deren gesellschaftliche Akzeptanz nicht in allen Gesundheitssystemen gegeben ist. Allerdings sind weder die utilitaristisch begründeten Ansätze einer QALY-basierten Therapiebegründung noch die dafür diskutierten Grenzwerte unumstritten. Insbesondere solange in Hinblick auf das Überleben eine Prognoseverbesserung durch GSF nicht für längere Zeiträume gesichert ist, muss die Indikationsstellung für diese Präparate kritisch auf die Relation zwischen Kosten und Nutzen bewertet werden. Bei der Kalkulation bzw. neuen Studien sollten auch alternative Strategien (Beschränkung der Prophylaxe auf den 1. Zyklus, reduzierte Dosierungen) sowie die Kosteneffektivität einer Sekundärprophylaxe nach einer FN für nachfolgende Therapien evaluiert werden.

Literatur

1. Aapro MS et al. (2006) EORTC guidelines for the use of granulocyte-colony stimulating factor to reduce the incidence of chemotherapy-induced febrile neutropenia in adult patients with lymphomas and solid tumours: Eur.J.Cancer, v. 42: 2433–2453
2. ASCO (1994) American Society of Clinical Oncology. Recommendations for the use of hematopoietic colony-stimulating factors: evidence-based, clinical practice guidelines: J.Clin.Oncol., v. 12: 2471–2508
3. Bohlius J et al. (2004) Granulopoiesis-stimulating factors to prevent adverse effects in the treatment of malignant lymphoma: Cochrane.Database.Syst.Rev., CD003189
4. Bui BN et al. (1995) Efficacy of lenograstim on hematologic tolerance to MAID chemotherapy in patients with advanced soft tissue sarcoma and consequences on treatment dose-intensity: J.Clin.Oncol., v. 13: 2629–2636

5. Caggiano V et al. (2005) Incidence, cost, and mortality of neutropenia hospitalization associated with chemotherapy: Cancer, v. 103: 1916–1924
6. Chevallier B et al. (1995) Lenograstim prevents morbidity from intensive induction chemotherapy in the treatment of inflammatory breast cancer: J.Clin.Oncol., v. 13: 1564–1571
7. Clark OA et al. (2005) Colony-stimulating factors for chemotherapy-induced febrile neutropenia: a meta-analysis of randomized controlled trials: J.Clin.Oncol., v. 23: 4198–4214
8. Cosler LE et al. (2004) Effects of indirect and additional direct costs on the risk threshold for prophylaxis with colony-stimulating factors in patients at risk for severe neutropenia from cancer chemotherapy: Pharmacotherapy, v. 24: 488–494
9. Cosler LE et al. (2007) Therapeutic use of granulocyte colony-stimulating factors for established febrile neutropenia: effect on costs from a hospital perspective: Pharmacoeconomics., v. 25: 343–351
10. Crawford J et al. (1991) Reduction by granulocyte colony-stimulating factor of fever and neutropenia induced by chemotherapy in patients with small-cell lung cancer: N.Engl.J.Med., v. 325: 164–170
11. Doorduijn JK et al. (2003) CHOP compared with CHOP plus granulocyte colony-stimulating factor in elderly patients with aggressive non-Hodgkin's lymphoma: J.Clin.Oncol., v. 21: 3041–3050
12. Fortner BV et al. (2006) A prospective investigation of chemotherapy-induced neutropenia and quality of life: J.Support.Oncol., v. 4: 472–478
13. Fossa SD et al. (1998) Filgrastim during combination chemotherapy of patients with poor-prognosis metastatic germ cell malignancy. European Organization for Research and Treatment of Cancer, Genito-Urinary Group, and the Medical Research Council Testicular Cancer Working Party, Cambridge, United Kingdom: J.Clin.Oncol., v. 16: 716–724
14. Gatzemeier U et al. (2000) Lenograstim as support for ACE chemotherapy of small-cell lung cancer: a phase III, multicenter, randomized study: Am.J.Clin.Oncol., v. 23: 393–400
15. Gisselbrecht C et al. (1997) Placebo-controlled phase III study of lenograstim (glycosylated recombinant human granulocyte colony-stimulating factor) in aggressive non-Hodgkin's lymphoma: factors influencing chemotherapy administration. Groupe d'Etude des Lymphomes de l'Adulte: Leuk.Lymphoma, v. 25: 289–300
16. Glaspy JA et al. (1993) The impact of therapy with filgrastim (recombinant granulocyte colony-stimulating factor) on the health care costs associated with cancer chemotherapy: Eur.J.Cancer, v. 29A Suppl 7: S23–S30
17. Herold M, Hieke K (2002) Costs of toxicity during chemotherapy with CHOP, COP/CVP, and fludarabine: Eur.J.Health Econ., v. 3: 166–172
18. Hershman D et al. (2007) Acute myeloid leukemia or myelodysplastic syndrome following use of granulocyte colony-stimulating factors during breast cancer adjuvant chemotherapy: J.Natl.Cancer Inst., v. 99: 196–205
19. Kuderer NM et al. (2007) A meta-analysis and systematic review of the efficacy and safety of anticoagulants as cancer treatment : impact on survival and bleeding complications: Cancer
20. Le Deley MC et al. (2007) Anthracyclines, mitoxantrone, radiotherapy, and granulocyte colony-stimulating factor: risk factors for leukemia and myelodysplastic syndrome after breast cancer: J.Clin.Oncol., v. 25: 292–300
21. Lordick F et al. (2007) Health outcomes and cost-effectiveness of aprepitant in outpatients receiving antiemetic prophylaxis for highly emetogenic chemotherapy in Germany 40: Eur.J.Cancer, v. 43: 299–307
22. Lyman GH et al. (1998a) The Economics of Febrile Neutropenia: Implications for the Use of Colony-stimulating Factors: Eur.J.Cancer, v. 34: 1857–1864
23. Lyman GH et al. (1993) Decision analysis of hematopoietic growth factor use in patients receiving cancer chemotherapy: J.Natl.Cancer Inst., v. 85: 488–493
24. Martin M et al. (2006) Toxicity and health-related quality of life in breast cancer patients receiving adjuvant docetaxel, doxorubicin, cyclophosphamide (TAC) or 5–fluorouracil, doxorubicin and cyclophosphamide (FAC): impact of adding primary prophylactic granulocyte-colony stimulating factor to the TAC regimen: Ann.Oncol., v. 17: 1205–1212
25. Osby E et al. (2003) CHOP is superior to CNOP in elderly patients with aggressive lymphoma while outcome is unaffected by filgrastim treatment: results of a Nordic Lymphoma Group randomized trial: Blood, v. 101: 3840–3848
26. Patt DA et al. (2007) Acute myeloid leukemia after adjuvant breast cancer therapy in older women: understanding risk: J.Clin.Oncol., v. 25: 3871–3876
27. Pettengell R et al. (1992) Granulocyte colony-stimulating factor to prevent dose-limiting neutropenia in non-Hodgkin's lymphoma: a randomized controlled trial: Blood, v. 80: 1430–1436
28. Raftery J (2006) Review of NICE's recommendations, 1999–2005: BMJ, v. 332: 1266–1268
29. Schöffski O, Schumann A (2007) Optimaler Kosteneffektivitätsschwellenert versus gesellschaftlich gewünschter Schwellenwert: Vorschlag eines multiplen Schwellenwertmodells: Gesundh ökon Qual manag, v. 12: 160–169

30. Smith RE et al. (2003) Acute myeloid leukemia and myelodysplastic syndrome after doxorubicin-cyclophosphamide adjuvant therapy for operable breast cancer: the National Surgical Adjuvant Breast and Bowel Project Experience: J.Clin.Oncol., v. 21: 1195–1204

31. Smith TJ et al. (2006) 2006 update of recommendations for the use of white blood cell growth factors: an evidence-based clinical practice guideline: J.Clin.Oncol., v. 24: 3187–3205

32. Sulmasy DP (2007) Cancer care, money, and the value of life: whose justice? Which rationality?: J.Clin.Oncol., v. 25: 217–222

33. Timmer-Bonte JN et al. (2006) Cost-effectiveness of adding granulocyte colony-stimulating factor to primary prophylaxis with antibiotics in small-cell lung cancer: J.Clin.Oncol., v. 24: 2991–2997

34. Timmer-Bonte JN et al. (2005) Prevention of chemotherapy-induced febrile neutropenia by prophylactic antibiotics plus or minus granulocyte colony-stimulating factor in small-cell lung cancer: a Dutch Randomized Phase III Study: J.Clin.Oncol., v. 23: 7974–7984

35. Trillet-Lenoir V et al. (1993) Recombinant granulocyte colony stimulating factor reduces the infectious complications of cytotoxic chemotherapy: Eur.J.Cancer, v. 29A: 319–324

36. Trillet-Lenoir V et al. (1995) Recombinant granulocyte colony stimulating factor in the treatment of small cell lung cancer: a long-term follow-up: Eur.J.Cancer, v. 31A: 2115–2116

37. Vogel CL et al. (2005) First and subsequent cycle use of pegfilgrastim prevents febrile neutropenia in patients with breast cancer: a multicenter, double-blind, placebo-controlled phase III study: J.Clin.Oncol., v. 23: 1178–1184

38. Zinzani PL et al. (1997) Randomized trial with or without granulocyte colony-stimulating factor as adjunct to induction VNCOP-B treatment of elderly high-grade non-Hodgkin's lymphoma: Blood, v. 89: 3974–3979

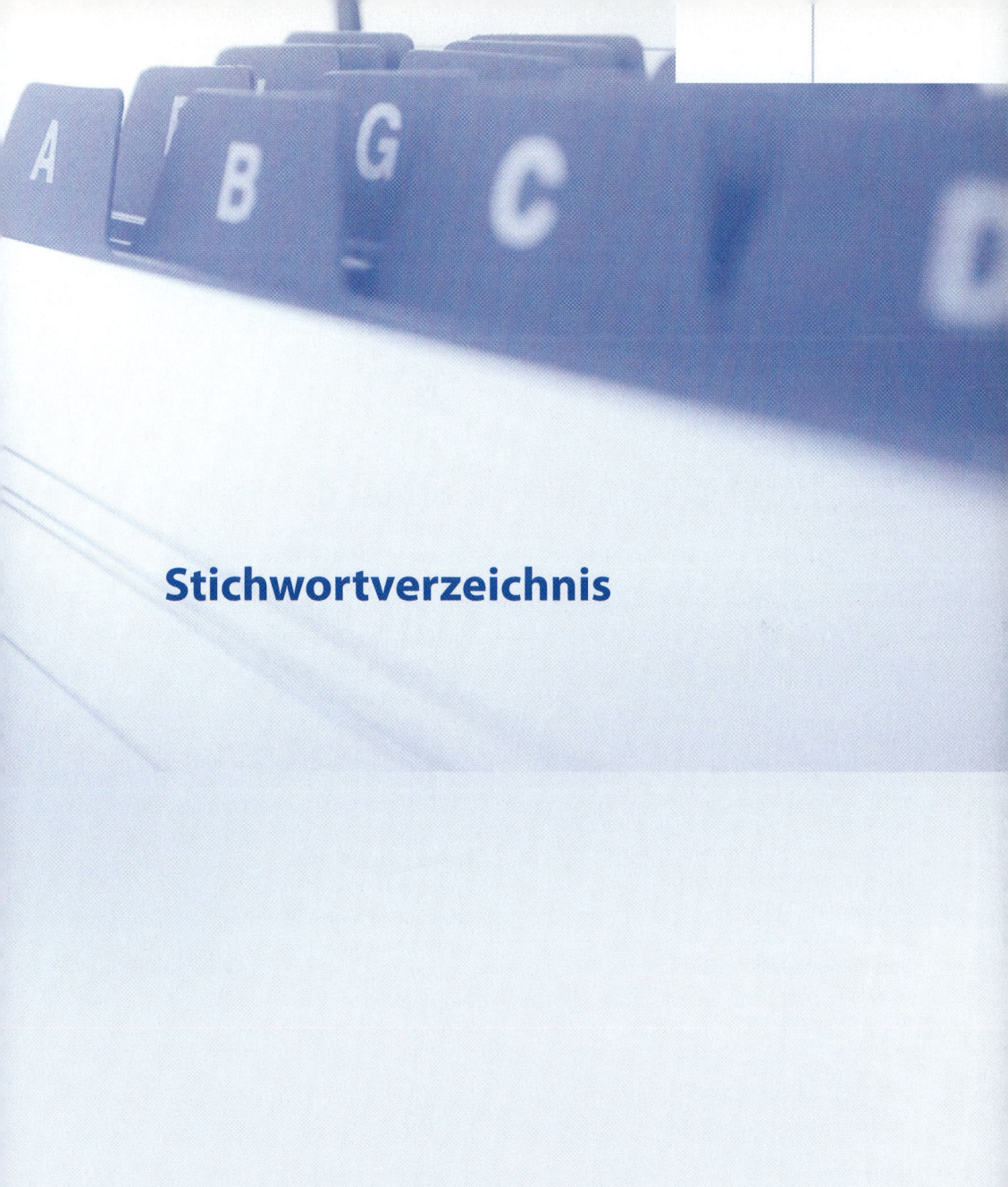

Stichwortverzeichnis

H

I

K

L

M

T

V

W

Z